V&R

ILSABE VON VIEBAHN

Seelische Entwicklung und ihre Störungen

Ein psychoanalytischer Grundlehrgang

4. Auflage

Verlag für Medizinische Psychologie im Verlag
Vandenhoeck & Ruprecht in Göttingen

CIP-Kurztitelaufnahme der Deutschen Bibliothek

Viebahn, Ilsabe von:
Seelische Entwicklung und ihre Störungen: e. psychoanalyt. Grundlehrgang / Ilsabe von Viebahn. – 4. Aufl. – Göttingen: Verlag für Med. Psychologie im Verl. Vandenhoeck u. Ruprecht, 1989.

ISBN 3-525-45621-2

 Druck: Weihert-Druck GmbH, Darmstadt

Vorwort an den Leser

Dieses Buch in der Form eines Grundlehrganges soll Ihnen die Möglichkeit geben, sich selbst einen Zugang zur psychoanalytischen Entwicklungspsychologie und Neurosenlehre zu erarbeiten. Ich nehme an, daß es Ihr Anliegen ist, Ihre Möglichkeiten für das Verstehen von Menschen zu erweitern besonders für den Fall, daß es zu Schwierigkeiten in der Entwicklung oder im Zusammenleben kommt. Ich setze also voraus, daß Sie sich interessieren für Möglichkeiten eines besseren Verstehens der psychologischen Zusammenhänge und Hintergründe bei Schwierigkeiten und Verhaltensauffälligkeiten bei Kindern und Jugendlichen und für Möglichkeiten eines besseren Verstehens der Probleme und Konflikte, die sich in Familien und anderen Gemeinschaften ergeben können. Ich nehme auch an, daß Sie ein solches vertieftes Verständnis nicht nur aus rein theoretischem Interesse suchen, sondern daß Sie sich Verständnis als ersten Schritt zur Hilfe vorstellen – Hilfe zur Herstellung von gesunden Entwicklungs- und Lebensbedingungen und zur Abstellung von Nöten, an denen Menschen entweder selbst leiden oder die sie anderen bereiten. Ich hoffe, daß dieser tiefenpsychologische Lehrgang Ihnen einen Weg zu solchem erweiterten oder vertieften Verständnis zeigen kann.

Der Ihnen hier zur Verfügung gestellte Text ist folgendermaßen entstanden: Wie auch an einigen anderen psychotherapeutischen Lehrinstituten wurden am Psychotherapeutischen Institut in Hannover seit längeren Jahren regelmäßig sogenannte tiefenpsychologische Fortbildungskurse für Lehrer, Erzieher und Sozialarbeiter durchgeführt. Dabei wurde jeweils im ersten Semester eine Vorlesung zur Einführung in die Tiefenpsychologie und Neurosenlehre gehalten, deren Inhalt dann in Seminargruppen weiter diskutiert wurde und die Grundlage für die Bearbeitung spezieller Themen bildete. Solche Themen waren z.B. Gesprächsführung mit Eltern, Erziehungsfragen unter psychoanalytischen Gesichtspunkten, Verständnis von Kindern und Jugendlichen mit verschiedenartigen neurotischen Symptomen und Verhaltensauffälligkeiten oder Verwahrlosungszügen, Ausdruck kindlicher Konflikte in Zeichnungen und Malereien und Fragen der

Elternberatung. Für eine ertragreiche Bearbeitung solcher Themen war nach der Erfahrung der beteiligten Dozenten die vorausgegangene Auseinandersetzung der Hörer mit den Grundlagen psychoanalytischen Denkens eine wichtige Voraussetzung. Deshalb habe ich den Text der Grundlagen-Vorlesungsreihe, wie ich sie in den letzten Jahren gehalten habe, überarbeitet, um Sie Ihnen als Lehrgang zum Selbststudium zur Verfügung zu stellen. Ich weiß nämlich, daß es für die Zuhörer der oben erwähnten Kurse oft nicht leicht war, diesen Stoff in Form von Vorlesungen aufzunehmen, die nur einmal gehört werden konnten. Ich bin oft gebeten worden, mein Manuskript zum Lesen zur Verfügung zu stellen. Es ist ohnehin für einen Zuhörer nicht möglich, bei einer Vorlesung alles Gehörte aufzunehmen, geschweige denn zu behalten. Und bei den Inhalten, um die es hier geht, kommt nun noch eine weitere Schwierigkeit für den Hörer hinzu. Gerade wenn er aufnehmend zuhört, begegnet es ihm immer wieder, daß er sich persönlich angesprochen fühlt, beginnt, sich selbst in Frage zu stellen und sich mit sich selbst, seiner eigenen Entwicklung, seiner Lebenssituation oder Personen, die ihm nahestehen oder nahestanden, innerlich auseinanderzusetzen. Für diese innere persönliche Weiterbearbeitung braucht er Zeit und Kraft. Wenn dieser innere Vorgang an einer Stelle gerade angeregt ist, kann er nicht gut fortlaufend weitere Gedanken und Anstöße aufnehmen – oder er muß die in ihm anklingenden eigenen Fragen unterdrücken. So denke ich, daß es nun besser sein wird, wenn dieser Lehrgang in gedruckter Form angeboten wird, so daß es Ihnen als Leser möglich ist, sich die Zeit, eigenen Gedanken und Gefühlen nachzugehen, nach Bedarf zu nehmen, ohne darüber etwas anderes zu verpassen. Und auch das halte ich für gut, daß Sie nun die Möglichkeit haben, das Buch erst einmal beiseite zu legen, wenn Sie sich durch etwas, was Sie darin gelesen haben, im Augenblick zu sehr gestört, geärgert oder belastet fühlen. Ich kann und will es nicht vermeiden, daß Sie sich beim Lesen und Durchdenken auch selbst mit angesprochen fühlen – auch von Ihnen ist hier die Rede und von dem Kind, das Sie selbst einmal waren. Wir lernen nun einmal nicht psychoanalytisch denken, wenn wir uns nicht selbst mit einbeziehen in die Betrachtung. Ich will es lieber noch einmal andersherum sagen: Indem ich mich selbst und mein eigenes Erleben mit einbeziehe, verstehe ich die Sache besser und kann auch praktisch mehr damit anfangen.

Natürlich habe ich aber nicht den Wunsch, Ihnen dabei zuviel auf einmal zuzumuten, denn wenn ich Sie zu sehr beunruhige, werden Sie vielleicht keine Lust haben, weiterzumachen. Also bemühe ich mich auch, so gut ich kann, so vorzugehen, daß Sie sich nicht zu Ihrem eigenen Schutz ganz abwehrend verhalten müssen. Es kann nun vielleicht sein, daß ich gerade für Sie persönlich manchmal nicht ganz so vorsichtig hätte sein müssen. Aber Sie werden dann sicherlich auch verstehen, daß ich möglichst wenige Menschen, die mit diesem Buch arbeiten wollen, vor den Kopf stoßen möchte, und Sie werden bedenken, daß für andere der behutsamere Weg hier vielleicht günstiger sein mag.

Um den Zugang zur psychoanalytischen Entwicklungs- und Neurosenlehre zu erschließen, habe ich es praktisch gefunden, von entwicklungspsychologischen Tatsachen auszugehen, die den Fachkräften aus pädagogischen und sozialpädagogischen Berufen bereits vertraut sind. Deshalb gehe ich im ersten Teil auf die verschiedenen Abschnitte der Kindheits- und Jugendentwicklung ein und verbinde mit der Erinnerung an bekannte entwicklungspsychologische Tatsachen die Herausarbeitung der Gesichtspunkte der Betrachtung der Entwicklung des jungen Menschen, denen für das tiefenpsychologische Verständnis besondere Bedeutung zukommt. Damit soll vom genetischen Ansatz her verständlich werden, auf welchen Voraussetzungen einerseits psychische Gesundheit und andererseits neurotische Gestörtheit beruht. Es folgt ein Kapitel mit einer kurzen Zusammenfassung der Grundpositionen der Psychoanalyse bei Sigmund Freud, und in den folgenden Abschnitten wird eine Einführung in die psychoanalytische Neurosenlehre gegeben. Die Darstellung in diesen Abschnitten beruht dann vorwiegend auf dem von Harald Schultz-Hencke entwickelten neurosentheoretischen Konzept. Zum Abschluß folgt der Hinweis auf weitere sich an das hier Dargestellte anschließende Themen und Fragestellungen und die Zusammenfassung einiger Überlegungen zu einer tiefenpsychologisch orientierten Pädagogik.

Inhaltsübersicht

Zur Einführung 11

I. Kindheitsentwicklung und Ausblick auf die weitere Entwicklung 17

Zum Problem der Abgrenzung verschiedener Entwicklungsphasen 17

A. Zur Entwicklung in der frühen Kindheit 20

1. Das erste Lebensjahr 20
2. Das Kind im 2. und 3. Lebensjahr 28
3. Vom 3. bis zum 6. Lebensjahr 32

Erstes Zwischenthema: Über negative Reaktionen der Erwachsenen auf Kinderwünsche 39

Zweites Zwischenthema: Über besondere Belastungssituationen 41

B. Zur Entwicklung des Kindes von 6 bis 10 Jahren und Ausblick auf die weitere Entwicklung 44

II. Grundpositionen und Grundbegriffe der Psychoanalyse bei Sigmund Freud 61

III. Einführung in die Neurosenlehre 85

A. Allgemeine Neurosenlehre 85

1. Was verstehen wir unter einer Neurose 85
2. Das Antriebserleben: Antriebsüberschuß. Verschiedene Gebiete des Antriebserlebens. Verschiedene Seiten des vollständigen Antriebserlebens 89
3. Das Entstehen von Gehemmtheit. Verdrängung und andere Formen der Abwehr. „Dennoch-Wirksamkeit" des Unbewußten 97
4. Innerseelische und zwischenmenschliche Antinomik und ihre Bewältigung: Gehemmtheit oder Aufschub und Verzicht? 107
5. Lückenhaftes Erleben und andere Folgeerscheinungen der Gehemmtheit. Bequemlichkeit und Übererwartungen. Durchbruch gehemmter Antriebsregungen im Symptom . 118
6. Schema der Neuroseentstehung und zusammenfassender Überblick zur allgemeinen Neurosenlehre 124
7. Anhang über Härte und Verwöhnung als pathogene Einflüsse 139

B. Übergang zur speziellen Neurosenlehre: Die neurotischen Grundstrukturen 143
Einleitende Bemerkungen zu diesem Abschnitt 143
1. Die depressive Struktur und erste Hinweise zur schizoiden Struktur 145
2. Die zwangsneurotische Struktur (Entwicklung und Erscheinungsformen) 165
3. Die hysterische Struktur (Entwicklung und Problematik) 188
4. Die schizoide Struktur 219

Abschließende Überlegungen 243

Literaturangaben 257

Themenübersicht 262

Zur Einführung

Es handelt sich hier um einen „tiefenpsychologischen“ Lehrgang bzw. einen Lehrgang zum „psychoanalytischen“ Verständnis der seelischen Entwicklung und ihrer Störungen. Dazu vorweg etwas zur Begriffserklärung:

Psychoanalyse ist der Name der von Freud begründeten speziellen psychologischen bzw. psychologisch-medizinischen Wissenschaft und deren Anwendung in Forschung und Praxis. Mit dem Wort Psychoanalyse wird dabei also mehreres bezeichnet:

1. eine psychologische Forschungsmethode,
2. die psychologischen Einsichten, die mit dieser Methode gewonnen werden,
3. ein therapeutisches Verfahren und die zugehörige Theorie.

Bei der unter 2. genannten Bedeutung wäre noch hinzuzufügen, daß dabei noch einmal zu unterscheiden ist zwischen empirischen Ergebnissen, also in der Erfahrung, Beobachtung vorgefundenen Fakten, und dazu gebildeten Theorien, die z. T. auch Hypothesen enthalten. Die unter 2. gemeinten Inhalte werden auch als Tiefenpsychologie bezeichnet. Tiefenpsychologie wäre also die der psychoanalytischen Erfahrung in Forschung und therapeutischer Praxis entsprechende Psychologie. Insofern ist Tiefenpsychologie die der Psychoanalyse zugehörige Psychologie oder psychoanalytische Psychologie. Aber die Bezeichnung Tiefenpsychologie wird andererseits auch üblicherweise in einem etwas weiteren Sinne gebraucht als die Bezeichnung Psychoanalyse. Nach Freuds grundlegenden Entdeckungen entwickelten sich aus der Psychoanalyse verschiedene tiefenpsychologische Schulrichtungen heraus, die z. T. wegen ihrer von Freuds Ansichten in einigen entscheidenden Punkten abweichenden Lehrmeinungen die Bezeichnung Psychoanalyse nicht beibehalten haben. So gehört z. B. die von C. G. Jung vertretene Psychologie zwar unter die Überschrift „Tiefenpsychologie“ aber nicht unter „Psychoanalyse“.

Im übrigen sind tiefenpsychologische Erkenntnisse im Grunde ein Teil des Wissensbestandes des umfassenden Fachgebietes der Psychologie. Als Teilbereich der Psychologie umfaßt Tiefenpsychologie einen Teil der allgemeinpsychologischen wie der entwicklungspsychologischen Kenntnisse wie insbesondere Kenntnisse über Störungsfaktoren der seelischen Entwicklung und daraus resultierende seelisch bedingte Krankheiten (Psychopathologie). Die merkwürdige Tatsache, daß die Tiefenpsychologie in der Vergangenheit praktisch längere Zeit ziemlich isoliert neben der sonstigen Psychologie gestanden hat und daß Vertreter der akademischen Psychologie und Tiefenpsychologen oft miteinander in Fehde lagen, hatte historische Gründe. Seit einiger Zeit ist der notwendige Verschmelzungsprozeß im Wissenschaftsbetrieb im Gange und hat erfreuliche Fortschritte gemacht, wenn er auch bis heute noch nicht abgeschlossen ist.

Zum Verständnis des anfänglichen Gegensatzes zwischen Tiefenpsychologie und sonstiger Psychologie sei hier nur daran erinnert, daß am Anfang einer akademischen Psychologie als selbständige Wissenschaft im vorigen Jahrhundert die Vorstellung maßgebend war, der Psychologe habe die Vorgänge des *Bewußtseins* zu erforschen, weshalb das Interesse sich zuerst der Psychologie des Wahrnehmens, Vorstellens, Denkens zuwandte, während die Tiefenpsychologie von Freuds Entdeckung der Bedeutung *unbewußter Vorgänge* und von seinem Interesse für die Bedeutung der Triebregungen ausging. Auf beiden Seiten mußte ein längerer Entwicklungs- und Differenzierungsprozeß ablaufen, bis eine Annäherung der Standpunkte und eine bessere Voraussetzung zur gegenseitigen Assimilierung der Ergebnisse und Gesichtspunkte gegeben war.

Die Tiefenpsychologie ging jedenfalls von Anfang an von der Erkenntnis aus, daß das Denken und Handeln der Menschen viel weniger von bewußten Vorstellungen und Gedanken motiviert ist, als es gewöhnlich den Anschein hat. Eine entscheidende Bedeutung für das Verhalten der Menschen wird hier den triebhaften Regungen, den Bedürfnissen und Gefühlen beigemessen; Bedürfnisse, Wünsche, Gefühle sind das, was den Menschen im Grunde bewegt. Nun kann man Wunschregungen, Impulse und Gefühle ja auch mehr oder weniger deutlich erleben – und was erlebt wird, ist zwar nicht immer deutlich bewußt, aber es ist auch nicht völlig unbewußt. Zu den entscheidenden Entdeckungen Freuds gehört aber die Tatsache, daß es auch tatsächlich gar nicht erlebte, also überhaupt nicht bewußte Vorgänge in unserem Seelenleben geben muß, die dennoch entscheidende Auswirkungen haben können. Die tiefenpsychologische Forschung wandte sich also von Anfang an mit Vorrang den Bereichen zu, in denen die eigentliche *Dynamik* des Seelenlebens liegt und zwar ausdrücklich unter Einschluß des *Unbewußten.*

Eine weitere wesentliche Entdeckung Freuds war die Tatsache, daß für das spätere Verhalten des Menschen, besonders auch für das Auftreten seelisch bedingter Krankheiten und Störungen das Entwicklungsschicksal in der frühen Kindheit des Menschen eine ganz besondere Rolle spielt. Die Ursachen von Störungen waren bei seinen Patienten nicht allein aus deren gegenwärtigem Leben zu erklären, sondern es zeigte sich, daß die späteren Störungen eine Folge von Entwicklungsstörungen in der frühen Kindheit waren. Daher wandte sich das Interesse der tiefenpsychologischen Forschung auch besonders dem Studium der Entwicklungsvorgänge in den ersten Lebensjahren zu.

Auch wir werden uns deshalb im folgenden eingehend mit der frühen Kindheitsentwicklung beschäftigen, und zwar dem Anliegen dieses Lehrganges entsprechend vor allem mit der Entfaltung der Antriebserlebnisse, der Gefühle und der Möglichkeiten der Bedürfnisbefriedigung – aber auch mit der Entwicklung der Möglichkeiten des Menschen, seine eigenen Bedürfnisse zu steuern und zu regulieren. Das soll uns dazu helfen, die Bedingungen für eine gesunde seelische Entwicklung besser zu verstehen und die Gründe für Entwicklungsstörungen besser zu erkennen.

Ich möchte nun aber noch ein paar weitere vorausgreifende Überlegungen zu unserem Thema gesunde Entwicklung – Entwicklungsstörungen anknüpfen. Was den Menschen besonders anfällig macht für Entwicklungsstörungen ist die Vielfalt seiner Bedürfnisse. Er hat nicht nur einfache, drängende biologische Grundbedürfnisse, sondern auch menschlich-soziale emotionale Bedürfnisse und geistige Bedürfnisse. Mit diesem Reichtum eigener Bedürfnisse ist eine besondere Konfliktneigung verbunden. Es besteht dauernd die Möglichkeit, daß es zu Konfliktspannungen wegen einander widerstreitender eigener Bedürfnisse im Menschen selbst kommt; und dazu besteht die Möglichkeit, daß seine Bedürfnisse mit denen anderer Menschen in Konflikt geraten. Durch diese äußeren Konflikte entstehen aber dann auch wieder innere Konflikte im Menschen selbst.

Wenn ein innerer Konflikt entsteht, so besteht immer die Gefahr, daß bei dem Gegensatz zwischen verschiedenen Bedürfnissen die eine Seite zu stark ausgeschaltet wird. In irgendeiner Weise muß der Mensch sich ja aus der Spannung befreien. Wo Bedürfnisse einander unvereinbar entgegenstehen, muß eines schließlich zurücktreten, wenn es zu einer Aufhebung der Konfliktspannung kommen soll. Zunächst tritt das Bedürfnis für den Augenblick zurück. In dem Konflikt zwischen den Bedürfnissen wie im Konflikt zwischen verschiedenen Menschen kann aber Angst entstehen. Und durch die Angst kann es geschehen, daß ein Bedürfnis so bedrohlich erscheint, daß der Mensch versucht, ein Bedürfnis dieser Art gar nicht mehr aufkommen zu lassen. Dadurch kann es geschehen, daß einzelne Möglichkeiten und Wünsche aus dem Leben ausgeschaltet werden und dadurch eine Störung des inneren Gleichgewichts erfolgt.

In den vielfältigen Bedürfnissen und der Konfliktneigung des Menschen liegen also Störungsquellen für seine Entwicklung. Dazu kommt, daß der Mensch verglichen mit anderen Lebewesen in seinen Anlagen viel weniger festgelegt ist. Seine Anlagen sind plastischer, gewähren der Entwicklung mehr Spielraum – damit wächst aber auch die Möglichkeit der Verformung durch Lebens- und Umwelteinflüsse.

Alle Lebewesen sind auf Umwelt eingestellt und ihr Leben und ihre Entwicklung stellt auch eine Anpassungsleistung an die Gegebenheiten ihrer Umwelt dar. Die Menschen sind und ihre Vorfahren waren offenbar ungewöhnlich anpassungsfähige Lebewesen. Die Lebens- und Überlebensfähigkeit von Menschen unter sehr verschiedenartigen Bedingungen grenzt ans Wunderbare. Darin liegen große Chancen, aber auch viele Gefahren.

Für den Menschen spielt Anpassung nicht nur im biologischen Sinn eine Rolle (wie bei Pflanzen) und nicht nur im biologischen und sozialen Sinn (wie bei vielen gesellig lebenden Tieren). Für ihn gibt es Anpassungsprobleme auch in soziokultureller Hinsicht. Daß er ein kulturschaffendes Wesen ist, konfrontiert ihn auch mit besonderen Anpassungsproblemen. Daraus ergeben sich wieder für den einzelnen Menschen – aber auch für bestimmte Gruppe oder für alle innerhalb einer Gesellschaft – vielfältige Möglichkeiten für Entwicklungsstörungen.

Die Differenziertheit des Menschen als soziales und kulturschaffendes Wesen enthält dabei auch die Gefahr, daß es zu Überanpassungen kommt. Solche Überanpassungen können dann auch biologisch schädlich werden oder unverträglich für die triebhaften, emotionalen und geistigen menschlichen Bedürfnisse. Überanpassungen können dann auch dazu führen, daß die Fähigkeit des Menschen eingeschränkt wird oder verloren geht, seine Umwelt einschließlich der gesellschaftlichen und kulturellen Gegebenheiten selbst auch in sinnvoller Weise weiter zu verändern. Dann wird dem Menschen seine Anpassungsfähigkeit, die ihm sonst so hilfreich ist zur Lebensbewältigung, zum Nachteil und Verhängnis. Denn dann ist er nicht mehr in der Lage, unzuträgliche Umweltbedingungen abzuändern, auch wenn sie an sich korrigierbar sind. Er kann dann keinen konstruktiven Beitrag mehr leisten zu notwendigen Veränderungen und zur Neugestaltung der eigenen Lebensbedingungen.

Auf der anderen Seite ist es aber auch offensichtlich, daß ein Mensch auch sehr schlecht dran ist, wenn er aus neurotischen Gründen nicht in der Lage ist, sich auf bestehende Lebensbedingungen einzustellen und das Mögliche aus ihnen zu machen. Die Chancen für seine weitere Entwicklung sind dann sehr eingeschränkt. Denn der Mensch entwickelt sich ja nur in einer Kommunikation mit der ihn umgebenden Welt, und er kann sich als Mensch nur entwickeln, wenn er auch in seine Welt hineinwächst. Das heißt, daß er auch in die Verbundenheit mit anderen Menschen und in seine Kultur hineinwachsen muß, um er selbst zu werden.

Wenn man über die Gründe spricht, aus denen es zu seelisch bedingten Schwierigkeiten und Störungen kommen kann, so ergibt sich unmittelbar die Frage: Wie kann man Kinder so aufziehen, daß solche Schwierigkeiten möglichst vermieden werden? Für die Beantwortung dieser Frage wurden auf die Tiefenpsychologie von Anfang an große Hoffnungen gesetzt. In der Frühzeit der Psychoanalyse war man jedoch zu optimistisch und hoffte, alle bisherigen Fehler in der Erziehung leicht vermeiden zu können, wenn man nur Sorge dafür trug, schädliche Triebeinschränkungen zu vermeiden. Inzwischen hat sich gezeigt, daß es nicht damit allein getan ist, die Frustrierung sexueller und aggressiver Triebwünsche zu vermeiden und den Kindern frühzeitige biologische Sexualaufklärung zu geben. Nach der Enttäuschung des anfänglichen Optimismus haben manche Tiefenpsychologen ziemlich stark resigniert. Beides ist sicherlich falsch, sowohl die Resignation als auch ein naiver Optimismus. Wir können sicher nicht hoffen, durch irgendeine sehr einfache Formel – die Forderung einer „antiautoritären" oder „repressionsfreien" Erziehung, die heute von vielen erhoben wird, führt wie mir scheint oft in diesem Sinne zu einem Mißverständnis – eine Lösung aller entscheidenden pädagogischen Probleme zu finden. Andererseits ergeben sich gerade aus den gegenüber den Anfangszeiten der Psychoanalyse vermehrten und sehr viel differenzierter gewordenen tiefenpsychologischen Einsichten durchaus berechtigte Hoffnungen und Möglichkeiten, bessere Formen der Erziehung als bisher zu entwickeln und damit die Gefahr der Entstehung seelisch bedingter Störungen zu vermindern. Diese Überzeugung ist ein wesentlicher Grund dafür, daß ich hier versuche, Ihnen Grundlagen psychoanalytisch-tiefenpsychologischen Wissens in etwas breiterer Form zugänglich zu machen. Ich verbinde damit also durchaus die Hoffnung, daß sich daraus für Sie auch manche Antworten auf Ihre pädagogischen Fragen und veränderte Möglichkeiten für Ihren Umgang mit Menschen ergeben können.

I. Kindheitsentwicklung und Ausblick auf die weitere Entwicklung

Zum Problem der Abgrenzung verschiedener Entwicklungsphasen

Unter der Überschrift „frühe Kindheit“ fasse ich in der folgenden Darstellung die ersten fünf bis sechs Lebensjahre zusammen. Das ist nicht ganz selbstverständlich. Vielleicht würden Sie unter dieser Überschrift nur eine Darstellung etwa der ersten drei Lebensjahre erwarten. In verschiedenen entwicklungspsychologischen Darstellungen wird die Bezeichnung „frühe Kindheit“ auch tatsächlich reserviert für diese erste Lebenszeit bis etwa zum Eintritt in die sogenannte erste Trotzphase. Wir haben nicht nur eine einzige allgemeingültige Lehre von den Phasen der Kindheits- und Jugendentwicklung, sondern es gibt hier verschiedene Einteilungsvorschläge. Das liegt daran, daß man die Entwicklung des Kindes unter verschiedenen Gesichtspunkten betrachten und dementsprechend zu verschiedenen Phaseneinteilungen gelangen kann.

Bei den Versuchen, Phasen abzugrenzen unter Berücksichtigung des psychischen Gesamtzustandes des Kindes, sind Psychologen häufiger dazu gekommen, das Alter um drei Jahre und das Alter um zwölf Jahre als die beiden großen Einschnitte in der Gesamtentwicklung der Kindheits- und Jugendzeit hervorzuheben. Um diese Zeiten liegen die sogenannten großen Trotzphasen. Die in diesen Zeiten, um drei Jahre und um zwölf Jahre beobachteten vermehrten Trotzreaktionen der Kinder werden dann auch verstanden als eine Begleiterscheinung einer tiefergreifenden Umstrukturierung der kindlichen Persönlichkeit.

Wenn man von diesem Gesichtspunkt ausgeht, ergeben sich die folgenden großen Entwicklungsabschnitte: das Alter von 0 bis zu etwa 3 Jahren, das Alter von 3 bis zu etwa 12 Jahren, das Alter von etwa 12 Jahren bis zur Reife. Bei den Übergängen von der einen zur anderen großen Entwicklungsphase liegen dann jeweils die Krisenzeiten der stärkeren Umgestaltung, des Strukturwandels, die als Trotzzeiten bekannt geworden sind. Aber auch innerhalb der genannten großen Entwicklungsabschnitte vollziehen sich Wandlungen. Es lasssen sich dann auch innerhalb dieser großen Abschnitte wieder einzelne Phasen unterscheiden, die jeweils ihren besonderen Sinn, ihre besondere Bedeutung im Gesamtverlauf der Entwicklung zu haben scheinen. Die Übergänge zwischen diesen kleineren Phasen sind durch mehr oder weniger deutliche Zeiten der Unausgeglichenheit oder Erregung bei den Kindern gekennzeichnet. So hat Busemann die gesamte Kindheitsentwicklung unter dem Gesichtspunkt des Wechsels von Erregungs- und Beruhigungsphasen dargestellt. Solche Übergangs- oder Wandlungszeiten, die als Krisenzeiten oder Unruhezeiten in Erscheinung treten, geben nun verständlicherweise häufig besonderen Anlaß für Schwierigkeiten im Umgang mit den Kindern. Die Kinder verhalten sich in diesen Zeiten anders als bisher, sie sind selbst in dieser Übergangszeit oft unausgeglichen und in sich selbst voller Widersprüche, und die Erwachsenen sind durch das veränderte Kind beunruhigt. Ein bekannter Kinderpsychologe, A. Gesell, hat darauf aufmerksam gemacht, daß diese anscheinend „schlechten Tage" in Wirklichkeit die guten Tage sind, was das Fortschreiten der Entwicklung anbelangt, während die Zeiten der Ruhe und des größeren Friedens eher einen Stillstand der Entwicklung bedeuten können. (Das sollte freilich nicht heißen, daß sie im Ganzen der Entwicklung nicht doch auch wieder ihren eigenen Sinn haben könnten.) Eltern und Erziehern erscheinen die Kinder nun meist in den ruhigen Tagen als normal, während sie bei den unruhigen Zeiten öfter das Gefühl haben, es sei etwas mit dem Kind nicht in Ordnung, obwohl diese kritischen Zeiten durchaus zur normalen Entwicklung gehören. Hier erliegen Eltern also mitunter einem Mißverständnis, und sie können dadurch die Situation unter Umständen tatsächlich komplizieren, daß Sie das Auftreten von Erscheinungen, die normalerweise zur Entwicklung gehören, für problematisch halten, dadurch beunruhigt sind und sich zu besonderen Maßnahmen aufgerufen fühlen.

Die oben erwähnte Hervorhebung der beiden sogenannten Trotzalter als entscheidende Einschnitte in der Entwicklung hat durchaus ihre Berechtigung, denn in mancher Hinsicht bildet das Alter von drei Jahren bis zum Eintritt der Schulreife eine Einheit mit den dann folgenden Jahren der mittleren Kindheit. (So ließ auch O. Kroh in seiner „Psychologie der Grundschulzeit" diese Zeit mit etwa drei Jahren beginnen. Als Kriterium für die beginnende Grundschulzeit sah er dabei die beginnende Bildbarkeit des Kindes innerhalb einer kleinen Gruppe an. Der zitierte Titel drückt dabei einen speziellen Gesichtspunkt und auch ein spezielles Anliegen des Verfassers aus.) Für unsere Zwecke ist es aber durchaus sinnvoll, die Jahre bis zum Alter von etwa sechs Jahren unter der Überschrift „frühe Kindheit" im Zusammenhang zu betrachten. Dies ist in der tiefenpsychologischen Literatur üblich und erklärt sich daraus, daß hier der maßgebende Gesichtspunkt darin liegt, in welchem Alter die Disposition für spätere neurotische Erkrankungen erworben werden kann bzw. in welchem Alter die grundlegende Prägung der Persönlichkeit des einzelnen Kindes erfolgt.

Es sind Jahre einer lebhaften und vielseitigen Entwicklung. Alles Menschliche klingt hier schon einmal an, alle wesentlichen Themen des Menschseins werden hier schon einmal angeschlagen – man kann sie in dieser Hinsicht vergleichen mit der Ouvertüre eines großen Musikwerkes. In dieser Zeit zeigen sich nach und nach alle wesentlichen Anfänge der Antriebs- und Gefühlsentwicklung. Da gerade auch mit dem Überschreiten der Schwelle des sogenannten ersten Trotzalters sich noch einmal wesentliche neue Möglichkeiten hinsichtlich der Antriebs- und Gefühlsentwicklung ergeben, ist es für unsere Zwecke der Vorbereitung auf die Neurosenlehre sinnvoll, diese Jahre im Zusammenhang zu betrachten.

Ich sagte, es seien die Jahre der anfänglichen Entfaltung aller Antriebsmöglichkeiten des Menschen. Im Zusammenhang damit steht es, daß es zugleich die Jahre sind, in denen die ersten Konflikte im Zusammenhang mit den Antriebsregungen und Bedürfnissen auftreten. Das erste Erleben der eigenen Antriebs- und Gefühlsmöglichkeiten und die Verarbeitung der frühen Konflikte, die im Zusammenhang damit entstehen, bewirkt für die weitere Lebensentwicklung eine grundlegende Prägung, eine grundlegende Strukturierung der Persönlichkeit. Aus diesem Grunde sind diese Jahre für die Frage der späteren Anfälligkeit für seelisch bedingte Störungen besonders wichtig. In ihnen entwickelt das Kind entweder eine durchschnittlich gesunde Grundstruktur seiner Persönlichkeit oder es erwirbt Persönlichkeitszüge, die eine Disposition für eventuelle spätere Neurosen darstellen.

Innerhalb des unter der Bezeichnung „frühe Kinderjahre" zusammengefaßten Abschnitts wird allerdings auch in der tiefenpsychologischen Betrachtung ein wichtiger Einschnitt um das Alter von etwa drei

Jahren gesehen. Die Zeit von der Geburt bis etwa zum Alter von drei Jahren wird im Anschluß an Freud als prägenitale Phase den dann folgenden Jahren als genitale oder genauer phallisch-genitale Phase gegenübergestellt. (Näheres hierzu findet sich im II. Abschnitt, S. 66–67, bei der Darstellung der Freudschen Positionen.)

A. Zur Entwicklung in der frühen Kindheit

1. Das erste Lebensjahr

Die allererste Lebenszeit, die Zeit, in der das Kind noch ein Neugeborener und dann ein kleiner Säugling ist, wurde in den Anfangszeiten der Psychologie zunächst für ziemlich uninteressant gehalten. In diesen grauen Vorzeiten der heutigen Entwicklungspsychologie meinte man, ein Seelenleben sei bei dem Kind in dieser ersten Zeit noch gar nicht vorhanden. In der Literatur jener Zeit findet sich für den kleinen Säugling auch der unfreundliche Ausdruck „Reflexmaschine“. Das bedeutet ja, daß man meinte, das Kind reagiere nur wie eine Maschine, irgendeine persönliche Eigenbeteiligung sei dabei überhaupt noch nicht vorhanden. Eingehende Beobachtungen haben dann aber gezeigt, daß es doch schon vom ersten Tage an Anfänge eines Seelenlebens bei einem Kinde gibt. Besonders möchte ich hier die Beobachtungen des Schweizer Kinderarztes Stirnimann nennen, der ein Buch mit dem Titel „Psychologie des neugeborenen Kindes“ geschrieben hat. Er stellt darin seine sorgfältigen Versuche und Beobachtungsergebnisse bei Kindern in den ersten zehn bis vierzehn Lebenstagen dar. Er hat die Kinder in den ersten Lebenstagen eingehend auf ihre Reizempfindlichkeit und Reaktionsfähigkeit hin untersucht. Seine Beobachtungen zeigen, daß die Kinder zwar in verschiedenem Maße aber grundsätzlich doch auf allen Sinnesgebieten bereits reagieren können, und zwar nicht nur maschinenmäßig, nicht nur mit bloßen Reflexen. Aus seinen Beobachtungen wird auch deutlich, daß es in diesem Alter bereits Gefühlszustände und deutliche Gefühlsäußerungen bei Kindern gibt. Es bestehen auch bereits Anfänge einer Lernfähigkeit. Die Kinder reagieren manchmal auf den gleichen Reiz beim zweiten Male bereits in einer veränderten Form. Dazu ein erstes Beispiel: Es war gelegentlich aus ärztlichen Gründen notwendig, bei den Kindern Injektionen vorzunehmen. Erhielt ein Kind das erste Mal eine solche Einspritzung, so schrie es gewöhnlich in Reaktion auf den Einstich. Beim zweiten Mal begannen die Kinder aber bereits zu weinen bei der vorbereitenden Desinfektion der Einstichstelle mit einem Wattebausch. Sie weinten jetzt also bereits vor dem Einstich, während sie beim ersten Mal keine besondere Reaktion auf diese vorbereitende Maßnahme gezeigt hatten. Ein weiteres Beispiel: Da manche Neugeborenen sich mit den Fingernägeln das Gesicht zerkratzen, war es in jener Kinderstation üblich, ihnen kleine Säckchen, die mit einem Band gehalten wurden, als Handschuhe gegen das Kratzen anzuziehen. Es kam nun öfter vor, daß die Kinder es lernten, sich von diesen Handschuhen zu befreien. Dabei wurde beobachtet, daß es sich nicht nur um einen Erfolg mehr zufälliger Bewegungen handelte. Wenn vielmehr bestimmte Bewegungen – zuerst zufällig – zum Erfolg der Befreiung geführt hatten, so befreiten manche Kinder sich nachher bevorzugt wieder auf die gleiche Methode. Diese Beispiele zeigen, daß es also doch Vorformen der Gedächtnisleistung und Vorformen des Lernens aus Erfahrung in einer Art motorischer Lernfähigkeit zu geben scheint.

Wenn es in diesem Alter überhaupt noch keine Lernfähigkeit gäbe, so würden die Kinder übrigens auch das Trinken aus der Brust *oder* aus der Flasche nicht erwerben können. Man hat sich anfangs mit der Annahme eines angeborenen Saugreflexes zufriedengegeben. Eingehendere Beobachtungen zeigten jedoch, daß zwar eine instinktive Einstellung auf den Saugvorgang angeboren zu sein scheint, daß aber doch jedes einzelne Kind in einem individuellen Lernvorgang trinken lernt. Das Trinken aus der Brust und das Trinken aus der Flasche erfordern je eine verschiedenartige Saugtechnik. Je nach den Erfahrungen, die ein Kind mit der Nahrungsquelle macht, kann es die eine oder die andere Trinktechnik erwerben. Daraus, daß das Trinken auch erst gelernt werden muß, erklärt es sich übrigens auch, daß so manches Mal Schwierigkeiten entstehen, wenn die ersten Versuche beim Stillen eines Kindes zu Mißerfolgen geführt haben. Angeboren ist hier also nicht das Saugen als fertiges Verhalten. Angeboren sind dagegen instinktive Suchbewegungen und Reaktionen des Kindes mit Lippenbewegungen beim Berühren seiner Lippen. Wenn diese noch undifferenzierten instinktiven Bewegungen zum Erfolg führen, dann spielt sich der Vorgang ein. Kommt aber kein Erfolg zustande, so lernt das Kind nicht richtig saugen. Bekannt ist, daß manche Schwestern auf Entbindungsstationen eine besonders glückliche Hand dabei haben, die Mütter anzuleiten, wenn sie das Kind zuerst an die Brust legen. Wenn dagegen Mutter und Kind bei diesen ersten Versuchen beunruhigt werden, so kann es zu Stillschwierigkeiten kommen. Sind die ersten Versuche mißlungen, dann ist es oft auch recht schwierig, bei dem Kind diesen Lernvorgang wieder in Gang zu bringen.

In der ersten Lebenszeit ist das Kind noch weitgehend durch den Schlaf von den Reizen der Außenwelt abgeschirmt. Das ist auch gut so, denn die meisten Reize, die das Kind von außen her treffen, rufen bei ihm in dieser ersten Zeit Unlust und Beunruhigung hervor. Obwohl das Kind aber weitgehend durch den Schlaf vor Reizen geschützt ist, ist es doch nicht völlig ohne einen seelischen Zustand. Dies konnte man nur meinen, solange man seelisches Geschehen gleichsetzte mit Vorgängen eines wachen, denkenden Bewußtseins. Wir müssen uns vorstellen, daß es doch schon in dieser Anfangszeit eine Vorform des seelischen Erlebens, eine Vorform auch des Bewußtseins gibt. Aber dieser seelische Allgemeinzustand ist überwiegend gefühlshafter Art. Wir müssen ihn uns als einen noch sehr diffusen, undifferenzierten psychischen Zustand vorstellen, den man, wenn man will, auch „unbewußt“ nennen kann, wie es im allgemeinen Sprachgebrauch üblich ist. Es gibt hier noch keine abgehobenen deutlichen Wahrnehmungen. Das Kind kann zu Anfang ganz sicher noch nicht einmal sich selbst von der Außenwelt unterscheiden. Aber eine empfindungshafte und gefühlshafte Frühform des Erlebens müssen wir nach allen Beobachtungen doch annehmen.

In manchen Gegenden ist es üblich, von den ersten Lebenswochen des Kindes, als von dem „dummen Vierteljahr“ zu sprechen. Genau betrachtet handelt es sich nicht wirklich um ein Vierteljahr. Die als „seelisches Erwachen“ bezeichnete Veränderung im Verhalten des Kindes setzt gewöhnlich schon früher, bei frühentwickelten Kindern schon um das Alter von etwa 6 bis 8 Wochen ein. Daß das Kind sich um das Alter von zwei bis drei Monaten deutlich verändert in seiner Aufnahmefähigkeit, ist schon immer beobachtet worden. Als das stärkste Kennzeichen dieses seelischen

Erwachens wird das erste Lächeln hervorgehoben. – Gemeint ist das Anlächeln, Widerlächeln, wenn das Kind von der Mutter angeschaut und angesprochen wird. Früher hat man mehr der Auffassung zugeneigt, daß es sich einfach um einen biologischen Reifungsvorgang handele, wenn das Kind in diesem Alter nun beginnt, Menschen anzulächeln, wenn es beginnt, sich aufgeschlossener und interessierter der Umwelt zuzuwenden. Genauere Beobachtungen haben auch hier wieder gezeigt, daß es sich nicht ausschließlich um einen bloßen biologischen Reifungsvorgang handelt. Dieses seelische Erwachen tritt nämlich nicht bei allen Kindern in der gleichen Weise und mit der gleichen Lebhaftigkeit in der gleichen Zeit auf. Der Zeitpunkt und die Lebhaftigkeit sind offenbar auch mit abhängig von der Art der Pflege, die das Kind in den ersten Lebenswochen erhalten hat. Es muß in der Zwischenzeit offenbar etwas zwischen Mutter und Kind vor sich gehen, was das Kind darauf vorbereitet, es dazu bereit macht, daß es sich dann in dieser Weise der Welt wacher zuwenden kann und aufnahmefähiger werden kann für Reize und Anregungen aus der Außenwelt.

Ich erwähnte vorhin, daß das Kind auf die Reize von außen zunächst überwiegend abwehrend reagiert. Wenn es aber in einer Weise gepflegt wird, die seine Lebensbedürfnisse wirklich befriedigt, dann erlebt das Kind im Zusammenhang mit dieser Bedürfnisbefriedigung auch angenehme, entspannte und lustvolle Zustände. Diese Zustände der Entspannung und des Wohlbehagens machen das Kind offenbar aufnahmefähiger für die Reize aus der Umwelt. Sie tragen dazu bei, daß das Kind nun auf Reize nicht mehr so überwiegend mit Unlust reagieren und sich abwenden muß, sondern daß es sich ihnen nun mit erkennbarem Interesse auch seinerseits zuwenden kann.

Die Schlafzeiten des Kindes gehen nun langsam zurück. Zuerst war das Kind ja fast nur erwacht, um zu trinken, und fiel nach der Stillung dieses Bedürfnisses wieder in den Schlaf zurück. Nun kann das Kind auch erwachen, ohne sofort in Hungergeschrei auszubrechen, und auch nach der Sättigung dehnen sich die Wachzeiten allmählich aus. Wenn das Kind dann nicht schläft und nicht mit der Nahrungsaufnahme beschäftigt ist, beginnt es, in die Welt zu schauen und zu horchen. Den Übergang, der hier geschildert wurde, hat man auch als den Übergang in das „Schaualter“ bezeichnet. Außer dem

Aufnehmen von Nahrung mit dem Mund nimmt das Kind nun auch mit seinen Sinnen, vor allem mit den Augen, die Welt in sich auf. Aufnehmen kann der Mensch also zuerst mit dem Mund und mit den Augen. Das Erfassen mit den Augen, mit dem Blick, geht dem Erfassen und Ergreifen mit der Hand in der Entwicklung voraus.

Das Aufnehmen mit den Sinnen ist dann für das Kind vom dritten Monat an offenbar zunehmend lustvoll. Es entwickelt Lust am Schauen, am Horchen, am Tasten. Man hat davon gesprochen, daß der Säugling damit die Möglichkeit zu „Sinnesspielen“ erwerbe. Neben diesen „Spielen“, die gekennzeichnet sind durch die Lust an Sinnesempfindungen, stehen andere Aktionen, die man als „Bewegungsspiele“ bezeichnen kann. Neben dem Aufnehmen von Reizen mit den Sinnen bereitet es dem Kind nun auch zunehmend Lust, sich aktiv zu bewegen. Auch ein Neugeborenes strampelt ja. Aber zuerst wirkt das mehr wie ein automatischer Vorgang, während ein gesundes Kind von etwa drei Monaten offenbar mit Lust strampelt und sich lustvoll bewegt. Diese Spiele tragen viel zur geistigen Entwicklung des Kindes bei. Das Kind entwickelt dabei ein deutlicheres Gefühl seiner eigenen Person, es wird mehr vertraut mit sich selbst, mit seinem eigenen Körper, seinen eigenen Bewegungs- und Aktionsmöglichkeiten. Und allmählich wird dabei dem Kind die Welt auch mehr bekannt. Sie beginnt im Erleben des Kindes ganz allmählich Gestalt anzunehmen.

Die „Bewegungsspiele“ sind auch ein wesentlicher Anteil der großartigen motorischen Entwicklung, die sich im Laufe des ersten Lebensjahres vollzieht. Innerhalb etwa eines Jahres gewinnt ja das zunächst hilflose Kind die Beherrschung über die Bewegungsmöglichkeiten seines ganzen Körpers. In dieser Zeit erwirbt es

1. die Möglichkeiten, sich aufzurichten, (Kopf heben, sitzen, stehen),
2. die Möglichkeiten des Zugriffs (gezieltes Greifen mit etwa einem halben Jahr),
3. und die Möglichkeiten der Fortbewegung (rutschen, kriechen, laufen – laufen lernen reicht dann in das zweite Lebensjahr hinein).

Fortschritte in der Differenzierung der Motorik, besonders der Feinmotorik erfolgen noch später. Aber die Hauptleistung der Beherrschung der eigenen motorischen Möglichkeiten erfolgt bereits in dieser ersten kurzen Lebensphase.

Das drängendste Bedürfnis im ersten Lebensjahr ist sicher das Bedürfnis nach Nahrung. Der Hunger meldet sich ja in relativ kurzen Abständen und führt zu einer lebhaften Bedürfnisspannung. Die Befriedigung, die Lösung dieser starken Spannung ist sicher besonders eindrucksvoll für das Kind. Wir haben Grund, anzunehmen, daß dieses drängende Bedürfnis nach Nahrung und seine Stillung in entscheidender Weise zum Entstehen der ersten Vorstellungen des Kindes beiträgt. Die Mutter als Nahrungsspenderin, die Brust oder die Flasche sind wahrscheinlich die ersten Objekte, die das Kind allmählich abgehobener wahrzunehmen beginnt und die eine Erinnerungsspur hinterlassen und allmählich zur Ausbildung von deutlicheren Vorstellungen führen.

Dafür ist es aber sicherlich nicht nur von Bedeutung, daß das Kind mit einer ausreichenden Menge von ihm bekömmlicher Nahrung versorgt wird. Die Stillsituation enthält nicht nur die Befriedigung des Bedürfnisses nach Nahrung, nicht nur die Stillung des Hungers. Das Kind fühlt sich auch wohl im Arm der Mutter. Es genießt auch ihre Nähe und Wärme, den Klang ihrer Stimme. Es wird beim Stillen zugleich das Bedürfnis nach Nahrung erfüllt *und* das Bedürfnis nach Liebe, Zärtlichkeit, menschlicher Nähe, Geborgenheit und Sicherheit.

Neben dem Bedürfnis nach Nahrung steht also das Bedürfnis nach menschlicher Zuwendung und Nähe. Das Kind scheint eine instinktive Einstellung auf Reize, die von Menschen ausgehen, mitzubringen. Auch hierfür finden sich Beispiele in dem genannten Buch von Stirnimann. Bei seinen Versuchen stellte er fest, daß die Kinder einen menschlichen Finger lebhafter erfassen und intensiver umklammern als einen gleichgeformten Holzstab. Ebenso beobachtete er bei den Kindern lebhaftere Reaktionen auf menschliche Stimmen als auf Glockentöne, die den Kindern ebenfalls angenehm zu sein schienen. Lebhaftere Reaktionen als auf die Stimmen anderer Menschen werden auch beobachtet auf die Stimme der Mutter, wenn sie das Kind stillt, oder auf die die Mutter ersetzende Fütterungsperson. Nach Beobachtungen von Spitz u. a. besteht anfangs eine symbiotische Mutter-Kind-Beziehung, auf die das Kind instinktiv eingestellt ist.

Wir haben also schon im ersten Lebensjahr eine Reihe von Bedürfnissen festzustellen, die für das Kind sehr wichtig sind: neben dem durch die Bezeichnung Säugling ausgedrückten Bedürfnis nach Nahrung steht mindestens gleichwertig das Bedürfnis nach menschlicher Nähe. Ferner haben wir erwähnt Bedürfnisse der Zuwendung zur Welt, des interessierten Aufnehmens von Sinnesreizen. Und schließlich waren die lebhaften motorischen Bedürfnisse zu nennen.

Diese motorischen Bedürfnisse können schon im ersten Lebensjahr auf Hindernisse stoßen, Einschränkungen erfahren. Der Bewegungsdrang der Kinder ist den Erwachsenen oft störend. Schon beim Greifen, Kriechen und Laufen erfolgen oft erste Gegenmaßnahmen, Einschränkungen, Mißbilligungen. So kann es um die motorischen Antriebsregungen schon im ersten Lebensjahr zu Konflikten und Schwierigkeiten kommen. Der Höhepunkt der Konflikte um das Bewegungsbedürfnis des Kindes liegt allerdings erst in der folgenden Phase.

Mit dem besonders drängenden Nahrungsbedürfnis, der Frühform des Bedürfnisses, etwas zu bekommen, sich etwas einzuverleiben, etwas nehmen und haben zu wollen, kommt es dagegen besonders häufig zu ersten schwerwiegenden Zusammenstößen mit der Umwelt. Pflegefehler, durch die es zu Unterernährung oder länger anhaltenden Ernährungsstörungen kommen kann, wirken sich hier im Sinne einer nicht gebenden, beängstigenden Umwelt aus. Aber auch wenn es nicht zu solchen gröberen Störungen kommt, kann das Kind Konflikte um das Bedürfnis, etwas zu bekommen, erfahren. Es gibt nicht immer gleich etwas für das Kind, wenn es haben will. Außerdem aber erregt das Habenwollen des Kindes, seine „Gier", häufig Anstoß bei den Erwachsenen, führt zu Reaktionen des Unmuts und der Mißbilligung, die in der Art, wie die Erwachsenen das Kind dann anfassen und im Klang ihrer Stimme, im Ausdruck ihres Gesichtes für das Kind spürbar werden. Auch mit dem Bedürfnis nach menschlicher Nähe und Zärtlichkeit und mit den Bedürfnissen des Kindes, sich der Welt interessiert zuzuwenden, kann es Schwierigkeiten geben. Hier kommt es zwar weniger zu eigentlichen Zusammenstößen zwischen dem Bedürfnis des Kindes und dem Bedürfnis des Erwachsenen. Aber es kann zu Mangelsituationen für das Kind kommen oder zu einer Übersättigung mit Reizen.

Auf diese Möglichkeiten für erste Schwierigkeiten in der Entwicklung von eigenen Bedürfnissen und damit zusammenhängenden Gefühlen des Kindes wollte ich hier schon einmal aufmerksam machen. In den späteren Abschnitten werde ich darauf noch näher eingehen und die möglichen Folgeerscheinungen von hier schon entstehenden Konflikten darstellen.

Verläuft die Entwicklung einigermaßen glücklich, so gewinnt das Kind in dieser Zeit Gefühle der Sicherheit und Gefühle der Bekanntheit und Vertrautheit mit seiner Umwelt. Es erwirbt Anfänge eines positiven Lebens- und Selbstgefühls wie der Anhänglichkeit und Zuneigung zu Menschen. Es gewinnt Vertrauen. Es gewinnt auch Vertrauen darauf, daß es in dieser Welt bekommen kann, was es braucht, und Lust an eigener Aktion.

Das Kind ist am Ende des ersten Lebensjahres ganz entschieden kein nur abhängiger Säugling mehr. Es hat die Herrschaft über den eigenen Körper erworben. Es kennt die Menschen in seiner Umgebung, es unterscheidet sie schon von Fremden. Es kennt sich mit den Gegenständen in seiner nächsten Umwelt schon aus. Es ist nun vorbereitet, sich der Welt selbständiger und aktiver zuzuwenden. Das allerdings führt dann häufig im weiteren Verlauf zu vermehrten Zusammenstößen.

> *Thema**:
> Meine Wünsche begegnen der Welt – was will ich haben, was will ich geben?

---

*Am Ende eines jeden größeren Kapitels oder Abschnitts gebe ich ein Thema an, das für den Leser oder besonders für eine Arbeitsgruppe, die sich mit dem Stoff beschäftigt, als Anstoß für die weitere Auseinandersetzung im eigenen Nachdenken oder im Gruppengespräch gedacht ist. Diese Themen sind im Sinne der Anregungen von Ruth C. Cohn gemeint. Bei der von ihr konzipierten Methode des living learning soll ein Thema freilich auch immer unter Berücksichtigung der inneren und äußeren Situation der Teilnehmer und des Gruppenprozesses gesetzt werden. Deshalb sind diese in Beziehung zum Stoff hier vorgeschlagenen Themen nur als eine mögliche Vorplanung aufzufassen, die vom einzelnen Leser oder Gruppenleiter selbst unter Berücksichtigung der Gesamtsituation abgewandelt oder durch anderes ersetzt werden muß. Natürlich wäre auch von dem hier behandelten Inhalt her eine Fülle weiterer Themen naheliegend.

2. Das Kind im zweiten und dritten Lebensjahr

Das Kind hat nun, verglichen mit der Hilflosigkeit, mit der es ins Leben eintrat, schon viel Unabhängigkeit erreicht. Es ist vorbereitet, sich mit eigener Aktivität und Kraft seine Umwelt auch zu erobern und sie zu erforschen. Die Phase seiner Entwicklung, in die es nun eintritt, ist eine Zeit der stärksten andrängenden Handlungs-Aktivität. Das Kind geht mit seiner Kraft auf die Welt zu und an die Dinge heran. Das lateinische Wort für herangehen ist adgredi. Im wörtlichen Sinn heißt Aggression: das Herangehen. Das Kind hat starke Antriebe, mit seiner Kraft an die Dinge heranzugehen, sich ihrer zu bemächtigen, mit ihnen etwas zu tun und sie genau kennenzulernen und zu untersuchen. Kinder in diesem Alter machen oft den Eindruck eines kleinen Kraft- oder Gewaltmenschen. Sie nehmen die Dinge intensiv in Besitz, bemächtigen sich ihrer. Bemächtigung ist Besitzergreifung, Macht haben über die Dinge und in Aktion sein mit den Dingen. Was die Dinge machen und was man mit ihnen machen kann, interessiert das Kind außerordentlich. Dies ist eine Zeit der gesteigerten Aktivität. Dabei geht freilich manches entzwei. Vom Standpunkt des Erwachsenen aus wirkt das Vorgehen des Kindes in diesem Alter aggressiv-destruktiv. Dabei handelt es sich, wenn die Dinge zerlegt oder zerstört werden, häufig nur um eine Nebenerscheinung der Betätigung des Kindes. Es wird auch Herr über die Dinge und lernt sie kennen, indem es sie in ihre Bestandteile zerlegt. Zerlegen, Zerteilen, Umwerfen kommt entwicklungsmäßig vor Zusammenfügen, Aufbauen, Konstruktivsein. Im Anfang des Spiels mit Bausteinen z. B. betätigt das Kind sich gern in der Weise, daß es das Türmchen umwirft, welches der Erwachsene gebaut hat. Das Kind erlebt dabei, daß es etwas bewirken kann mit seiner Kraft, daß es Veränderung in der Welt schaffen kann. Es erlebt sich selbst dabei wohl schon als einen, der etwas machen kann. Es liegen hier auch die Grundlagen für spätere Aktivität und Leistung.

Aber dieses motorisch aktive Kind mit seinem Drang, heranzugehen und sich der Dinge zu bemächtigen, stößt mit seinen Bedürfnissen häufig mit den Erwachsenen zusammen. Dieser Drang zur Bewegung und Aktivität führt häufig zu Konflikten. Nach der Reaktion der Erwachsenen auf sein Tun kann das Kind hier leicht den Eindruck haben, daß es so der Mutter nicht gefällt. Es kann den Eindruck bekommen, als wäre das, was es der Mutter lieb macht, das Nichtanfassen, das Sich-ruhig-Verhalten, Sich-nicht-Bewegen, Nichtdrangehen. Es kann also den Eindruck bekommen: „Ruhig sein, nichts machen, nicht drangehen, das ist gut."

In die gleiche Phase fällt auch der eigentliche Spracherwerb. Die Anfänge der Sprachentwicklung liegen ja bereits im ersten Jahr. Aber im zweiten Jahr gibt es nun eine Zeit, in der das Kind sich Namen für die Dinge erwirbt. Man nennt diese Zeit auch oft das erste Fragealter. Es ist die Zeit, in der das Kind so häufig fragt „ist das?" oder ähnlich. Es wiederholt diese Frage auch oft bei den gleichen Dingen oder erzählt selbst immer wieder „ist der Wauwau?" oder dergleichen. Mit dieser Erwerbung ergreift es auch geistig Besitz von den Dingen, erfaßt, begreift sie deutlicher, versichert sich darum auch mit Genuß dieser neuen Beherrschung der Dinge immer wieder. So ergibt sich auf dem Gebiet der Sprachentwicklung eine Parallele dazu, daß das Kind sich auch mit seiner spielerischen Tätigkeit materiell in den Besitz der Dinge setzt und sie beherrschen lernt.

Sprache ist aber auch Ausdruck des Kontakts mit anderen Menschen. Der geistige Fortschritt des Sprechenlernens ist deshalb auch sehr davon abhängig, wie der mitmenschliche Kontakt des Kindes sich bis dahin entwickelt hat und zu dieser Zeit aussieht. Bei mangelnder mitmenschlicher Zuwendung und Ansprache ergibt sich auch eine verzögerte Sprachentwicklung. Wir finden deshalb auch öfter, daß Kinder, bei denen das erste Lebensjahr nicht günstig verlaufen ist, eine verspätete oder dürftige Sprachentwicklung zeigen.

Daß das Kind sprechen lernt, ist etwas, worüber die Erwachsenen sich freuen. Sie sind meist bemüht, die Sprachentwicklung zu fördern. Allerdings ist ihr Vorgehen dabei manchmal auch hinderlich und verwirrend für das Kind. Und wenn das Kind einen sehr lebhaften Sprachdrang entwickelt, dann wird es den Erwachsenen auch oft wieder zu viel. Sie verhalten sich dann unwillig und weisen das Kind zurück, weil ihnen sein vieles Reden lästig ist.

Als ärgerlich empfinden die Erwachsenen es auch oft, wenn das Kind nicht richtig spricht, und es kommt vor, daß sie dann seine sprachlichen Äußerungen zurückweisen. Jedenfalls kann das Kind in diesem Zusammenhang u. U. auch das Gefühl bekommen, daß es der Mutter lieber ist, wenn es still ist und nicht redet. Es kann auch hier den Eindruck bekommen: „Still sein ist gut."

Eine weitere Möglichkeit zu Konflikten ergibt sich in dieser Phase auch daraus, daß in dieser Zeit die Kinder gewöhnlich zur Sauberkeit erzogen werden. Bis jetzt war das Kind mehr ein empfangendes Wesen, jetzt aber soll es etwas leisten. Nicht nur daß es seine Exkremente so hergeben soll, wie die Erwachsenen das praktisch finden, wie die Mutter es haben will. Es soll sich auch einfügen in die Ordnung, die die Mutter ihm setzt. Es soll also eine Leistung vollbringen, eine Forderung der Mutter erfüllen. Das ist auch eine Art des Gebens. Geben, Hergeben spielt hier also eine große Rolle. Geben aber bedeutet auch loslassen.

Gezielt festhalten mit der Hand können die Kinder vor dem gezielten Loslassen. Man sieht das in ihren Spielen. In dem Alter, von dem jetzt die Rede ist, ist öfter zu beobachten, wie die Kinder im Spiel loslassen und fortwerfen üben. Die Möglichkeit zum Loslassen kommt an sich auch in der spontanen Entwicklung des Kindes vor. Aber im Zusammenhang mit der Reinlichkeitsgewöhnung, hier wo das Kind veranlaßt wird, etwas zu leisten und herzugeben, kann es leicht dazu kommen, daß nun festhalten und nichthergeben etwas wird, womit das Kind Protest zum Ausdruck bringen kann. Sonst kann gerade in diesem Alter auch der Wechsel von haben, festhalten einerseits und andererseits hergeben ein reizvolles Spiel sein. Mit allen möglichen Gegenständen kann gerade das Kind dieses Alters „gib und nimm" spielen.

Bei der Reinlichkeitsgewöhnung erfährt das Kind die Anforderung, zu geben, die Anforderung, sauber und ordentlich zu werden, und die Anforderung, sich dem Willen und Gebot der Mutter zu fügen. Um all dieser Forderungen willen kann es zu Kämpfen und Konflikten kommen. Wegen der Betontheit der Forderung kann es zu diesen Schwierigkeiten kommen, obwohl ordnen und reihen spontan auch in diesem Alter als Spiel auftaucht und obwohl das Kind im ganzen noch sehr stark mit der Mutter verbunden ist, sich nach ihr richtet.

Das Kind kann im Zusammenhang mit der Reinlichkeitserziehung also auch erleben, daß es als das Kind, das behalten will, der Mutter nicht lieb ist. Es kann erleben, daß es ihr nicht lieb ist, wenn es schmutzig und unordentlich ist; daß es ihr nicht lieb ist, wenn es sich willkürlich verhält und dem Wunsch der Mutter nicht fügsam ist. Es kann also den Eindruck bekommen: „Hergeben ist gut. Ganz sauber sein ist gut. Ganz brav und fügsam sein ist gut.“

Wenn wir noch einmal zurückdenken an die Antriebsregungen, die im ersten Lebensjahr im Vordergrund standen und natürlich auch im zweiten Jahr noch weiterhin eine Rolle spielen, können wir nun hinzufügen, daß das Kind bei entsprechenden Konflikten auch zu dem Gefühlseindruck kommen kann, daß Anspruchslosigkeit, Nicht-haben-Wollen das Gute ist, was das Kind der Mutter lieb macht.

Ich habe nun verschiedene Punkte erwähnt, an welchen das Kind in Gegensatz zum Erwachsenen, besonders zur Mutter geraten kann. Ich möchte jetzt noch hervorheben, daß bei diesen Gelegenheiten auch Ängste entstehen. Wenn sich das Kind nämlich nicht so verhält, daß es der Mutter lieb ist, muß es befürchten, daß die Mutter es dann auch nicht lieb hat.

Es ist für uns als Erwachsene nicht leicht, uns in den Zustand eines Kindes in diesem Alter richtig hineinzuversetzen. Aber wir müssen es uns wohl etwa so vorstellen: Wenn die Mutter das Kind freundlich ansieht, dann hat es eine gute, liebevolle Mutter, die es schützt, ernährt und versorgen wird. Wenn die Mutter aber böse wird und ihr Gesicht sich verändert, dann ist die gute Mutter weg, einfach verschwunden, in Verlust geraten. Wenn aber die Mutter verloren geht, ist auch das Kind verloren. Im Anfang sind dies bei dem Kind sicher mehr Ängste, die Mutter überhaupt zu verlieren – dunkle Ängste, allein gelassen zu werden, die Mutter verloren zu haben und ganz verloren zu sein. Wenn das Kind etwas weiter entwickelt ist, handelt es sich dann wohl mehr um die Angst, die Liebe der Mutter zu verlieren. Wahrscheinlich ist es für ein Kind ziemlich lange gar nicht so sicher, daß die Mutter, wenn sie böse ist, auch wieder gut wird. Diese Erfahrung erwirbt das Kind erst allmählich. Im Anfang ist jedes solche Ereignis, wo die liebe Mutter weggeht, ein erschreckendes, ein als endgültig erlebtes.

Die Angst, die Mutter oder die Liebe der Mutter zu verlieren, ist außerordentlich bedeutsam für das Verhalten des Kindes. Aus dieser Angst erklärt es sich auch, daß Kinder nicht so selten ihnen sehr wesentliche, eigentlich notwendige oder doch zumindest sehr erfreuliche Bedürfnisse aufgeben. Das gilt für die Regungen, die ich bisher erwähnt habe, wie auch für die, die sich noch weiterhin in der Entwicklung zeigen.

Gegen Ende der Phase, von der jetzt die Rede war, zeigt sich bei dem Kind eine noch stärkere Tendenz dazu, sich zu verselbständigen. Es hat schon Erfahrungen mit der Welt gemacht, es fühlt sich, wenn seine Entwicklung günstig verlaufen ist, sicherer und unabhängiger. Es spürt schon, daß es mit vielem auch schon allein fertig werden könnte. Es fühlt die Möglichkeit dazu, ein Mensch für sich allein zu sein, ein Mensch, der nicht zu allem mehr die Hilfe der Mutter oder anderer Erwachsener braucht. Um die Mitte bis gegen Ende des dritten Lebensjahres bereitet sich so der Übergang in eine neue Phase vor.

Thema:
Leistung – Zwang oder eigenes Bedürfnis?

3. Vom dritten bis zum sechsten Lebensjahr

Ein genauer Zeitpunkt läßt sich nicht angeben für den Beginn des Neuen. Meist liegen die Anfänge in der zweiten Hälfte des dritten Lebensjahres. Das Kind wächst nun aus der trotz gelegentlicher Zusammenstöße im Grunde noch sehr selbstverständlichen Einheit des Fühlens und Wollens mit der Mutter heraus. Das kommt z. B. in dem bekannten Kinderlied von „Hänschen klein“ zum Ausdruck. Hänschen möchte allein, wie ein Großer in die Welt hinausgehen. Das bringt aber wieder neue Konflikte mit sich. Allein können und allein wollen bedeutet auch Trennung, Verlust der ursprünglichen Einheit des Lebens mit der Mutter. Es treten damit vermehrt neue Gefahren und Ängste auf, und wir sehen nicht selten, daß Kinder, wenn sie in diese Phase der Loslösung eingetreten sind, zugleich auch vorübergehend anfällig werden für allerlei Angsterscheinungen. Um das Alter von drei bis vier Jahren spielen häufig die bekannten Kinderängste (Angst, allein zu bleiben, Angst vor Dunkelheit, Angst vor dem bösen Wolf usw.) eine besondere Rolle.

Noch einen Konflikt deutet dieses Kinderlied an: Es heißt darin, daß die Mutter so sehr weint und Hänschen deshalb doch bald zu ihr zurückkehren soll, damit sie nicht mehr traurig ist. Hier kommt zum Ausdruck: Wenn das Kind sich so verhält, wie es selbst jetzt gern möchte, dann muß es manchmal merken, daß die Mutter darüber unglücklich ist. So kommt es in einen Gefühlszwiespalt. Es fühlt sich unsicher, ob es wohl so sein darf, wie es gern möchte und wozu es sich getrieben fühlt. Wenn die Mutter dann traurig ist, kann sich ein Schuldgefühl einstellen. Hier liegen durchaus schon Anfänge eines persönlichen Gewissens. Der Mensch möchte sich selbst leben, er möchte aber auch in Einigkeit und Verbundenheit mit den anderen, geliebten Menschen sein und ihnen gut sein. Dieser Konflikt ist unvermeidbar. Deshalb gibt es auch ursprüngliche Schuldgefühle, die zur Entwicklung einer Gewissensinstanz führen. Aber die Verselbständigung, Loslösung von den Eltern wirkt sich auch in besonderer Weise auf die Entwicklung einer eigenen inneren Gewissensstimme aus. Zuerst repräsentieren die Eltern selbst mit den von ihnen ausgesprochenen Forderungen und Verboten, was gut ist und was böse. Während das Kind sich allmählich ihnen gegenüber verselbständigt, verinnerlicht es auch einen großen Teil der von den Eltern vertretenen Forderungen.

Um das Alter von drei Jahren erwacht jedenfalls in dem Kind ein deutlicheres Erleben, ein allmählich aufdämmerndes Bewußtsein, daß es eine Person ganz für sich selbst sein kann. Es kann von dieser Zeit an beginnen, sich auch selbst als „Ich“ zu erleben und zu bezeichnen. Es entwickelt nun auch mehr eigene Wünsche und Pläne. Damit aber gerät es dann oft auch in Gegensatz zu den Plänen der Erwachsenen, und so kommt es nun häufiger zu dem, was wir gewöhnlich Trotz oder Eigensinn nennen. Die Trotzerscheinungen um drei bis vier Jahre sind auffällig und allgemein bekannt. Sie sind aber keineswegs das einzige, was sich hier ereignet. Sie bilden auch nur den Auftakt zu einer Reihe von Neuerscheinungen, die nun die weitere Entwicklung zwischen drei und fünf Jahren bestimmen und deshalb im Folgenden hier besprochen werden sollen.

Ich finde es auch überhaupt nicht sehr glücklich, vom „Trotzalter“ zu sprechen. Das Kind will jetzt selber wollen, es entdeckt seine eigenen Möglichkeiten des Wollens. Das Erlebnis, selber zu wollen, wird aber zuerst deutlich im „ich will nicht“, im „nein“, bevor es auch zu einem bejahenden „ich will“ kommen kann. Der Trotz ist also nur eine Nebenerscheinung der Willensentwicklung.

Aber auch sonst zeigen sich mit der Verselbständigung des Kindes neue Möglichkeiten. Damit, daß es selbst mehr eine eigene Person wird und sich als selbständige Person fühlt, kann das Kind nun auch persönlichere Beziehungen zu anderen Menschen aufnehmen. Wir sehen, daß es nun auch reif wird, sich auf andere Kinder einzustellen, mit ihnen zusammen zu spielen, erste Freundschaften anzuknüpfen. Es findet sich allmählich in die Spielgemeinschaft mit anderen Kindern, lernt es, sich in diese Gemeinschaft einzuordnen und sich andererseits auch in ihr zu behaupten. Auch die Beziehungen des Kindes zu den Erwachsenen, zu seinen Eltern verändern sich in dieser Zeit deutlich in Richtung auf eine persönlichere Partnerbeziehung.

Zu diesen Veränderungen kommt hinzu, daß die Kinder, die sich nun überhaupt mehr ihrer selbst bewußt werden, sich auch deutlicher als Junge und als Mädchen fühlen und erleben. Auch das verändert ihre Beziehungen zu den anderen Menschen. Ein kleiner Junge entwickelt zum Beispiel in dieser Zeit andere Gefühle gegenüber der Mutter als Frau, als es das kleine Mädchen tut. Zu seinem Vater kann er nun mehr Gefühle der kameradschaftlichen Zugehörigkeit unter Männern entwickeln oder ihn gelegentlich auch als störenden Rivalen empfinden, mit dem es zu Machtproben kommen kann. Das färbt z. B. auch wieder speziell die Trotzerscheinungen des Jungen gegenüber dem Vater. Kleine Mädchen dagegen können zu dieser Zeit dem Vater gegenüber weiblichen Charme entwickeln. Für sie kann die Mutter zum geliebten Vorbild werden, aber sie kann auch stören, wenn das kleine Mädchen den Vater für sich allein haben will.

Zugleich zeigen die Kinder auch Interesse dafür, was die Männer und die Frauen im Leben überhaupt zu tun haben, aber auch dafür, was Männer und Frauen eigentlich miteinander zu tun haben. Hochzeit und Geburt werden interessante Themen, geben zu Fragen Anlaß und werden auch in Rollenspielen dargestellt. Außerdem entwickeln die Kinder erste „Lebensplanungen“, sie äußern z. B. erste Berufs- und Heiratswünsche. Nicht selten gilt dabei der zuerst geäußerte Heiratswunsch des kleinen Jungen der Mutter und der zuerst geäußerte Heiratswunsch des kleinen Mädchens dem Vater. Wie die Liebes- und Zärtlichkeitswünsche des Kindes von dem gegengeschlechtlichen Elternteil aufgenommen werden, kann für die weitere Entwicklung sehr bedeutsam werden.

Die jetzt deutlicher erlebte Stellung des Kindes als Mädchen oder Junge gegenüber den Eltern als Frau und Mann und das Interesse für die Herkunft der Kinder stehen im Zusammenhang mit deutlicher erwachenden sexuellen Regungen. Die Kinder zeigen sich jetzt manchmal gern nackt und möchten auch andere nackt sehen. Die erwachende kindliche Sexualität führt häufig auch zum lustvollen Spiel am eigenen Genitale. Da vielen Erwachsenen dies peinlich ist oder sehr bedenklich erscheint, kommt es sehr häufig zu Konflikten um diese ersten deutlicheren genitalen Regungen. Da das Kind im Verhalten der Erwachsenen hier oft besondere Ablehnung oder Unsicherheit spürt und auf viele vom Kind her gesehen sehr sachlich gemeinten Fragen keine Antwort erhält, können besondere Ängste und Unsicherheiten entstehen. Die sexuelle Neugier kann auch einen besonderen Stellenwert dadurch erhalten, daß die Erwachsenen gerade hier oft so merkwürdig zurückhaltend und verlegen werden.

Im übrigen gehört z.B. die Frage nach der Herkunft der Kinder durchaus auch in den weiteren Zusammenhang der interessierten Fragen und Beobachtungen des Kindes auf anderen Gebieten. Nicht nur die Einstellung zu den anderen Menschen, auch die Einstellung des Kindes gegenüber den Dingen verändert sich in dieser Zeit. Das Kind gewinnt mehr Abstand von den Dingen, es kann sie sachlicher, mehr als ein Objekt betrachten. Vorher erschienen ihm die Dinge weitgehend auch als Wesen, die von Absichten erfüllt sind, das Kind freundlich oder böse anschauen. Jetzt gewinnt das Kind einen wacheren Sinn für die Realität. Das heißt, es kann zunächst in beiden Welten leben: In der Welt der Phantasie und in der Welt der Wirklichkeit. Aber sein Wirklichkeitssinn entwickelt sich lebhaft. Kroh hat deshalb auch von einer Phase der „theoretischen Weltbewältigung" gesprochen. Ein Anzeichen davon sind die vielen Fragen, die das Kind in dem nun einsetzenden zweiten Fragealter stellt und in denen es erfahren will, wo die Dinge herkommen, wer sie gemacht hat, was man mit ihnen tun kann und dergleichen mehr. Dies ist überhaupt ein Alter besonderer geistiger Lebhaftigkeit.

Diese Entwicklungsvorgänge führen auch zu einer größeren Entfaltung von Spielmöglichkeiten. So wird diese Zeit auch zu einem ausgesprochenen Spielalter. Neben den darstellenden Spielen, in denen Kinder ihre Vorstellungen ausdrücken und ihre Eindrücke verarbeiten, spielen in dieser Phase auch die Spiele eine besondere Rolle, in denen das Kind etwas aufbaut, etwas herstellt, etwas schafft. Wir sehen hier gleichzeitig mit einem sexuellen und intellektuellen Entwicklungsschub auch eine freiere Entwicklung der Produktivität und Konstruktivität des Kindes. Zugleich kann in diesen Spielen und Beschäftigungen das Kind sich auch allmählich in eine sachlichere Einstellung hineinfinden, kann sich in den Dienst seines Werkes stellen. Dem zuliebe, was es da machen will, kann es auch andere Wünsche vorübergehend zurückstellen.

Bei den darstellenden Spielen sehen wir in diesem Alter zwei etwas verschiedene Tendenzen. Neben Spielen, in denen Lebensvorgänge realitätsgerecht dargestellt werden, gibt es auch viele Spiele, in denen die Phantasie vorherrscht und Vorstellungen ausgelebt werden ohne Rücksicht auf die Gesetze der Realität. Beides hat nebeneinander in diesem Alter sein Recht.

Neben der Möglichkeit, im Spiel selbständig geplante Aktion auszuleben, sucht das Kind dieses Alters aber auch die Möglichkeit, sich aktiv am Familienleben zu beteiligen. Es kann sehr stolz sein, schon allein einkaufen zu gehen, es kann durchaus Interesse daran haben, mithelfend neben den Erwachsenen nützlich tätig zu sein. Nicht immer findet es mit seinem Wunsch, ernst genommen und real beteiligt zu werden, genügend Anerkennung.

Aber auch die Spielwünsche, noch immer lebhaften Bewegungsbedürfnisse und sonstigen Aktionswünsche finden nicht immer genügend Berücksichtigung. Hier kommt es oft zu Einschränkungen, Behinderungen, Störungen durch die Erwachsenen. Mängel in der intellektuellen Entwicklung, in der Fähigkeit zu planvoller und zielgerichteter Aktion, Mängel in den Grundlagen der Leistungsfähigkeit können die Folge sein.

Abgesehen von den Betätigungswünschen, die zu Konflikten führen können, kann es Schwierigkeiten in diesem Alter geben, weil das Kind überhaupt mehr Selbständigkeitswünsche hat und auch nach Anerkennung und Geltung als eigene Person strebt. Schwierigkeiten kann es aber auch geben mit seinen Liebeswünschen und Liebesansprüchen, die oft sehr besitzergreifend und ungeteilt sind. Schwierigkeiten kann es geben mit der Neugier des Kindes und mit seinen vielen Fragen, dies besonders auch dann, wenn es nach Dingen fragt, von denen die Erwachsenen meinen, daß es dafür noch zu klein sei. Besonders aber führen zu Zusammenstößen mit den Erwachsenen die eigenwillig und trotzig wirkenden Regungen des Kindes, sein Geltungsbedürfnis und seine Liebesansprüche sowie seine Versuche, sich neugierig mit der Realität vertraut zu machen. Bei den Neugierregungen und dem Forscherdrang des Kindes gibt es speziell auch Konflikte wegen des erwachenden Interesses an sexuellen Empfindungen und sexuellen Fragen.

Wenn solche Konflikte auftreten, so können Enttäuschungen, Entmutigungen und Einengungen sowie die Angst vor Liebesverlust zu verschiedenen Hemmungen führen und u. U. auch zu einem Ausweichen des Kindes in das Festhalten am Kleinsein.

Ich habe diese Phase zunächst von den Ansätzen her beschrieben, die sich mit der im dritten bis vierten Lebensjahr einsetzenden Wandlung zu zeigen beginnen. Die Entwicklung aller dieser Ansätze nimmt dann die folgenden Jahre in Anspruch. Wie diese Ansätze sich in den Jahren zwischen drei und sechs entfalten, welche Erfahrungen das Kind machen kann mit seinen Versuchen in diesen verschiedenen angedeuteten Richtungen der Entwicklung, davon hängt es dann auch mit ab, ob das Kind zur üblichen Einschulungszeit schulreif sein wird.

Im günstigen Fall erwirbt das Kind in diesen Jahren die Grundlagen zu einer eigenständigen Persönlichkeit, ein positives Verhältnis zu sich selbst und zu anderen. Es erwirbt auch ein positives Verhältnis zu sich selbst als Junge oder Mädchen und damit eine Grundlage für das Hineinwachsen in die eigene Geschlechtsrolle und das Verhältnis zum Partner sowie die Grundlage für eine unbekümmerte Einstellung zur Sexualität.

In das sechste Jahr fällt in der Regel das Übergangsstadium aus dieser letzten Phase der frühen Kindheit in die folgende Phase. Dieses Übergangsstadium wird gewöhnlich unter der Bezeichnung Schulreifeentwicklung beschrieben.

Bei günstiger Entwicklung hat das Kind um fünf Jahre die Aufgaben, die ihm die letzte Phase der frühen Kindheit stellt, im wesentlichen bewältigt und bietet ein verhältnismäßig harmonisches und ausgeglichenes Erscheinungsbild und Verhalten. Dann aber folgt eine Zeit körperlicher Veränderungen, meist begleitet von vorübergehender größerer Unausgeglichenheit und Unruhe. Bei den körperlichen Veränderungen treten das verstärkte Längenwachstum mit der Veränderung der Körperproportionen und der Zahnwechsel am stärksten hervor. Mit diesen körperlichen Veränderungen verlieren die Kinder oft viel von ihrem kleinkindlichen Charme. Die Erwachsenen reagieren darauf öfter enttäuscht. Die Wirkung des aus der Verhaltensforschung bekannten „Kindchenschemas" geht mit der Veränderung der Körper- und Gesichtsproportionen zurück, die instinktive Zuwendung der Erwachsenen vermindert sich mit dem weniger kindlich wirkenden Erscheinungsbild. Besonders wenn gleichzeitig jüngere Geschwister besonders niedlich werden, kann das Kind dann u. U. sich schmerzlich zurückgesetzt fühlen. Der Zahnwechsel kann dem Kind, wie überhaupt körperliche Vorgänge, interessant sein, er kann aber auch Verlustängste auslösen. Unter Umständen kommt sich das Kind auch mit den Zahnlücken häßlich vor. Eine bestehende Neigung zu Minderwertigkeitsgefühlen kann sich verstärken.

Nicht nur äußerlich verlieren die Kinder oft an Charme. Ihre Fähigkeit, phantasievoll zu spielen und zu erzählen, tritt jetzt etwas mehr zurück, die realistische Einstellung setzt sich stärker durch. Da die Kinder zugleich in ihren Gefühlsäußerungen oft verhaltener werden, wirken sie nüchterner und auch dadurch oft weniger anziehend für die Erwachsenen.

Um sechs bis sieben Jahre sind die Kinder öfter auch körperlich etwas anfällig für Krankheiten. Einesteils steht dies wahrscheinlich in Zusammenhang mit der körperlichen Entwicklung und Umgestaltung, andererseits spielen bei dieser Anfälligkeit aber sicherlich auch die psychischen Belastungen mit, die die Einschulung mit sich bringt. Wenn entsprechende Ängste im Spiel sind, bedeutet manchmal schon die bevorstehende Einschulung eine Belastung. Ebenso wenn die Erwachsenen betonter Leistungsanforderungen erheben, weil sie in dem Kind schon den künftigen Schüler sehen. Der Anfang der Schulzeit selbst stellt dagegen fast regelmäßig eine Belastung dar. Ich nenne die belastenden Faktoren hier nur in Stichworten: Da ist die Trennung von der Mutter, die Herauslösung aus der bekannten, vertrauten Familiensituation. Da sind neue Anforderungen in der Gemeinschaft der Gleichaltrigen. Und schließlich stellt die Schule selbst bisher nicht gewohnte Leistungsanforderungen. Das hat auch wieder seine Rückwirkungen auf die Stellung des Kindes in der Familie. Das Kind wird hier nun oft nicht mehr bedingungslos geliebt. Die Schulleistungen spielen oft eine wichtige Rolle für das Wohlwollen der Eltern. Außerdem ist die Schulleistungssituation auch eine Konkurrenzsituation mit anderen.

Daraus, daß die Einschulung in mehrfacher Hinsicht eine Belastungssituation darstellt, erklärt es sich auch, daß um diese Zeit oft seelisch bedingte Auffälligkeiten, Anzeichen einer Störung des inneren Gleichgewichts vorübergehend oder für längere Zeit in Erscheinung treten. Psychogene Symptome, deren Auftreten öfter um diese Zeit beobachtet wird, sind z. B. Appetitstörungen, Verstärkung oder erstmaliges Auftreten von Nägelkauen. Nicht selten kommt es auch zu Rückfällen ins Einnässen. Bei vielen Kindern wird auch eine Steigerung der motorischen Unruhe beobachtet.

Thema:
Auf dem Weg sein zur Autonomie

Erstes Zwischenthema: Über negative Reaktionen der Erwachsenen auf Kinderwünsche

Kindliche Bedürfnisse sind für die Erwachsenen ganz einfach oft recht unbequem. Schon daraus ergibt sich oft mißbilligendes, ablehnendes und einschränkendes Verhalten. Außerdem erscheinen aber manche kindlichen Verhaltensweisen und Wünsche den Erwachsenen auch fragwürdig. Im allgemeinen begrüßen sie zwar die Entwicklungsschritte ihrer Kinder, aber im einzelnen sind sie nicht immer erfreut. Erwachsene bekommen nämlich oft bei vorübergehenden altersentsprechenden Verhaltensweisen der Kinder auch Sorge, daß diese Verhaltensweisen in ihrer kindlichen Form bestehen bleiben und überhand nehmen könnten. So sind sie oft erschreckt, wenn das Kind im zweiten und dritten Jahr in seiner draufgängerischen Aktivität manches beschädigt. Sie können dann befürchten, das Kind werde eine besondere Lust am Zerstören entwickeln und beibehalten. Auch wenn drei- bis vierjährige Kinder eigenwillig und oft trotzig werden, wenn vier- bis fünfjährige Kinder sehr viel fragen und recht neugierig werden, erscheint das den

Erwachsenen nicht unbedingt als erfreulicher Fortschritt. Sie befürchten auch dann oft die Ausbildung unerfreulicher Charakterzüge. Sie erkennen Durchgangsstadien, in denen solche Verhaltensweisen besonders hervortreten, oft nicht als Zeichen der fortschreitenden Entwicklung.

Wenn das Kind heranwächst und neue Bedürfnisse und neue Fähigkeiten entwickelt, kann bei den Erwachsenen auch Angst geweckt werden. Ich will jetzt auf verschiedene solche Ängste der Erwachsenen etwas näher eingehen:

a) Es gibt bei den Eltern und anderen Erwachsenen Angst davor, daß das Kind groß wird, ihnen über den Kopf wächst. Sie fürchten, daß sie sich in kurzem dem Kind nicht mehr gewachsen fühlen könnten. Sie haben Angst, mit dem Kind bald nicht mehr fertig zu werden und im Kampf mit ihm alle Autorität zu verlieren.

b) Eltern können auch das Größerwerden eines Kindes bewußt oder unbewußt fürchten, weil es ihnen ein eigenes Bedürfnis ist, ein kleines, pflege- und schutzbedürftiges Wesen zu betreuen, mit ihm verbunden zu sein, für ein unselbständiges kleines Kind zu planen, zu entscheiden und es nach ihrem Willen zu lenken. Das Heranwachsen des Kindes bedeutet unter solchen Umständen für Eltern die Gefahr eines Verlustes – eines Verlustes an Erfülltheit ihres eigenen Lebens.

c) Andere Ängste führen dazu, daß die Erwachsenen in und an ihrem Kind etwas bekämpfen, was ihnen selbst unheimlich ist. Sie bekämpfen Seiten, die sie selbst nicht auszuleben wagen, oder Eigenschaften, Regungen, die sie an sich selbst kennen und bei sich selbst nicht leiden mögen. Sie bekämpfen beim Kind Züge, die sie bei sich selbst auch bekämpfen oder schon in früheren Jahren in sich selbst unterdrückt haben. Haben sie z.B. in ihrer eigenen Entwicklung Tendenzen zur Eigenständigkeit in sich unterdrückt, so werden sie selbst nun beunruhigt, wenn das Kind ähnliche Züge, Eigenschaften, Regungen entwickelt. Sie versuchen dann, diese Gefahr auszuschalten, indem sie die Regungen des Kindes durch Mißbilligung, Ablehnung oder Strafen zu beseitigen suchen.

d) Auch wenn die Kinder etwas zu wünschen und zu tun beginnen, was sie selbst nicht gedurft haben, weil es ihren Eltern verboten erschien und weil es ihnen seither selbst als schlimm und verboten erscheint, so kann das die Erwachsenen beunruhigen und ihnen das Gefühl geben, sie müßten auch ihr Kind daran verhindern.

e) Jetzt habe ich Ängste der Erwachsenen genannt, die aus deren eigener Problematik erwachsen. Manchmal aber würden auch die Eltern oder anderen Erzieher das Kind nicht von sich aus einschränken, wenn sie nur nach ihrem eigenen Ermessen handeln könnten. Aber sie können u. U. auch Angst haben, von anderen Erwachsenen in ihrer Umwelt abgelehnt und kritisiert zu werden in ihrer Rolle als Erzieher, wenn sie Wünsche und Handlungen der Kinder dulden, die diese anderen Menschen ablehnen. Oft ist für Eltern und Erzieher dabei doch auch noch sehr maßgebend, wie ihre eigenen Eltern darüber denken und urteilen oder wie diese früher darüber geurteilt haben.

Ich habe jetzt an von den Erwachsenen ausgehende Einschränkungen gedacht, die daraus entstehen, daß Verhaltensweisen des Kindes den Eltern unbequem oder störend erscheinen, oder daraus, daß Ängste in den Erwachsenen durch die kindlichen Regungen wachgerufen werden. Es gibt aber noch einen anderen Grund für eine ablehnende und die kindliche Entwicklung einschränkende Haltung der Eltern. Eine ablehnende Haltung der Eltern gegenüber allen möglichen Lebens- und Entwicklungsäußerungen eines Kindes – sozusagen ganz gleich, was immer es will oder tut – zeigt sich öfter in solchen Fällen, in denen die Eltern gefühlsmäßig überhaupt etwas gegen das Kind haben. Das kann von den Eltern so erlebt werden, es braucht ihnen aber durchaus nicht immer bewußt zu sein. Zu nennen wären hier z. B. die Fälle, in denen Eltern das Kind überhaupt nicht gewollt haben und sich auch nicht mit seiner Existenz wirklich abfinden und aussöhnen konnten. Oder es wären solche Fälle zu nennen, in denen gerade dieses Kind ihnen nicht liegt, etwas an sich hat, was die Eltern immer wieder in ihrer Sympathie stört, oder die Fälle, wo das Kind aufgrund irgendwelcher Eigenschaften eine Enttäuschung für die Erwartungen seiner Eltern darstellt.

Zweites Zwischenthema: Über besondere Belastungssituationen

Im vorigen Abschnitt war von Gründen für negative Reaktionen der Erwachsenen die Rede, die die Antriebsentfaltung behindern können. Eine Behinderung für die Antriebsentfaltung kann aber auch durch das Eintreten besonderer Situationen gegeben sein, die für das Kind eine Belastung darstellen. Es gibt Situationen, die eine einschneidende Bedeutung haben, wenn sie in diesen frühen Jahren eintreten, weil sie das Kind noch vor zusätzliche Aufgaben der Verarbeitung stellen. Solche Situationen können sich dann in ähnlicher Weise auswirken wie ein Verhalten der Erwachsenen, das die Entwicklung des Kindes gerade in dieser Phase erschwert.

Eine solche Situation ist z. B. gegeben, wenn das Kind in diesen Jahren an schweren, langanhaltenden und häufigen Krankheiten leidet.

Ein Umzug in dem Alter, in dem das Kind sich gerade in seiner Umwelt zu orientieren beginnt, kann auch eine solche Belastungssituation sein. Ähnlich kann sich auch ein Umweltwechsel bei vorübergehender Inpflegegabe oder Heimaufenthalt auswirken. Hier kommt noch der Wechsel der Personen hinzu. Frühe Trennungen von den vertrauten Personen, insbesondere Trennungen von der Mutter oder ihrer Ersatzperson in der ersten Lebenszeit sind als besondere Belastungen hervorzuheben. Auch andere Veränderungen in der Familienkonstellation können sehr bedeutsam sein. Hier wäre ein vorübergehender oder dauernder früher Verlust des Vaters zu erwähnen, wie er z. B. auch bei Ehescheidungen häufig eintritt. Auch der Ausfall anderer für das Kind wichtiger Personen kann sich ungünstig auswirken. Zu nennen ist hier z. B. auch der Verlust einer Großmutter, die das Kind über einige Zeit ganz oder zum großen Teil versorgt hat und die dann plötzlich aus der Wohngemeinschaft verschwindet.

Eine andere wichtige Veränderung der Familienkonstellation ergibt sich aus der Geburt weiterer Geschwister. Das Hinzukommen von Geschwistern verändert ja die Stellung des Kindes in der Familie und zu seinen Angehörigen. Auf jeden Fall ergeben sich hier Probleme, die das Kind zu bewältigen hat. Daß sich hier auch häufig Eifersuchtskonflikte ergeben, ist bekannt.

Auch eine Kindergarteneinweisung, insbesondere wenn sie für dieses Kind zu früh erfolgt, kann u. U. zu einer solchen Belastungssituation werden. Nicht gerade selten ergibt sich hier auch die Kombination von Kindergarteneintritt mit Geburt eines Geschwisterchens.

Es ist nun nicht gleichgültig, zu welchem Zeitpunkt der frühen Entwicklung solche besonderen Situationen mit den zugehörigen Problemen sich für das Kind ergeben. Es kann dadurch jeweils die Entwicklung in den Punkten, die gerade an der Reihe sind, beeinträchtigt werden, weil solche Situationen eine zusätzliche Belastung darstellen. So kann der Einbruch von Schicksalssituationen in diesen frühen Jahren oft ganz ähnliche Wirkungen haben wie eine Erziehung, die die jeweiligen Antriebsregungen in ihrer Entwicklung zu stark einschränkt. Solche Situationen können damit auch krank machend oder krankheitsvorbereitend wirken.

Sowohl solche Schicksalssituationen wie die allgemeine Lebens- und Erziehungssituation des Kindes bei seinen Angehörigen kann also zur pathogenen Situation werden (= krankmachende, krankheitserzeugende Situation). Manchmal werden die pathogenen Einwirkungen unmittelbar mit dem Auftreten von Verhaltensauffälligkeiten oder anderen Symptomen beantwortet, manchmal ist das auch nicht der Fall. Die weitere Entwicklung ist dann zwar u. U. beeinträchtigt, aber das tritt zunächst noch nicht in Erscheinung. Erst bei späteren erneuten Belastungssituationen kommt es dann vielleicht zum Ausbruch von Krankheitssymptomen. Diese späteren Situationen wären dann also das sichtbare Inerscheinungtreten der Krankheit auslösende Situationen.

Die pathogenen Einflüsse bestehen allerdings durchaus nicht immer in umschriebenen, die Antriebsentwicklung behindernden Erziehungseinwirkungen durch die erwachsenen Bezugspersonen oder in umschriebenen pathogenen Belastungssituationen, für die oben Beispiele genannt wurden. Es kann sich auch um ständige Einflüsse handeln, die durch die Persönlichkeit der erziehenden Erwachsenen bedingt sind, wie z. B. allgemein ängstliches Verhalten, Neigung zu gedrückter oder reizbarer Stimmung, überfürsorgliche oder ständig dominierende Einstellungen und dergleichen. Oder es kann sich um ständige problematische Bezüge oder Dauerkonflikte zwischen verschiedenen Mitgliedern der Familie handeln, die das Klima des Familienlebens bestimmen, in dem das Kind aufwächst. Die Gesamtsituation der Familie kann auch ungünstig beeinflußt sein durch äußere Bedingungen wie z. B. problematische gesellschaftliche Stellung der Familie (isolierende Sonderstellung bei niedriger oder exklusiver Schichtzugehörigkeit), ungünstige Wohnverhältnisse, Unruhe eines Geschäftshaushaltes, wirtschaftliche Ungesichertheit und dergleichen. Die pathogenen Einflüsse können also u. U. auch in über längere Zeit oder dauernd vorhandenen familienatmosphärischen Einwirkungen bestehen.

B. Zur Entwicklung des Kindes von sechs bis zehn Jahren und Ausblick auf die weitere Entwicklung

Im Gegensatz zu den ersten fünf bis sechs Jahren ist die Zeit vom siebenten Jahr bis zum Beginn der Pubertätsentwicklung eine Zeit, in der von der Antriebsentwicklung her betrachtet kaum etwas Neues geschieht. Unter psychoanalytischen Gesichtspunkten wird diese Phase im Anschluß an Freud auch als „Latenzalter" gekennzeichnet. Freud wollte mit diesem Begriff zum Ausdruck bringen, daß die sexuelle Antriebsbewegtheit, die zwischen drei und etwa fünf Jahren schon deutlich zu registrieren ist, nun noch einmal zurücktrete. Die weitere Sexualentwicklung erscheine als vorläufig aufgeschoben. Es gibt nun zwar berechtigte Zweifel daran, ob Freuds Vorstellung, daß das spontane sexuelle Interesse in diesen Jahren normalerweise noch einmal weitgehend zurücktrete, ganz allgemein zutreffend ist. Verglichen mit den Jahren davor und danach, die jeweils einen sexuellen Entwicklungsschub darstellen, ergibt sich aber doch ein Unterschied. Und es ist interessant festzustellen, daß auch von der individuellen Originalität des Kindes, die zwischen drei und sechs Jahren oft so besonders erstaunlich hervortritt, in den darauf folgenden Jahren oft weniger zu bemerken ist. Es scheint, als ob mit dem Abebben der ersten deutlicheren Welle sexueller Bewegtheit auch die affektive, geistige und produktive Bewegtheit zurückgehe und die Kinder deshalb oft weniger originell und tiefsinnig wirken als in den vorausgegangen Jahren.

Freud hat häufig auf die Bedeutung des zweizeitigen Ansatzes der Sexualentwicklung mit einem ersten Schub der Triebentwicklung um drei bis fünf Jahre und einem neuen Einsetzen eines Entwicklungsschubes mit der beginnenden Pubertät hingewiesen und dazu die folgende Erklärung angeboten: der Aufschub der Triebentwicklung beim Menschen, den man bei der Entwicklung der Tiere nicht feststellen könne, gebe dem Menschen die besondere Möglichkeit, sich zum Kulturwesen zu entwickeln. Dies erschien ihm als die besondere Möglichkeit oder der Sinn, der sich aus der durch die Latenzphase verlängerten Kindheit des Menschen ergibt.

Auch abgesehen von dieser speziellen psychoanalytischen Betrachtung ist zu dieser Entwicklungsphase öfter hervorgehoben worden: In den ersten sechs Jahren geht es mehr um das sich und seine Möglichkeiten entfaltende Kind, jetzt, in den Jahren ab sechs geht es mehr um den weiteren Ausbau des in den ersten Jahren Begonnenen und um das Hineinwachsen des Kindes in seine Umwelt und in deren Beherrschung und um das Hineinwachsen in die Welt seiner Kultur. Dementsprechend werden drei Themen als besonders bedeutsam für diese Altersstufe hervorgehoben: 1. wird der Erwerb von Wissen und 2. wird praktisches Können, Beherrschung der Realität weiter ausgebaut, und 3. wird die eigene Rolle in der Gesellschaft im Hineinleben in größere Gemeinschaften erprobt und eingeübt.

Ich möchte hier nur auf einige Züge hinweisen, die bei den Kindern dieser Altersstufe in der Regel deutlicher hervortreten:

In den Jahren zwischen sechs und neun stehen die realitätsgerechte Einstellung und die phantasieerfüllte Einstellung noch weiterhin nebeneinander. Aber die realistische Einstellung ist nun die offiziell gültige und gewinnt immer mehr Einfluß. So wird das Kind in diesen Jahren allmählich oft zu einem ausgesprochen nüchternen Realisten. Zehnjährige wollen dann mitunter z. B. keine Märchen mehr hören, denn sie meinen, solche Sachen gäbe es ja gar nicht. Sie sind auch stolz darauf, daß sie das wissen. Zusammen damit, daß diese realistische Einstellung die Oberhand gewinnt, treten Gefühlsäußerungen, besonders Äußerungen zarter Gefühle nun oft weitgehend zurück. Es scheint, daß die Kinder dieses Alters sich ihrer Gefühle ebenso wie phantastischer Vorstellungen oft schämen, sie vielleicht auch als zu kleinkindlich für ihr Alter empfinden.

Ein interessanter Zug dieses Alters ist dabei, daß neben der offiziellen ausgesprochen realistischen Einstellung und Denkweise sich doch oft abergläubische Züge und die Neigung zu magischen Praktiken bei den Kindern finden. Ein Kind kann jetzt z.B. vermeiden, auf dem Weg zur Schule auf die Ritzen zwischen den Pflastersteinen zu treten, und dabei die Vorstellung haben, wenn ihm das gelinge, werde es heute in der Schule nicht mit dem Aufsagen eines Gedichtes an die Reihe kommen. Ähnliche magische Vorstellungen und Praktiken sind recht verbreitet. Insgeheim haben Magie und Zauberei also einen Reiz. Bei Spielen in Gruppen oder Banden von Altersgenossen, zu denen die Erwachsenen gewöhnlich keinen Zugang haben, können magische Praktiken und Zaubervorstellungen, die an Riten primitiver Völker erinnern, durchaus eine Rolle spielen.

Insgesamt neigen Kinder in diesem Alter in ihrer geistigen Einstellung mehr zu einem praktischen Realismus, zu einem Bewältigen praktischer Aufgaben. Dies korrespondiert mit dem weiter anhaltenden lebhaften Bewegungsdrang. Sie sind keine großen Theoretiker. Trotzdem kann der Erwerb von Wissen sie auch reizen, kann ihnen das Gefühl geben, auch durch Wissen und Schlauheit dem Leben gewachsen zu sein. Dabei fällt auf, daß der Wissenserwerb oft mehr den Charakter eines Anhäufens, Sammelns hat. Das hat eine Parallele zu dem auch sonst zu beobachtenden Sammeltrieb, der in diesen Jahren oft besondere Blüten treibt. Außerdem entwickeln Kinder in diesem Alter beim Lernen durchaus Gefallen daran, die Regeln zu erfassen, die in der Realität waltenden Gesetze. Auch wenn man die Naturgesetze durchschaut, kann man die Realität besser handhaben.

Kinder dieses Alters können stolz darauf sein, wieviel sie schon wissen und verstehen. Besonders ist Anlaß für Stolz- und Selbstgefühl in diesem Alter aber auch das Verfügen über körperliche Kraft, Gewandtheit, Geschicklichkeit, Können und Tüchtigkeit.

Es scheint ein besonderer Drang zu bestehen, sich selbständig dem Leben gewachsen zu fühlen. Daher ist das Messen der Kräfte und des Könnens mit anderen, der Wettbewerb, für Kinder dieses Alters reizvoll. Sie neigen zum Messen der Kräfte untereinander. Besonderes Triumphgefühl kann es ihnen mitunter auch verschaffen, schlauer zu sein als ein Erwachsener oder schneller rennen zu können als z.B. der Vater. Diese Freude an der Überlegenheit kann im Umgang mit den Eltern und anderen Erziehern aber auch zu Zusammenstößen und Konflikten führen.

Ebenso kann es Anlaß zu Konflikten geben, daß die Kinder in diesem Alter durchaus auch die Neigung haben, den Erwachsenen nicht alles mitzuteilen. Sie möchten auch ihr eigenes Leben leben, ihre eigenen Geheimnisse bewahren. Manchmal hält auch die Kindergruppe zusammen gegen den Erwachsenen, z.B. den Lehrer. Das geschieht vor allem dann, wenn er im Augenblick als der Feind erlebt wird. Trotzdem kann man aber feststellen, daß die Kinder dieses Alters nicht grundsätzlich den Erwachsenen oder seine Überlegenheit ablehnen. Hat der Erwachsene ihre Sympathie, so neigen sie eher dazu, sich mit seinen Ansichten und Beurteilungen zu identifizieren. Natürlich kann z.B. ein Lehrer als ungerecht kritisiert und abgelehnt werden. Aber differenziertere kritische persönliche Stellungnahmen und Auseinandersetzungen mit den Ansichten der Erwachsenen finden wir in diesem Alter noch verhältnismäßig wenig. Die Kinder neigen manchmal sogar naiv dazu, die Fähigkeiten und das Können der Erwachsenen zu überschätzen. Sie halten noch für möglich, daß der Vater oder der Lehrer alles weiß. Kinder können jetzt sogar mit erheblicher Enttäuschung und Verunsicherung darauf reagieren, wenn ein als Autorität von ihnen geliebter und geachteter Erwachsener allzu offensichtliche Fehler hat.

Eine gewisse Tendenz, sich von den Erwachsenen und auch von der eigenen Familie abzusetzen, ist allerdings festzustellen. Zeitweise sind den Kindern jetzt Altersgenossen, die Zugehörigkeit zu einer Gruppe von Altersgleichen wichtiger als die Familie und der Kontakt mit den Erwachsenen. Keine Freunde zu finden, nicht in einer altersentsprechenden Gruppe Anschluß und Aufnahme zu finden, kann für die Kinder jetzt ein schwerwiegend erlebter Mangel werden. Etwas gelten bei Freunden, anerkannt sein von der eigenen Altersgruppe ist für das Selbstgefühl jetzt sehr wichtig. Zum Glück für diejenigen Schüler, die mit Schulleistungen wenig Erfolg haben, gelten unter den Altersgenossen ganz andere Werte, besonders auch Kraft und körperliche Geschicklichkeit.

Bei den Spielen in dieser Altersgruppe fällt auf, daß es sich sehr häufig um Regelspiele handelt. Auch sonst haben festere Gruppen in diesem Alter oft ihre eigenen Regeln und Gesetze des Zusammenlebens. Es scheint, als entdeckten die Kinder in dieser Zeit besonders den Vorteil von Ordnungen und Regelungen, die dem Zusammenleben oder Zusammenspiel in einer größeren Gemeinschaft eine gewisse Sicherheit geben. Man weiß ganz genau, was geschieht, wenn man sich an die Regeln hält oder sie übertritt. Auch außerhalb des Lebens in der altersentsprechenden Gruppe beobachtet man diesen Zug. Zehnjährige können es z. B. häufig als richtig und gerecht empfinden, wenn man ganz genau weiß, welche Strafe man zu erwarten hat, wenn man seine Schularbeiten nicht gemacht hat oder sonst etwas angestellt hat. Der Zehnjährige kann u. U. genau kalkulieren, ob es sich lohnt oder zu teuer bezahlt ist, wenn er hier etwas riskiert.

Diese quasi geschäftsmäßige Einstellung hat auch eine Beziehung zu dem sonst oft etwas betonten Geschäftssinn, den Acht- bis Zehnjährige entwickeln. Die Erwachsenen sind manchmal etwas schockiert von dem „Materialismus“ dieses Alters, denn ein Kind wird in diesem Alter nicht selten versuchen, ein Geschäft daraus zu machen, wenn es z. B. der Mutter hilft oder ihr sonst einen Gefallen tut. Ebenso ist den Kindern oft Gelderwerb in diesem Alter schon sehr wichtig. Die Neigung zum Tauschen und Handeln und die Neigung zum Sammeln haben wohl den gemeinsamen Hintergrund, daß auch Besitzhaben das Machtgefühl und das Selbstbewußtsein erhöhen kann.

Ich möchte noch einmal zurückkommen auf die Neigung, sich an feststehende Regeln zu halten und an das, was in der Altersgruppe gilt. Hier liegt für die Kinder dieser Altersstufe auch eine gewisse Gefahr. Die Anerkennung von seiten der anderen ist dem Kind jetzt so wichtig, daß es sich u. U. zu stark vom Urteil anderer abhängig macht. Hier kann sich auch eine etwas bedenkliche Neigung zur Konformität und Uniformität entwickeln. Es scheint aber etwas Altersentsprechendes zu sein, wenn Kinder jetzt dazu neigen, gern mit anderen die gleiche Kleidung zu tragen, wenn sie u. U. sogar eine Neigung zu Abzeichen und Uniformen zeigen.

Ich will nicht versuchen, auf alle Einzelheiten einzugehen, die man in dieser Altersstufe an Kindern beobachten kann. Ich möchte lieber versuchen, jetzt noch besonders hervorzuheben, welche Bedürfnisse im Leben dieser Kinder eine besondere Rolle spielen und u. U. auch Anlaß zu Schwierigkeiten geben können.

Ein entscheidendes Bedürfnis ist das nach Kontakt mit Altersgenossen und Anerkennung durch sie. Ob Kinder z. B. gern oder ungern zur Schule gehen, hängt nicht selten auch davon ab, wie sie dort mit den Klassenkameraden zurechtkommen. Angst vor der Schule kann auch den Grund haben, daß der Kontakt mit den Altersgenossen nicht gelingt bzw. die altersentsprechende Auseinandersetzung mit ihnen so sehr gefürchtet wird, daß das Kind ihr ausweichen möchte. Dabei spielen oft unbewältigte eigene Konflikte auf dem Gebiet der Aggression eine Rolle. Das Kind kann sich von den anderen ständig bedroht oder angegriffen fühlen. Ist es selbst tatsächlich aufgrund einer Aggressionshemmung wehrlos geworden, so wird es u. U. auch zum Opfer der Machttendenzen der anderen. Interessant ist aber, daß auch einige der Kinder, die als zu aggressiv und streitsüchtig in der Schule auffallen, im Grunde Angst haben. Ihr aggressives, manchmal brutales Verhalten ist u. U. auch geboren aus Angst und Verzweiflung in dem Gefühl, extrem bedroht und unterlegen zu sein.

Verbunden mit dem Bedürfnis nach Anerkennung durch andere ist auch das Bedürfnis, auf sich selbst und die eigenen Fähigkeiten stolz zu sein. Bei gesunden, gut entwickelten Zehnjährigen sehen wir oft, daß sie mit sich selbst sehr einig sind, viel von sich halten und so mit einem gesunden Optimismus auch dem Leben gegenüberstehen. Sie scheinen das Gefühl zu haben, daß sie die Welt schon meistern werden. Manchmal überschätzen sie dabei noch ihre eigenen Grenzen und erscheinen dadurch etwas „angeberisch". Wenn jedoch Kinder um zehn Jahre besonders dazu neigen, übermäßig zu renommieren oder prahlerische Lügengeschichten zu erzählen, so kann man dann daraus oft schließen, daß es ihnen gerade nicht gelungen ist, ein ausreichendes Gefühl der Selbstsicherheit zu entwickeln. Sie versuchen dann z. B. mit dem Aufschneiden und Prahlen Minderwertigkeitsgefühle zu kompensieren.

So wie ich die Kinder dieses Alters geschildert habe, muß es für sie besondere Konflikte und Enttäuschungen geben, wenn ihr Selbstgefühl Kränkungen und Zurücksetzungen erfährt, wenn sie Niederlagen erleiden, in denen sie sich herabgesetzt, kleingemacht fühlen. Schulängste oder Schulprotest haben sehr häufig auch den Grund, daß die Schule mit ihrer Leistungsbewertung für die betreffenden Kinder zu einer ständigen Quelle des Erlebens von Mißerfolg und Herabsetzung und dadurch zu einer Weckung und Verstärkung von Minderwertigkeitsgefühlen geworden ist. Viele Kinder scheitern daran. Sie werden mutlos und geben auf, oder sie gehen in eine grundsätzliche Protesthaltung. Eine Möglichkeit ist dann, daß sie z. B. als ständige Störer oder schwarze Schafe doch noch auf eine andere Weise Beachtung und evtl. zum Teil sogar Bewunderung bei ihren Klassenkameraden finden. Eine andere Möglichkeit: es kann zu krankhaften Kompensationsversuchen für Minderwertigkeitserlebnisse kommen. Beispiele dafür wären die oben bereits erwähnten Prahlhänse und Lügner aus Geltungsbedürfnis oder auch der Klassenclown.

Andererseits können Kinder, die auf anderen Gebieten nicht zu Erfolg und zu Anerkennung durch ihre Altersgenossen kommen können, auch den Weg beschreiten, als besonderer Musterschüler und „Streber“ einen Ausgleich für ihr schwankendes Selbstwertgefühl zu finden.

An der Leistungsforderungssituation der Schule und den damit verbundenen Leistungserwartungen der Eltern und weiteren Familie scheitern bevorzugt diejenigen Kinder, die durch Entwicklungsstörungen, die in den früheren Jahren schon ihren Ursprung haben, dafür prädestiniert sind. Es muß aber auch festgestellt werden, daß die Situation der Leistungsüberforderung und damit verbundenen Kränkung des Selbstwertgefühls auch an sich eine so erhebliche Belastung darstellen kann, daß daraufhin Schwierigkeiten eintreten können, obgleich diese nicht besonders vorgeformt sind in der Entwicklung des Kindes. Das gilt ganz besonders für jene Kinder, von denen höhere Leistungen gefordert werden, als es ihrer intellektuellen Befähigung entspricht, die u. U. auch in einen für sie nicht passenden Schulzweig gegeben worden sind. Bei den zahlreichen Kindern, bei denen es zu Klagen über Schul- bzw. Lernschwierigkeiten kommt, müssen wir unterscheiden zwischen denjenigen, bei denen die Leistungsschwierigkeiten tatsächlich ein neurotisches Symptom darstellen, und denjenigen, bei denen die geklagten Schwierigkeiten eine gesunde Reaktion auf eine für das Kind unzuträgliche Situation bedeuten. Die in unserer Gesellschaft übliche übermäßige Betonung des Leistungsstrebens und die in bezug auf die Kinder übermäßige Bewertung des schulischen Lernerfolges stellen an sich eine bedenkliche Belastungssituation dar.

Kennzeichnend für die Einseitigkeit des Schulleistungsgesichtspunktes ist eigentlich schon, daß in vielen entwicklungspsychologischen Darstellungen vom „Schulalter“ die Rede ist. Obwohl die Entwicklung in diesem Alter auch der Förderung des planmäßigen Wissenserwerbs entgegenkommt, erscheint es doch nicht gerechtfertigt, das Kind dieses Alters so einseitig als Schüler zu sehen, besonders wenn innerhalb der Schule dem intellektuellen Lernen noch eine überbetonte Bedeutung beigemessen wird. Von seiner Entwicklung her hat das Kind in diesem Alter sozusagen noch andere wichtige Aufgaben zu bewältigen. Das Hineinwachsen in die praktische Lebensbewältigung und das Finden der dazu erforderlichen persönlichen Selbständigkeit, das Hineinwachsen in die Gesellschaft in der Altersgruppe, das Finden seines Rangplatzes zwischen anderen sind für die Zukunft des Kindes sehr wichtige Dinge, für die genügend Zeit und Raum bleiben sollte.

Die Geltungs- und Selbstwertproblematik, die in diesem Alter eine besondere Rolle spielt, muß meines Erachtens im Zusammenhang damit gesehen werden, daß der Mensch ein Lebewesen mit einem ausgesprochenen Rangstreben ist. Dies scheint mir bisher zu wenig ausdrückliche Beachtung in Entwicklungspsychologie und Pädagogik gefunden zu haben. Aus dem sozialen Rangstreben scheinen sich für den Menschen sehr ursprüngliche und wichtige Bedürfnisse zu ergeben. Aus den Ergebnissen der Verhaltensforschung wissen wir, daß die dem Menschen nächstverwandten Primaten sozial lebende Wesen mit ausgeprägten Rangordnungen sind. Mir scheint nun, daß in dieser mittleren Phase der Kindheits- und Jugendentwicklung die stärkere Ausprägung des sozialen Rangstrebens eine besondere Rolle spielt und daß darin auch der Grund dafür liegt, daß in diesem Alter eine besondere Kränkbarkeit des Geltungs- und Selbstwertgefühls besteht.

Bei günstiger Entwicklung befinden sich Zehnjährige wieder in einem relativ ausgewogenen Verhältnis zu sich selbst und der Umwelt. Sie zeigen vielleicht am reinsten die Züge, die für diese mittlere Kindheitsphase charakteristisch sind. Zwischen zehn und zwölf Jahren setzen meist bereits Vorpubertätserscheinungen ein, die den Übergang in eine neue Entwicklungsphase einleiten. In dieser Zeit kommt es oft wieder zu verstärkten Spannungen mit den Erwachsenen. In der Vor- und Frühpubertät kommt es wieder zu vermehrten Verselbständigungstendenzen, die häufig in Form von trotzigem Verhalten in Erscheinung treten. Auch hier ist aber wieder der Trotz nur dasjenige, was den Erwachsenen besonders stark ins Auge fällt.

Ich will hier nicht versuchen, die nun folgenden Jahre der Entwicklung im einzelnen zu beschreiben. Die Erscheinungen der Vor- und Frühpubertät sind relativ bekannt. Eine gute Beschreibung findet sich z. B. bei H. H. Muchow in seinem bekannten Buch über die „Flegeljahre". In diesen und den folgenden Jahren muß jedenfalls der Übergang von der Kindheit in ein selbständigeres eigenes Leben vollzogen werden. Dazu ist eine weitere äußere und innere Verselbständigung und Ablösung von den Eltern und der eigenen Familie notwendig, und es ist der Aufbau neuer, persönlicherer Beziehungen zu anderen Menschen nötig. Ist ein Kind an den Aufgaben der bisherigen Entwicklung gescheitert oder ist es doch erheblich verunsichert worden, so kann es u. U. die dazu nötigen Schritte nicht wagen. Es kommt vor, daß Kinder sich dann zwar körperlich weiterentwickeln und biologisch gesehen erwachsen werden, daß jedoch in ihrer Persönlichkeitsentwicklung u. U. die Pubertät gar nicht recht stattfindet. Wir sehen dann manchmal sogar junge Erwachsene, die die Verselbständigung nicht erreicht haben, in der eigenen Familie hängengeblieben sind. Da ist z. B. der Sohn, der auch als Dreißig- bis Vierzigjähriger noch bei der Mutter wohnt und keine ernsthaften Versuche unternimmt, sich um eine Partnerin und die Gründung einer eigenen Familie zu bemühen. Ebenso können auch Töchter in der Familie hängenbleiben, wobei besonders die Ablösung vom Vater nicht zu gelingen scheint.

Vergleicht man die verschiedenen Abschnitte der Kindheits- und Jugendentwicklung miteinander, so fällt eine besondere Ähnlichkeit auf zwischen der Phase, die mit dem sogenannten ersten Trotzalter beginnt, und der Pubertätsentwicklung, die sich ebenfalls meist mit einer Zeit vermehrter Trotzerscheinungen ankündigt.

Das Alter zwischen drei und sechs Jahren und das Jugendalter weisen eine Reihe von Parallelen miteinander auf:

1. In beiden Phasen geht es um neue Formen der Selbständigkeit, um größere Entscheidungsfreiheit und Entwicklung eigener Pläne, Absichten und Gedanken. In beiden Phasen geht es auch um eine Ablösung aus den kindlichen Bindungen an die Eltern und um neue Formen der Kontaktaufnahme und Partnerbeziehung zu anderen Menschen.
2. In beiden Altersstufen geht es auch um das Entdecken der eigenen Person und ihrer Möglichkeiten. Es geht um ein zu-

nehmendes Bewußtsein und deutlicheres Erleben des eigenen Selbst und seiner Möglichkeiten.

3. In beiden Phasen geht es auch um die Entwicklung der eigenen Rolle als Mann und als Frau. Hinsichtlich der geschlechtlichen Entwicklung, die in der Pubertät nun zur Reife gelangt, liegt in den erwähnten Jahren der frühen Kindheit eine Vorstufe. Die Pubertätsentwicklung knüpft nun an diesen frühen Schub der sexuellen Entwicklung wieder an. Interessant ist auch die vorhin schon angedeutete Parallele: Diese beiden Zeiten sind zugleich Zeiten der geschlechtlichen Entwicklung und Zeiten, in denen eine verstärkte Kreativität beobachtet werden kann. Hier ist der Reichtum der Phantasie in Spielen, Malereien etc. bei den Kindern zu nennen sowie künstlerische und gelegentlich auch philosophische Produktivität im Jugendalter. Die sogenannte Latenzzeit und das Erwachsenenalter sind dagegen vergleichsweise nüchtern und reproduktiv.

Wie die kleinkindlichen Trotzregungen um die Wende vom dritten zum vierten Jahr, so leitet auch das sogenannte zweite Trotzalter eine stürmische Zeit ein, die mit Belastungen für den jungen Menschen selbst und die Eltern einhergeht und viele Gelegenheiten für Zusammenstöße zwischen ihnen enthält. Außerdem enthält sie für den jungen Menschen selbst verstärkt auch die Möglichkeit zu Konflikten in seinem eigenen Inneren. Es ist deshalb auch nicht verwunderlich, daß in dieser Zeit besonders oft Auffälligkeiten und seelisch bedingte Symptome in Erscheinung treten.

Auffälligkeiten und Symptome, die in dieser Zeit beginnen, können Anzeichen einer gesteigerten Pubertätskrise sein, sie können mit dem Ende dieser Krise dann auch wieder verschwinden. Besonders kann es zu solchen Symptomen in einer Pubertätskrise dann kommen, wenn in dieser Zeit noch zusätzliche besondere Belastungen durch äußere Umstände hinzukommen. Das kann der Fall sein durch Schicksalseinflüsse oder durch schwer verträgliche pädagogische Einstellungen und Maßnahmen. Als Beispiele für Schicksalseinwirkungen seien hier genannt ein Umzug mit Umschulung und Verlust aller bisherigen Freundschaften oder der Tod eines Familienmitgliedes oder eines Freundes in dieser Zeit. Bei den pädagogischen Maßnahmen wirkt hier z. B. als besondere Belastung betonte Einengung durch Vorschriften und Gehorsamsforderungen gerade in dieser Zeit. So verlangt z. B. der Vater einer sechzehnjährigen Tochter, sie solle jeden Abend um 18 Uhr zu Hause sein. Wenn Eltern, wie dieser Vater, überängstlich sind oder besonders dominierende oder pedantische Persönlichkeiten, ist für sie die Umstellung auf das Erwachsenwerden ihrer Kinder besonders schwer. Sie reagieren dann gerade auf die Pubertätsentwicklung oft mit vermehrter Beängstigung und darum mit vermehrten Versuchen zur Einengung des Jugendlichen.

Es kann aber auch zum Auftreten von neurotischen Symptomen in dieser Zeit kommen, wenn die Entwicklung in den früheren Phasen nicht günstig verlaufen ist. Dann lösen die in dieser Entwicklungszeit auftretenden besonderen Probleme und Belastungen das Auffälligwerden aus, weil für die betreffenden Jugendlichen die Belastungen der Pubertät nun eine Überbelastung darstellen, der sie wegen der früheren nichtverarbeiteten Konflikte nicht standhalten können. Es kann dann sein, daß diese Störungen sich in eine bleibende Neurose fortsetzen.

Es war jetzt davon die Rede, daß während der Pubertät häufig neurotische Störungen sich bemerkbar machen. Andererseits muß aber auch festgestellt werden, daß mit der Pubertätsentwicklung ein so starker Entwicklungsschub einsetzt, daß sich hier manches wieder in Bewegung setzt, was vorher in der Entwicklung nicht recht vorangekommen oder auf Hindernisse gestoßen ist. So kann durch die Pubertätsentwicklung auch manchmal eine bis dahin unvollkommene und etwas brüchige Entwicklung noch ausgeglichen werden. Wurde z. B. in der frühen Kindheit der eigene Wille nicht sehr entfaltet, so kann dies zusammen mit der pubertären Trotz- und Verselbständigungsentwicklung noch nachgeholt werden. Oder denken wir z. B. an Jungen, die in der Kindheit besonders weich und aufgrund betonter Identifizierung mit weiblichen Beziehungspersonen eher mädchenhaft waren und die nun im Zusammenhang mit dem allgemeinen Pubertätsschub jungenhafter und männlicher werden können. Manche kindlichen Auffälligkeiten können also von dem Entwicklungsstrom der Pubertät auch weggeschwemmt werden, überflüssig werden und verschwinden. Das gilt auch für ausgesprochene psychogene Symptome. So überdauert z. B. das Bettnässen meist nicht die Pubertät. Es hört sehr häufig, wenn es bis dahin bestanden hat, in der Vor- oder Frühpubertät auf.

Die Pubertät ist also einerseits ein gefährliches Alter. Andererseits ist sie aber auch eine für die Entwicklung sehr fruchtbare und in vieler Hinsicht großartige Zeit. Obwohl sie wegen der lebhaften Entwicklung von neuen Möglichkeiten von den Jugendlichen und deren Eltern auch als beglückend erlebt werden kann, scheint diese Zeit doch im Erleben der Jugendlichen selbst und auch im Erleben ihrer Umwelt im ganzen eher schwer zu sein, bedrückend oder beängstigend zu wirken. Die häufig starken Stimmungsschwankungen und die Verstimmbarkeit der Jugendlichen bis zur Suicidneigung sind seit langem aufgefallen. Friedlicher, weniger belastend und leichter ist die Zeit zwischen sechs und zehn bis zwölf Jahren. In der zuletzt genannten Zeit sind Erwachsene und Kinder sich auch in vieler Hinsicht ähnlicher, sie können sich darum oft auch besser gegenseitig verstehen. In der Pubertätszeit aber kommt es gerade oft zu Schwierigkeiten der gegenseitigen Verständigung. Bei den bei den heutigen Jugendlichen anscheinend stärker als früher verbreiteten Kontaktstörungen scheint das besonders gravierend zu wirken. Die Unmöglichkeit, sich verständlich zu machen und verstanden zu werden, scheint Gefühle der Sinnlosigkeit und Leere des Lebens zu verstärken. Das scheint sowohl die Neigung zum Gebrauch rauscherzeugender Drogen als auch die Suicidneigung zu vermehren. Auch die anscheinend heute gehäufte Psychosegefährdung bei Jugendlichen ist in diesem Zusammenhang zu erwähnen. Es sei aber hinzugefügt, daß wir die Erscheinungen, die wir heute beobachten, zum Teil noch gar nicht genügend in ihren Hintergründen verstehen und durchschauen.

Das Bild des Jugendalters, dessen Beschreibung die Entwicklungspsychologie sich relativ früh zugewandt hatte, erscheint uns heute wieder viel weniger klar und durchschaubar. Die früheren Beobachtungen und Vorstellungen über dieses Alter scheinen in mancher Hinsicht nicht mehr zu stimmen. In den Anfängen der Entwicklungspsychologie ging man weitgehend von der Vorstellung aus, die Pubertätsentwicklung sei ein Prozeß, der sich aus biologischer Notwendigkeit heraus so ergebe. Aber schon seit längerer Zeit sind wir uns darüber klar, daß die Vorstellung von einem einfach nach inneren Gesetzen ablaufenden Prozeß nicht richtig ist. Es gibt zwar einen biologischen Reifungsprozeß und es scheinen auch gewisse Probleme der Persönlichkeitsentwicklung dazuzugehören; aber Veränderungen in der Kultur und im Leben einer Gesellschaft bringen offenbar stark veränderte Pubertätserscheinungen mit sich. Darauf hat z.B. H.H. Muchow schon seit längerem hingewiesen. Die Zusammenhänge zwischen den Veränderungsprozessen in unserer heutigen Welt und den Erscheinungen, die wir bei den Jugendlichen zur Zeit beobachten, sind uns nicht voll durchschaubar. Immer deutlicher aber wird uns, daß manches, was wir schon als entwicklungsbedingte Pubertätsschwierigkeiten anzusehen gewohnt waren, tatsächlich abhängig ist von den Formen unserer Gesellschaft und Kultur.

So scheint die krisenhaft verlaufende seelische Pubertät einen besonders engen Zusammenhang damit zu haben, daß für die Jugendlichen in unserem Kulturkreis eine verhältnismäßig lange Wartezeit entsteht, bis sie wirklich als Erwachsene mitwirken können. Sie finden in unserer Gesellschaft lange Zeit noch keine ihrer biologischen Reife entsprechend verantwortliche Rolle.

Eine besondere Bedeutung hat sicher auch der Aufschub der sexuellen Befriedigung bei eingetretener biologischer Reife. Wenn wir heute auch zum Teil schon veränderte Formen jugendlicher Frühsexualität haben, so gilt in weiten Bereichen doch noch die Erwartung, daß sexuelle Befriedigung in einer Partnerbeziehung noch längere Zeit aufgeschoben werden sollte, daß besonders die Eheschließung noch hinausgeschoben werden soll, bis eine entsprechende berufliche Einordnung und Verselbständigung erfolgt ist. Brocher hat darauf hingewiesen, daß die häufig zu beobachtende Steigerung der Aggressionsneigung bei Jugendlichen auch einen Zusammenhang haben könne mit der Behinderung der Sexualbefriedigung durch die erwähnte Tendenz zur Forderung des Aufschubs an die Jugendlichen in unserer Gesellschaft. Diese Überlegung entspricht der Freudschen Vorstellung von den beiden Grundtrieben Aggression und Sexualität, wobei das Aggressionsbedürfnis aufgeladen werden könnte, weil das Bedürfnis nach libidinöser Befriedigung frustriert ist. (Vergleiche hierzu II S. 73/74 und S. 78 und die folgenden.)

Ein anderer Hinweis zum Verständnis der Pubertät aus psychonalytischer Sicht geht auf Anna Freud (Tocher Sigmund Freuds) zurück: Sie sieht die innere Situation des Jugendlichen als gefährdet dadurch, daß die stark andrängende Triebentwicklung in dieser Zeit die Persönlichkeit mit ihren Möglichkeiten, die Bedürfnisse zu regulieren, überschwemmen könnte. Sie meint, daß die Neigung mancher Jugendlicher zu fanatisch wirkenden asketischen Einstellungen ebenso wie die Neigung zum Philosophieren und Rationalisieren ein Versuch der Abwehr der übermächtig andrängenden Triebregungen sei. Von Anna Freud und vielen anderen Psychoanalytikern ist darauf hingewiesen worden, daß die Gefährdung für den Ausbruch psychotischer Zustände in der Pubertät mit dieser starken Welle der Triebentwicklung zusammenhängt.

Ein weiterer seit langem häufig zitierter Hinweis aus psychoanalytischer Sicht ist der, daß die Neigung der Jugendlichen zum Philosophieren, Theoretisieren und Grübeln besonders gesteigert werde durch ungelöste sexuelle Fragen. Der Jugendliche grübele dann über den „Sinn des Lebens", weil andere Fragen, die ihn eigentlich bedrängen, nicht gestellt werden und keine Antwort finden können. Daran ist sicher manches Richtige. Andererseits hängt die Frage nach dem Sinn des Lebens, die die Jugendlichen immer wieder bewegt, sicherlich auch mit anderen Problemen zusammen. Verzweiflung am Leben, Depressionen und gesteigerte Suicidneigung bei Jugendlichen können durchaus damit zusammenhängen, daß sie sich gescheitert fühlen in der Auseinandersetzung mit der eigenen Triebhaftigkeit und daraus Schuldgefühle und erdrückende Minderwertigkeitsgefühle entwickeln. Mindestens ebenso wichtig, wenn nicht entscheidender ist die Frage, ob der Jugendliche einen lebendigen tragenden Kontakt zu anderen finden kann. Das Scheitern an der Unfähigkeit, emotional tragende Kontakte aufzubauen und durchzuhalten, scheint zumindest bei den heutigen Jugendlichen in besonderer Weise Störungen und Verzweiflung an der Welt und an sich selbst auszulösen.

Es erscheint nun zwar äußerlich sehr verschieden, wenn ein Jugendlicher sich selbst verachtet und sein Leben für wertlos hält, oder wenn er in scheinbarer Selbstherrlichkeit gegen andere aggressiv ist. Vom psychologischen Verständnis her liegt aber beides dicht nebeneinander. Der eine wendet seine Verachtung und Aggression gegen sich selbst, der andere wendet sie als Aggression nach außen gegen die anderen.

Obwohl andere ebenso wichtige Themen der Jugendentwicklung dabei vernachlässigt werden, will ich im Folgenden nur noch einige weitere Hinweise zur geschlechtlichen Entwicklung zu geben versuchen.

Es fällt auch sonst auf, daß der Jugendliche sich nicht selten mit dem Problem beschäftigt, wer er selbst denn wirklich ist, da er viele einander widersprechende Möglichkeiten in sich selbst fühlt und entdeckt, – und daß er sich dabei häufig auch gar nicht festlegen möchte, weil er nicht auf eine Möglichkeit verzichten möchte um der anderen willen. Diese Problematik hat aber auch eine ganz spezielle Seite: Mit der biologischen Sexualreifung wird auch unübersehbar, daß man Mann oder Frau wird. Es scheint für die Jugendlichen oft gar nicht so unproblematisch zu sein, sich auf die vorgegebene Geschlechtsrolle einzustellen. Auch hier scheint eine Neigung zu bestehen, sich nicht unbedingt festlegen zu wollen.

Brocher hat darauf hingewiesen, daß zur Zeit die äußere Aufmachung der Jugendlichen oft dafür spreche, daß man wünscht, die Geschlechtsmerkmale zu verwischen. Man legt sich auf diese Weise nicht fest, erhält sich beide Möglichkeiten gewissermaßen offen. Es muß wahrscheinlich hinzugefügt werden, daß hierbei möglicherweise auch die Angst mitspielt, sich eindeutig zu einer Rolle zu bekennen, besonders falls man sich dieser Rolle selbst noch nicht gewachsen fühlt.

Bei jungen Mädchen kommt es, wie seit langem bekannt ist, häufig vor, daß sie eigentlich lieber Jungen sein würden. Zumindest möchten sie auf vieles nicht verzichten, was sie als Vorzug der Rolle des Mannes erleben. Freud hat zwar vermutet, daß eine Neigung zum Neid auf den Mann bei der Frau biologisch begründet sei. Es muß aber berücksichtigt werden, daß die gesellschaftsbedingten Rollenvorschriften sehr viel Anlaß für Minderwertigkeits- und Benachteiligungsgefühle bei den Frauen gegeben haben. Es erscheint durchaus nicht sicher, daß bei weitergehender Gleichberechtigung und Gleichschätzung der Geschlechter, als sie bisher erreicht ist, mehr Frauen lieber ein Mann wären als Männer lieber eine Frau. Der Wunsch, eine Frau zu werden, findet sich bei Jungen nicht gleich häufig wie der entsprechende Wunsch bei den Mädchen. Immerhin kommt es durchaus nicht so selten vor, daß bei Jungen ein solcher Wunsch besteht, er wird nur selten so offen geäußert. Neid auf einzelne Vorteile, die das Frausein zu haben scheint, wird schon viel öfter geäußert. Auch wenn bei Jungen nicht direkt der Wunsch besteht, lieber ein Mädchen zu sein, finden wir bei ihnen doch oft Ängste vor ihrer Rolle als Mann, besonders in bezug auf die damit zusammenhängenden Rivalitätsauseinandersetzungen.

Die Tendenz, die endgültige Festlegung auf eine Geschlechtsrolle noch aufzuschieben, die sich heute auch in Kleidung und Gehaben der Jugendlichen oft ausdrückt, ist überhaupt eigentlich nicht so überraschend. Sei langem ist ja bekannt, daß während des Jugendalters eine gewisse Tendenz zu homosexuellen Neigungen bei beiden Geschlechtern als Durchgangszustand sehr häufig zu finden ist. Homosexuelle Neigungen in diesem Alter können zwar der Beginn einer bleibenden homosexuellen Einstellung sein, andererseits ist eine stärkere Tendenz zu gleichgeschlechtlichen Partnern in einem gewissen Umfang auch ein im Bereich der Altersnorm liegendes Phänomen.

Nicht bei allen Jugendlichen spielt diese Tendenz aber eine größere Rolle. Es gibt auch viele, die relativ bald erste engere Freundschaften zum heterosexuellen Partner suchen. Sehr verschieden ist es, ob diese frühen Liebesbeziehungen bereits auch sexuelle Beziehungen umfassen. Auch wenn dies nicht der Fall ist, bringen diese ersten engeren Freundschaften für die Jugendlichen selbst oft große Probleme mit sich. Da ist die Frage, ob man dem anderen auch gefällt oder ob man ihm zuliebe eigentlich anders sein müßte. Da ist die Angst, abgelehnt oder enttäuscht zu werden. Und dann sind da die Probleme der Konkurrenz mit anderen. Ein Mädchen setzt z. B. die Beziehung zur Freundin aufs Spiel, wenn sie um den gleichen Jungen wie diese wirbt. Ein Junge muß die Auseinandersetzung mit anderen Jungen fürchten, wenn er um das gleiche Mädchen bemüht ist. Dazu kommen die Probleme, wie die Eltern zu einer solchen Verbindung stehen. Und schließlich ist da auch die Angst vor der Sexualität – vor den Erwartungen des Partners und vor dem Überwältigtwerden von eigenen sexuellen Wünschen. Frühe sexuelle Kontakte stoßen häufig auch heute noch auf die Ablehnung durch die Umwelt. Andererseits ist da das triebhafte Bedürfnis und die Neugier.

Zu sehr frühen sexuellen Kontakten kommt es manchmal auch weniger aus triebhaftem Bedürfnis, sondern etwas ganz anderes spielt eine Rolle. Bei nicht wenigen frühzeitig aufgenommenen sexuellen Beziehungen handelt es sich auch darum, daß die Jugendlichen eigentlich Ersatz für menschliche Nähe, Wärme, Freundschaft suchen, die sie anders nicht finden. Manchmal sind also die intimen Beziehungen auch Ersatzbefriedigung für andersartige Kontaktwünsche. Auch sonst ist manches, was als sexuelle Fehlentwicklung aufgefaßt wird, überhaupt mehr ein Kontaktproblem.

Erschwert wird die Entwicklung in dieser Phase speziell in sexueller Hinsicht und auch allgemein ganz sicher bei mangelnder sexueller Orientiertheit und Aufgeklärtheit. Aber sexuelle Aufklärung und größere Freizügigkeit, die auf diesem Gebiet zugestanden wird, wird sicherlich nicht eine Lösung aller Probleme bringen. Die unvermeidliche Ablösung von den Eltern und das Suchen nach neuen tragfähigen Beziehungen und das Annehmen der eigenen Triebhaftigkeit und Umgehenkönnen damit sind Probleme, die schwierig genug sind, um Belastungen und innere Konflikte auszulösen.

Die heutigen Jugendlichen scheinen ihre andrängende sexuelle Triebhaftigkeit weniger in künstlerischen Produktionen zu sublimieren als frühere Generationen. Wir finden heute mehr Durchsetzen der Triebbefriedigung. Aber bei vielen Jugendlichen scheint es, daß sie das Überwältigtwerden dabei abzuwehren versuchen, indem sie Gefühle weitgehend ausblenden. Vielleicht kann man überhaupt sagen, daß vor etwa 50 Jahren mehr Hemmungen bestanden gegenüber dem Zulassen der sexuellen Triebbefriedigung selbst, während heute mehr Hemmungen bestehen gegenüber dem Zulassen der eigenen emotionalen Bewegtheit dabei. Es kann allerdings sein, daß sich hier in letzter Zeit schon wieder ein Wandel anzubahnen beginnt.

Thema:
Meine eigene Rolle finden und mit den anderen leben

II. Grundpositionen und Grundbegriffe der Psychoanalyse bei Sigmund Freud*

Zunächst möchte ich Ihnen aufzuzeigen versuchen, wie Freud zur Entdeckung der Psychoanalyse kam. Er hat als junger Arzt teilgenommen an Untersuchungen über die Hysterie. Bei den Forschungsarbeiten über die Hysterie hatte man damals in Versuchen feststellen können, daß hysterische Symptome sich durch Hypnose erzeugen ließen – also durch eine Form der seelischen Beeinflussung. Man zog daraus den Schluß, daß es dann auch möglich sein müßte, die Symptome der Hysteriker – Schmerzen, Lähmungserscheinungen etc. – auch auf dem Wege der hypnotischen Suggestion wieder zu beseitigen.

Nach einem Studienaufenthalt in Paris, bei dem Freud sich mit dem Stand der damaligen Hysterieforschung vertraut gemacht hatte, hat er dann zunächst in Zusammenarbeit mit dem ihm befreundeten Wiener Arzt Breuer Hysteriekranke durch Hypnosebehandlungen zu heilen versucht. Die mit Breuer zusammen herausgegebenen „Studien über Hysterie“ erschienen 1895. Am Anfang stand hier also der Versuch, hysterische Symptome durch hypnotische Suggestion zu beseitigen. Die Erfolge erwiesen sich jedoch leider nicht als dauerhaft. Die gleichen Symptome oder auch andere Symptome an deren Stelle konnten nach einiger Zeit bei dem Kranken wieder auftreten. Es wurde also erkennbar, daß die Beseitigung der Symptome noch keine Beseitigung der Krankheit Hysterie darstellte. Die Krankheit selbst blieb bestehen, auch wenn die Symptome durch eine Behandlung verschwunden waren. Es hatte sich im Grunde nichts geändert, deshalb pflegten nach einiger Zeit auch erneut Symptome wieder aufzutreten. Vorübergehende „Symptomheilungen“ ließen sich bei den Hysteriekranken besonders gut dann erzielen – oft sehr rasch – wenn die Beziehung des Kranken zum Arzt eine sehr positive, sehr vertrauensvolle war.

---

*Lebensdaten: geboren am 6. Mai 1856 in Freiburg/Mähren. Leben und Wirken hauptsächlich in Wien. Emigration 1938. Gestorben in London am 23. September 1939.

Wenn aber diese positive Beziehung nach erfolgreicher Symptombehandlung wieder aufhörte, waren dann häufig auch nach kurzer Zeit die Symptome wieder da. Es handelte sich dabei, wie Freud später erkannte, auch um „Übertragungserfolge". Auf den Begriff der Übertragung werde ich nachher noch eingehen.

Am Anfang stand also der Versuch der Beseitigung der Symptome durch Suggestionen im Zustand der Hypnose. Dabei machten Breuer und Freud eine weitere wichtige Entdeckung: Wenn in der Hypnose bei dem Kranken Erinnerungen auftraten, die mit dem Entstehen der Krankheit zusammenhingen, dann traten oft Besserungen ein. Im Zustand der Hypnose erinnerten die Patienten häufig Vorkommnisse, an die sie sich im wachen Zustand nicht erinnert hatten. Diese Erinnerungen waren oft von starken, lebhaften Affekten begleitet. Das Wiedererinnern und das Wiedererleben dieser Affekte schien eine heilsame Wirkung zu haben. Das Abreagieren der Affekte schien also wichtig zu sein. Deshalb erfolgte nun eine Abänderung der bisherigen Methode. Es wurde in der Folgezeit von Breuer und Freud Wert darauf gelegt, die Kranken in der Hypnose die belastenden, mit der Entstehung der Krankheit zusammenhängenden Erlebnisse wieder erinnern zu lassen, sie die zugehörigen Affekte noch einmal durchleben zu lassen, um so eine befreiende Wirkung zu erzielen. Man war nun also zu einer Methode gelangt, die die Abreaktion von störenden Affekten erreichen sollte. Dieses Verfahren bekam den Namen „kathartische Methode", wobei Katharsis Reinigung, Befreiung bedeutet. An der Entdeckung dieser Methode war vor allem eine Patientin Breuers, die unter dem Namen Anna O. beschrieben worden ist, beteiligt. Sie bezeichnete die befreienden Gespräche mit ihrem Arzt auch als „chimney sweeping", sie verglich sie also mit dem Reinigungsprozeß des Kaminfegens.

Nach der Trennung von Breuer hat Freud dann etwas später versucht, das gleiche befreiende Ziel auch ohne Verwendung der Hypnose zu erreichen. Er hoffte dadurch manche Schwächen des hypnotischen Verfahrens zu vermeiden und auch solche Patienten behandeln zu können, die sich nicht gut hypnotisieren ließen. Freud ersetzte nun das Aufsuchen von Erinnerungen in der Hypnose durch die Methode der „freien Einfälle", der „freien Assoziation". Von der Hypnosetechnik behielt er die entspannte Ruhelage des Patienten bei. In entspanntem, aber wachem Zustand sollte der Patient nun sich Einfälle kommen lassen ohne Rücksicht darauf, ob sie einen Zusammenhang zu ergeben schienen. Jeder Einfall, der dem Patienten kam, sollte mitgeteilt werden. Unter diesen freien Einfällen berichteten die Patienten dann öfter auch nächtliche Träume, die sie gehabt hatten. Dadurch kam Freud zur Entdeckung der Bedeutung der Träume und der Traumbearbeitung in der Analyse als der via regia, dem Königsweg zu den Vorgängen des unbewußten Seelenlebens.

Die Erfahrungen mit der kathartischen Methode in der Hypnose hatten bereits zu folgenden Schlüssen geführt: Wenn die Patienten in wachem Zustand die Anlässe ihrer Erkrankung nicht zu erinnern vermochten, in der Hypnose solche Anlässe aber doch erinnerten, so konnte daraus auf das Vorhandensein unbewußter seelischer Vorgänge geschlossen werden. Es ist Freuds besonderes Verdienst, sich ohne Rücksicht auf alle kritischen Einwände zu der Überzeugung von der Existenz des Unbewußten zu bekennen.

Aus den Erfahrungen bei der Behandlung der Hysteriekranken ergab sich der Eindruck, daß es sich bei den unbewußten seelischen Vorgängen, die der Hysterie zugrundelagen, um die Nachwirkung von Erinnerungen, Vorstellungen handelte, die mit sehr intensiven unangenehmen Gefühlen verbunden waren – mit Schrecken, Angst, Abscheu, Ekel – Gefühlen der Peinlichkeit aller Art. Es schien ein Selbstschutz der Person darin zu liegen, solche Erinnerungen nicht im Bewußtsein zu haben, sie nicht aufkommen zu lassen. Es schien ein Schutz zu sein, solche Erinnerungen aus dem wachen Erleben, aus dem Bewußtsein zu verbannen, sie hinauszuschieben und nicht wieder zuzulassen. Ein guter Ausdruck für die Abwehr solcher belastender Erinnerungen und Gefühle ist das Wort „Verdrängung", das Freud nun als feststehenden Begriff hierfür einführte. Freud schloß also, daß es Unbewußtes gibt, das nicht nur einfach vergessen ist, sondern das verdrängt ist. Das heißt, er kam zu der Annahme, daß sehr starke abwehrende Tendenzen bestehen, die solche Erinnerungen und Gefühle aus dem Bewußtsein abweisen und ihnen den Zugang dazu erschweren, den Zugang zum Bewußtsein in Zukunft verhindern können. Er bildete sich also die Vorstellung von einem seelischen Kräftespiel: Das Verdrängte will zurückkehren – das Abwehrende, das Verdrängende leistet Widerstand. Neben der Entdeckung des Unbewußten ist die Entdeckung dieses seelischen Kräftespiels, der psychischen Dynamik eine zweite wichtige Grundlage der Psychoanalyse.

Aus seinen Erfahrungen mit Hysteriekranken gewann Freud weiter den Eindruck, daß es sich bei den verdrängten Erinnerungen und den damit zusammenhängenden Affekten hauptsächlich um Erinnerungen an sexuelle Anlässe handelte. Das ist nicht so verwunderlich, denn man hatte schon lange geahnt, daß ein besonderer Zusammenhang zwischen Hysterie und Sexualität besteht. Die griechische Bezeichnung für Uterus ist übrigens Hysteron. Niemand hatte jedoch bisher gewagt, sich zu der Annahme solcher Zusammenhänge auch öffentlich zu bekennen. Es gehörte der persönliche Mut Freuds und sein rückhaltloses Bekenntnis zur Wahrhaftigkeit dazu, solche „peinlichen" Zusammenhänge nun auch öffentlich auszusprechen.

Freud machte außerdem die Erfahrung, daß bei der fortgesetzten Anwendung der psychoanalytischen Behandlungsmethode – nach dem Übergang zum Arbeiten mit der Technik der freien Assoziation war Freud auch dazu übergegangen, das Verfahren nunmehr als Psychoanalyse zu bezeichnen – nach und nach bei den Patienten Erinnerungen auftraten, die immer weiter in die Kindheit zurückreichten. Er schloß daraus, daß die Erlebnisse, die den Beginn der Krankheitsentwicklung verursachen, immer in der frühen Kindheit liegen müßten.

Aus diesen zweifachen Erfahrungen ergab sich also für Freud ziemlich bald der Schluß, daß der Neurotiker im Grunde an Störungen leidet, die auf Hemmungen seiner sexuellen Entwicklung in der frühen Kindheit beruhen. Liegt eine solche Entwicklungshemmung vor und treten dann später Belastungssituationen auf, so erkrankt der Patient, weil er den Versagungen dieser Belastungsituationen nicht gewachsen ist und an der Auseinandersetzung mit den Versuchungen dieser Situationen scheitert. Er erkrankt also in einer „Versuchungs- und Versagungssituation".

Von den Anlässen für eine Entwicklungsstörung in der frühen Kindheit nahm Freud zunächst an, daß es sich um schockierende Erlebnisse gehandelt habe, die ein seelisches Trauma (Wunde, Verletzung) hervorgerufen haben. Die allgemeine Geltung dieser Theorie von der traumatischen Wirkung sexueller Erlebnisse in der frühen Kindheit wurde von Freud allerdings bereits 1905 zurückgenommen. Heute wissen wir, daß es eher selten vorkommt, daß die neurotische

Entwicklung ihren Anfang in einzelnen traumatischen Situationen genommen hat. Die Regel sind weniger dramatische Vorkommnisse als feinere pathogene Einflüsse, die während längerer Zeit eingewirkt haben.

Zu der Theorie Freuds von der sexuellen Verursachung der Neurosen muß aber nun noch etwas hinzugefügt werden. Für Freud hatte sich der Begriff der Sexualität gegenüber der sonst üblichen Bedeutung verändert. Er gebraucht diesen Begriff in einer sehr erweiterten Form. Was Freud beobachtet hatte, war, daß Störungen der Sexualität sich auch auf Gebieten auswirkten, die man nicht als sexuelle im üblichen Sinn ansehen konnte. (Zum Beispiel kamen bei Hysterikerinnen als Symptomatik Störungen der Nahrungsaufnahme und Erbrechen vor.) Er zog daraus den Schluß, daß man die Sexualität bisher viel zu eng, zu isoliert betrachtet habe. Deshalb bezog er nun in diesen Begriff alles das ein, was man überhaupt unter Liebe verstehen kann, also auch alle zärtlichen und geistig-erotischen Strebungen und schließlich alles, was überhaupt intensive Lust zu gewähren vermag. (Die Lust am Essen erscheint dann z. B. als orale Libido bzw. die Eßlust als ein Partialtrieb, d. h. Teiltrieb der Sexualität*.) Freud bildete also für sich die Theorie, daß es einen grundlegenden und sehr umfassenden Sexualtrieb gäbe, der sich in vielerlei Formen äußern könne. Die Energie dieses Triebes nannte er Libido und versuchte, die Erscheinungen des gesunden und kranken Seelenlebens – auch in der Entwicklung des Kindes – weitgehend als Verschiebungen und Transformationen dieser Energie zu verstehen. (Libidotheorie). Anfänglich stellte er die Selbsterhaltungstriebe, später einen besonderen Aggressions- oder Todestrieb als Gegenspieler der Sexualtriebe oder, wie er später gern sagt, des Lebenstriebes bzw. des Eros in seiner Theorie auf.

Die Libidotheorie ist viel diskutiert worden und nicht unwidersprochen geblieben. Die Vorstellung eines Triebenergiehaushaltes war auch bedingt aus dem naturwissenschaftlichen Denken jener Jahre. Die Erweiterung des Sexualbegriffes erscheint vielen unzweckmäßig, denn Freuds Vorstellung von den verschiedenen Partialtrieben der Sexualität verwischt die Eigenständigkeit der ver-

*Der Hunger, der Nahrungstrieb wurde allerdings in der älteren Fassung der Triebtheorie den Selbsterhaltungstrieben zugeordnet.

schiedenartigen Antriebsrichtungen beim Menschen. Ich bin in Übereinstimmung mit Schultz-Hencke der Ansicht, daß es sich bei dem, was Freud als Partialtriebe der Sexualität auffaßt, um verschiedenartige Formen des Antriebserlebens handelt. Dabei muß man allerdings die Vorstellung festhalten, daß keine dieser Regungen im Menschen isoliert für sich besteht, daß vielmehr alles, was ein Mensch auf einem Gebiet erlebt, sich auch auf anderen Gebieten auswirken kann. (In der Psychologie ist es üblich, hier von Integrationszusammenhängen zu sprechen.)

Um tiefenpsychologisch denken zu können, ist es nicht unumgänglich notwendig, Freuds Vorstellungen von der Sexualität als des umfassenden Lebenstriebes und seine aus der Libidotheorie abgeleiteten Vorstellungen zu übernehmen. Aber wir müssen sie kennen, um die tiefenpsychologische Literatur und die Diskussion um psychoanalytische Themen zu verstehen.

Ob Sie nun die Libidotheorie Freuds akzeptieren oder nicht, auf jeden Fall hat sie eine geschichtliche Bedeutung, denn mit Hilfe der libidotheoretischen Vorstellungen verstand Freud zuerst die Entwicklungsvorgänge in der frühen Kindheit in ihrer Bedeutung für die Entstehung von Neurosen. Genauer gesagt, er verstand auf diesem Hintergrund die Bedeutung der frühkindlichen Entwicklung für die spätere seelische Gesundheit oder seelisch bedingte Krankheit des Menschen. Dies aber ist eine außerordentlich wichtige Erkenntnis.

Aus dem Studium der Vorgeschichte seiner Patienten und durch ergänzende Beobachtungen an Kindern ergab sich für Freud die Vorstellung von verschiedenen Entwicklungsphasen in der frühen Kindheit. Er hat seine Theorie von den Entwicklungsphasen dargestellt in den berühmten drei Abhandlungen zur Sexualtheorie, die zuerst 1905 erschienen und 1915 zuletzt überarbeitet wurden. Ich will im Folgenden auf diese Entwicklungsphasen eingehen.

Die erste Phase wird etwa mit dem ersten Lebensjahr gleichgesetzt. Freud nennt sie orale Phase (os, oris = Mund). Er führt dazu etwa folgendes aus. Die wichtigsten lustspendenden Erlebnisse des Kindes beziehen sich auf die Nahrungsaufnahme. Der Mund spielt als Organ eine besondere Rolle. Auch für den Kontakt mit der Mutter ist er entscheidend. Die Mutter ist die Nahrungsspenderin

– die Mutterbrust das wichtigste lustspendende Objekt. Die Anfänge der Liebesfähigkeit in dieser Phase entwickeln sich vor allem im Zusammenhang mit der Ernährung, dem Aufnehmen von Nahrung mit dem Mund. Aber das Kind hat noch keine feste Beziehung zu geliebten Objekten – es gewinnt diese Beziehung erst allmählich. Lust erlangt es noch viel an seinem eigenen Körper. Das Kind ist noch „autoerotisch". Lutschen ist Lustgewinn mit dem Mund.

In der zweiten Phase, die etwa das zweite und dritte Jahr umfassen soll, spielen dagegen die Ausscheidungsvorgänge eine besondere Rolle. Das Kind dieses Alters kann die Körpersensationen bei der Entleerung empfinden und kann auch sie lustvoll genießen. In dieser Phase spielt auch im Verhältnis zur Mutter das Hergeben oder Nicht-Hergeben bei der Sauberkeitserziehung eine besondere Rolle. Nun hat Freud die von ihm hervorgehobenen Phasen der frühkindlichen Entwicklung immer nach den Körperzonen benannt, die in besonderer Weise Lustempfindungen vermitteln können. So gab er dieser Phase die Bezeichnung „anale Phase" (anus = After). Er fügte allerdings eine zweite Bezeichnung hinzu, denn es erschien ihm ebenfalls wichtig, daß das Aktivwerden des Kindes und die Bewegungslust in diesem Alter eine besondere Rolle spielt, daß das Kind sich in dieser Phase aktiv der Welt bemächtigt und von ihr Besitz ergreift. Er spricht deshalb oft von dem „Bemächtigungsdrang" des Kindes. Bevorzugt verwendet er allerdings noch ein anderes Wort an dieser Stelle und spricht dann von „Sadismus", was ja eigentlich bemächtigende, gewalttätige, grausame, quälerische oder zerstörende Liebe bedeutet. Er nennt die zweite Phase dann also häufig die anal-sadistische Phase. Das Kind gewinnt in dieser Zeit schon mehr Objektbeziehungen. Aber seine Beziehung zu den Liebesobjekten ist noch sehr besitzergreifend, bemächtigend.

Die dritte Phase, beginnend noch im dritten Lebensjahr, umfaßt vor allem das vierte und fünfte Jahr. Sie wird von Freud nun nach der führenden lustspendenden Körperzone als genitale oder genauer als phallische Phase bezeichnet. Freud hebt dazu besonders hervor, daß dem Kind jetzt die Geschlechtsunterschiede wichtig werden. Beim Spielen am eigenen Körper entdeckt das Kind oft in dieser Zeit die Möglichkeit, lustvolle Empfindungen an den Geschlechtsorganen auszulösen. Die Kinder in dieser Altersstufe stellen dann fest, daß der Junge etwas hat, was das Mädchen nicht hat. Dabei meint Freud, daß die Kinder im Grunde zunächst annehmen, alle Menschen müßten eigentlich ein männliches Glied haben. Kleine Mädchen können dann neidisch auf die Jungen werden. Sie können auch meinen, es werde bei ihnen noch wachsen, was fehlt, oder sie hätten es gehabt und es sei verloren gegangen, vielleicht abgeschnitten? Sie können sich dann als beschädigt erleben. Die Jungen aber können, wenn sie kleine Mädchen nackend gesehen und Vergleiche angestellt haben, fürchten, daß ihnen auch passieren könnte, daß ihnen das Glied abhanden kommt. Freud meint, daß die Jungen Angst vor einer möglichen, die Mädchen wegen einer vollzogenen Kastration haben können. Er spricht deshalb vom Kastrationskomplex bei beiden Geschlechtern und vom Penisneid beim Mädchen. Diese Phase zwischen dem dritten und sechsten Lebensjahr wird aber oft auch nicht als genital-phallische Phase bezeichnet, sondern, wenn an die Objektbeziehung gedacht ist, wird sie auch Ödipusphase genannt. In der griechischen Sage wird der Königssohn Ödipus als Kind ausgesetzt und kennt daher Vater und Mutter nicht. Als erwachsener Mann kommt er in das Reich seines Vaters und führt mit diesem Krieg und tötet den Vater dabei. Als Sieger nimmt er die Witwe, also in Wirklichkeit seine Mutter, zur Frau. Die Götter sind erzürnt über die Freveltat, die Ödipus unbewußt begangen hat, und Ödipus wird schließlich zur Strafe geblendet. Freud zog nun die Parallele zwischen dieser Sage und der Situation des Kindes in der Beziehung zu seinen Eltern in diesem Alter. Der Knabe liebt und begehrt die Mutter und kommt dadurch mit dem Vater in Konflikt. Er richtet Liebeswünsche auf die Mutter und Todeswünsche auf den Vater, muß aber von diesem dafür die Strafe der Kastration fürchten. Freud meint, daß der Knabe deshalb die inzestuösen Liebeswünsche gegenüber der Mutter verdränge und ebenso die gefährlichen Todeswünsche gegenüber dem Vater. Im Zusammenhang mit diesem Untergang des Ödipuskomplexes entstehe das persönliche Gewissen, das „Überich". Für das Mädchen gelten umgekehrt entsprechende Vorgänge wie für den Knaben. Das Mädchen lernt in dieser Phase am Vater den Mann lieben, wie der Knabe an der Mutter die Frau lieben lernt. Beim Untergang des Ödipuskomplexes identifiziert sich der Knabe in Reaktion auf die ursprünglichen Todeswünsche gegenüber dem Vater mit diesem, ebenso das Mädchen mit der Mutter. So finden die Kinder in der Ödipussituation zu einer positiven Identifizierung mit der eigenen Geschlechtsrolle und zur auf den gegengeschlechtlichen Partner gerichteten Objektbeziehung. Die Pubertät muß, um die genitale Entwicklung zum Abschluß zu bringen, dann nur noch den Eintritt der Geschlechtsreife und die endgültige Ablösung von den Eltern als Liebesobjekt und Zuwendung zu altersentsprechenden Partnern bringen.

Von den Erfahrungen mit hysterischen Patienten aus ist Freud zuerst die Problematik dieser Phase für die Sexualentwicklung eindrucksvoll gewesen. Dann entdeckte er, daß auch die davorliegenden Jahre eine spezielle Bedeutung für die Entstehung von Neurosen haben können. Die früheren Phasen werden deshalb dann auch oft zusammenfassend als die prägenitalen Entwicklungsphasen bezeichnet. Es ist wohl deutlich geworden, daß Freuds Theorie der frühkindlichen Entwicklungsphasen von den libidotheoretischen Vorstellungen getragen ist. Streng genommen versucht Freud hier nicht die Entwicklung des Kindes umfassend zu beschreiben, vielmehr handelt er im Grunde die Entwicklung des Sexualtriebes, wenn auch in erweiterter Bedeutung, ab.

Freud ist allmählich aufgrund von Erfahrungen an vielen Patienten, die zum Teil dann auch an anderen Formen neurotischer Störungen litten, darauf aufmerksam geworden, daß die Formen der späteren neurotischen Störungen abhängig zu sein schienen von dem Zeitpunkt, in welchem die für die Entwicklung störenden Einflüsse eingesetzt hatten bzw. besonders massiv gewesen waren. Eine engere Beziehung zwischen der Entwicklung in der Ödipusphase und den späteren hysterischen Erkrankungen war auffällig. Ein Zusammenhang zwischen der Entwicklung in der analen Phase und dem Entstehen späterer Zwangsneurosen wurde daneben von Freud herausgestellt.

Besonders eindrucksvoll war es Freud, daß die erwachsenen Patienten mitunter zu Verhaltensweisen und Erlebnisweisen neigten, die dem kindlichen Verhalten der entsprechenden frühen Phasen ähnlich waren. Er sprach dann von „Regression“, wenn es sich um ein Zurückkehren zu kindlichen Formen zu handeln schien. Bei manchen Patienten bestand jedoch auch der Eindruck, daß sie frühkindliche Züge immer festgehalten hatten. Bei ihnen wurde dann von einer „Fixierung“ gesprochen. Um deutlich zu machen, was mit den Begriffen Regression und Fixierung in bezug auf die

Triebentwicklung gemeint war, verglich Freud in einem recht eindrucksvollen Bild die Triebentwicklung mit einer wandernden Völkerschaft. Bei einer solchen Völkerwanderung erreichen nicht alle die fernsten Ziele. Unterwegs können einzelne Gruppen hängenbleiben und sich seßhaft machen. Stoßen die weiter vorgerückten Gruppen dieser Völkerschaft nachher auf Schwierigkeiten, so werden sie sich bevorzugt zu jenen Punkten zurückziehen, an denen unterwegs andere Gruppen verblieben sind. So besteht auch eine Anziehungskraft der Fixierungsstellen der Triebentwicklung. Stößt der Trieb späterhin auf Schwierigkeiten der Befriedigung in erwachsenerer Form, so regrediert der Trieb zu den früheren Objekten und Befriedigungsformen.

Stößt ein Mensch also später auf Schwierigkeiten der genitalen Befriedigung, so kann er zu Formen der Triebbefriedigung zurückkehren, die der anal-sadistischen oder der oralen Entwicklungsstufe entsprechen, selbst dann, wenn seine Triebentwicklung die genitale Stufe schon teilweise (mehr oder weniger) erreicht hatte. Je mehr er aber in seiner Triebentwicklung an die Objekte und Befriedigungsformen der früheren Phasen fixiert blieb, umso größer ist die Gefahr, daß er auch bei relativ geringfügigen Behinderungen der genitalen Befriedigung diese aufgibt und wieder zurückfällt.

Freud hat auch früh schon begonnen, sich theoretische Vorstellungen zu bilden, wie denn eigentlich die seelischen Vorgänge funktionieren. Er bildete sich dazu die Hilfsvorstellung eines psychischen Apparates. Die hierher gehörigen Vorstellungen sind keine eigentlich psychologischen mehr, sie werden auch als metapsychologische Ansichten bezeichnet. Ich will auf diese metapsychologischen Vorstellungen weiter eingehen.

Freud begann mit der Annahme verschiedener psychischer Systeme und mit Hypothesen über die Art, wie sie miteinander in Beziehung treten. Ein großes System ist das des Bewußtseins zusammen mit dem, was bewußt sein könnte, aber nicht unbedingt bewußt ist. Ein anderes System ist das System des Unbewußten. Der Übergang vom Unbewußten ins Bewußt-Vorbewußte ist im Grunde schwieriger, vor allem wenn es sich um Verdrängtes handelt. Freud hat den Verkehr zwischen diesen Systemen bildhaft in räumlichen Vorstellungen beschrieben. Der Übergang eines verdrängten Inhalts vom Unbewußten ins Vorbewußte kann verhindert werden, es kann aber auch sein, daß mit unbewußten Inhalten in Verbindung Stehendes bis in den Raum des Vorbewußten vordringen kann und erst an der Schwelle zum engeren Bewußtsein zurückgewiesen wird.

Allmählich erfolgte aber von diesen anfänglichen Vorstellungen aus bei Freud der Ausbau zu einer Lehre von verschiedenen psychischen Instanzen, mit der er schließlich die innere Struktur der Psyche zu erfassen suchte. Diese Lehre von „Es", „Ich" und „Über-ich" wird dann beim späten Freud schließlich als Strukturtheorie bezeichnet (hier bezieht sich der Ausdruck Struktur aber auf den angenommenen Bau der Psyche selbst. Dies darf nicht verwechselt werden mit dem später dargestellten Begriff der verschiedenartigen Grundstrukturen bei Neurosen.)

Bei der Darstellung der inneren Struktur des psychischen Lebens ging Freud von der Vorstellung aus, daß diese sich in der Frühzeit der individuellen Genese des Menschen aus einem undifferenzierten, unbewußten Anfangszustand des Psychischen allmählich entwickele, den er als bloße Existenz eines „Es" bezeichnete.

Dieses „Es" ist aber auch der Inbegriff der triebhaften Regungen. Diese sind nun aber der Begegnung mit der Außenwelt ausgesetzt. Unter dem Einfluß dieser Begegnung, die sehr häufig eine Gefahr darstellt, bildet sich nun, so meint Freud, eine Grenzscnicht des „Es" aus, welche in der Berührung mit der Außenwelt eigene Gesetze und Fähigkeiten erlangt, insbesondere die des Bewußtseins. Diesem Anteil des „Es" gab er die Bezeichnung „das Ich". Was „Es" ist, ist immer unbewußt. Was „Ich" ist, kann bewußt sein, bzw. bewußt werden; aber nicht alles, was „Ich" ist, ist auch tatsächlich bewußt. „Es" und „Ich" sind im Grunde eines.

Das „Ich" ist ein besonderer, organisierter Bereich des „Es" – bzw. das „Es" ist der unorganisierte Teil des „Ich". Aufgabe des „Ich" ist die Vermittlung zwischen dem gesamten „Es" und der Außenwelt. In der Erfüllung dieser Aufgabe aber erlangt es auch die Fähigkeit, sich dem übrigen „Es" gegenüberzustellen. Da der Eindruck der äußeren Gefahr für das „Ich" sehr stark ist, wird es den Forderungen der äußeren Realität mehr gefügig als den Forderungen des „Es". Es neigt daher dazu, sich gegen die Letzteren zu wehren, falls aus ihnen im Zusammenstoß mit der Außenwelt durch deren Reaktion eine Gefahr zu befürchten ist. Dazu kann sich das „Ich“ des folgenden Mittels bedienen: Während eine ursprüngliche Einheit von „Es“ und „Ich“ besteht, kann sich in einem solchen Fall das „Ich“ von einem Teil seines „Es“ zurückziehen und die Verbindung mit ihm aufgeben, ja diese blockieren. Es „opfert“ dann also „einen Teil seines Territoriums“, bzw. es „verzichtet auf seine Synthese“. Was ich soeben beschrieben habe, ist aber nichts anderes als die früher schon erwähnte Verdrängung.

Außer der durch die beschriebene Entwicklung bedingten Sonderung eines „Ich“ vom übrigen „Es“ – wird diese Sonderung in der Vorstellung bereits vorausgesetzt, so steht die Bezeichnung „Es“ für den Anteil des psychischen Gesamts, der im ursprünglich allgemeinen Zustand verblieben ist – findet nach dieser Vorstellung Freuds noch die Herausbildung einer dritten Instanz statt; diese ist das sogenannte „Überich“. Das „Überich“ ist wiederum ein Teil – bzw. der „Kern“ – des „Ich“, steht aber mit dem „Es“ in „besonders inniger Beziehung“. Das „Überich“, dessen Funktion in dem besteht, was gewöhnlich als Gewissensregungen bezeichnet wird, bildet sich speziell unter dem Einfluß der Begegnung zwischen dem „Es“ und den von den Eltern als einem besonderen Anteil der Außenwelt ausgehenden Einflüssen aus. Begrenzt zu Anfang der Einfluß der Eltern direkt die Triebwünsche des Kindes, so übernimmt späterhin das „Überich“ als „innere Repräsentanz“ dieses Elterneinflusses die gleiche Rolle. Bei der Entwicklung des „Überichs“ spielt das Erlebnis der Ambivalenz, der gleichzeitigen liebevollen Regungen gegen die Eltern und der aggressiven Regungen infolge der von ihnen bewirkten Triebeinschränkung eine wichtige Rolle für die Entstehung der Schuldgefühle, die dann auch zu einem „Strafbedürfnis“ des „Ich“ führen können.

Die Ausbildung des „Überichs“ ist nach Freuds Auffassung von hohem kulturellem bzw. sozialem Wert, aber es ist mit ihr auch eine Gefahr für die Entwicklung des Menschen verbunden. Das „Überich“ kann sich nämlich dem „Ich“, das also im ganzen nach drei Richtungen zu vermitteln hat – gegenüber dem „Es“, der Außenwelt und dem „Überich“ – auch mit zu großer Strenge entgegenstellen. Geschieht das, so sieht das „Ich“ sich gezwungen, dem „Überich“ zuliebe die Synthese mit dem „Es“ in sehr starkem Maße aufzugeben, was dann zur neurotischen Entwicklung und Symptombildung Anlaß geben kann.

Nachdem wir uns nun mit den Vorstellungen Freuds über Es, Ich und Überich vertraut gemacht haben, können wir zu den Fragen der Trieblehre zurückkehren. (Diese gehören auch zur Metapsychologie, es sind auch über die in der Erfahrung feststellbaren psychologischen Tatsachen hinausgehende theoretische Annahmen.)

Zunächst ergab sich für Freud hier folgende Betrachtungsweise: Er meinte, das Es sei eigentlich der Träger der nach Lust strebenden sexuellen Triebe und stehe, sie voll bejahend, damit unter der Herrschaft eines „Lustprinzips". Das Ich dagegen, dem auch die Rolle der Vermittlung zwischen Es und Außenwelt zufällt, kenne die Gefahren, die dem Luststreben des Es von der Außenwelt her drohen, bzw. die durch dasselbe als Reaktion heraufbeschworen werden. Das Ich aber stelle sich unter das Prinzip der Beachtung der Forderungen der in der Außenwelt herrschenden Realität, verkürzt ausgedrückt: unter das „Realitätsprinzip". Daher müsse sich das Ich gegen das Es bzw. gegen dessen „sexuelles" Luststreben stellen, sobald es aufgrund seiner Kenntnisse der Gefahren der Außenwelt befürchten müsse, daß sich negative Folgen für das Individuum aus der Verwirklichung der Triebansprüche des Es ergeben könnten. Um diese zu vermeiden, stelle sich dann also Ich gegen Es bzw. Realitätsprinzip gegen Lustprinzip. (Das Realitätsprinzip ist also ein unter den Forderungen der Realität abgewandeltes Lustprinzip.) Es wird von Freud deshalb gesprochen von den Sexualtrieben, die dem Lustprinzip unterworfen sind, und von Ichtrieben, die unter der Herrschaft des Realitätsprinzips stehen und die im Dienst der Selbsterhaltung arbeiten. Entsprechend hat Freud dann auch von Sexualtrieben oder Arterhaltungstrieben und Ichtrieben oder Selbsterhaltungs- bzw. Selbstbehauptungstrieben gesprochen. Den Letzteren fällt dann unter entsprechenden Umständen auch die Rolle des „Verdrängenden" zu, bzw. des „Widerstandes" gegen das Bewußtwerden der Triebansprüche des Es. Die Gegenüberstellung von Sexualtrieben und Ichtrieben entspricht der früheren Fassung der Freudschen Trieblehre. Es ließ sich jedoch nicht übersehen, daß das Ich mit seiner Beachtung des Realitätsprinzips eigentlich nur dem Wunsch folgt, Unlust zu vermeiden, bzw. nur solche Triebansprüche zuzulassen oder zu begünstigen, bei denen der Lustgewinn auch unter Beachtung der Realität sicher erscheint. So ließ sich also der ursprüngliche Gegensatz zwischen Sexualtrieben und Ichtrieben auf die Dauer nicht recht begründen, wenn die einen doch nur in modifizierter Weise das Gleiche anzustreben schienen wie die anderen und der Eindruck entstand, daß also auch das Ich selbst von sexuellen Strebungen erfüllt sein könne. Dies ist einer der Gründe, weshalb Freud schließlich dazu gelangte, den praktisch bedeutsamen Gegensatz von Sexualtrieben und Ich- oder Selbsterhaltungstrieben als einen innerhalb des Sexualstrebens selbst bestehenden Gegensatz aufzufassen. Zugleich aber wurde es dann notwendig, einen anderen Gegenspieler der Sexualtriebe anzunehmen. Freud begann dann stärker hervorzuheben, daß das Streben nach Vereinigung, nach Überwindung der Vereinzelung durch Bindung in höheren Einheiten das entscheidende Merkmal des Sexualtriebes sei. Deshalb bevorzugte er in diesem Zusammenhang späterhin den Ausdruck „Eros“ anstelle des früher fast durchgehend gebrauchten Ausdrucks „Sexualtriebe“. Die Einheit des umfassenden Grundtriebes erhielt dadurch eine stärkere Betonung gegenüber der Verschiedenheit der praktischen Erscheinungsformen, die in der Pluralform des Wortes „Sexualtriebe“ anklingt.

Dem Eros stellte Freud dann einen zweiten Grundtrieb gegenüber: den Destruktionstrieb. Der Vorstellung eines Strebens nach immer umfassenderen Lebensganzheiten entsprach ja auch die Annahme eines Triebes, der genau auf das Gegenteil ausgeht, nämlich die Zersetzung der lebendigen Einheiten, die Auflösung der Bindungen, die Zerlegung in die Urbestandteile – also eines Triebes zur Auflösung, zur Destruktion.

In der Folge bezeichnet Freud also die beiden einander entgegengesetzten Grundtriebe als Eros und Destruktionstrieb oder als Lebenstrieb und Todestrieb. Aus dem Gegeneinanderwirken dieser beiden Grundtriebe, aus dem Kampf zwischen Lebens- und Todestrieb soll sich nun nach dieser Auffassung Freuds alles Leben und Sterben, der Verlauf des individuellen Lebens wie des Weltgeschehens ergeben.

Zu dieser letzten Fassung seiner Trieblehre gehört dann noch die Feststellung Freuds, daß nun auch angenommen werden müsse, daß beide Triebe sich überall im psychischen System bemerkbar machten. Sie dürften nicht auf Ich oder Es beschränkt gedacht werden. Der Lebens- und der Todestrieb erfüllten sowohl Ich als auch Es. Sie erstrebten beide die Verwirklichung ihrer Tendenzen und unterlägen beide dem Lustprinzip und dem Realitätsprinzip. Sie könnten einander mit Hilfe des Realitätsprinzips – also ichgerecht – zu unterdrücken suchen. Sie könnten aber auch Verbindungen miteinander eingehen, wenn sie auf diese Weise Aussicht hätten, ihr Ziel zu erreichen. Auf die Art ihres Mit- und Gegeneinanderwirkens komme es an. Gelinge es dem Ich, dem Realitätsprinzip genügend Beachtung zu verschaffen, ohne zuviel Verdrängungen zu bewirken, so entgehe das Individuum den von außen drohenden Gefahren und lebe gesund.

Gelinge dies aber nicht, so trete entweder eine äußere Gefährdung des Individuums ein oder die Gefahr der neurotischen Erkrankung, wenn nämlich das Ich den Schutz vor der realen Gefahr oder der Strenge des Überichs nur durch übermäßige Verdrängung erreichen könne. In seiner Abhandlung Hemmung, Symptom und Angst (1926) entwickelt Freud dann die Vorstellung, daß beim Auftreten äußerer Gefahr oder innerer Gefahr (durch In-Bewegung-Geraten von gefährlichen Triebregungen) das Ich Angst als Signal für die drohende Gefahr entwickele. An diese Vorstellung vom durch das Ich gegebenen Angstsignal knüpft dann Schultz-Hencke in seinen neurosentheoretischen Vorstellungen an (siehe Seiten 99/100 u. 103–105).

Über die Entwicklung der Psychoanalyse als psychotherapeutische Methode habe ich oben schon etwas berichtet. Ich möchte nun noch auf das Ziel der psychoanalytischen Therapie eingehen. Das Ziel bestand und besteht nun nicht mehr in einer bloßen Symptombekämpfung, und auch nicht mehr nur im Abreagieren von störenden durch die Verdrängung noch vom Unbewußten her wirksamen Affekten. Die Behandlung soll die Ursachen der Krankheit beseitigen durch eine innere Veränderung, eine Nachentwicklung. Psychoanalyse bedeutet dabei nicht Zergliederung, Zerlegung des Seelenlebens. Psychoanalyse heißt in diesem Zusammenhang, daß der Patient und der Psychoanalytiker den feineren psychischen Zusammenhängen bis ins einzelne nachgehen, damit der Patient sich selbst besser kennenlernt und in seinen Gefühlen verändern kann.

Entsprechend den vorher gemachten Ausführungen zu den theoretischen Vorstellungen Freuds kann das Ziel der Therapie noch in verschiedener Weise ausgedrückt werden. Vom Gesichtspunkt der seelischen Dynamik her gesehen können wir erstens sagen: Verdrängungen sollen rückgängig gemacht werden. Zweitens können wir von den Vorstellungen über das Bewußtsein und das Unbewußte her auch sagen: Unbewußtes soll dem Bewußtsein wieder zugänglich werden. Und schließlich können wir von den Vorstellungen von Es, Ich, Überich her gesehen mit Freud sagen: „Wo Es ist, soll Ich werden". Alle diese drei Formulierungen beschreiben unter verschiedenen theoretischen Gesichtspunkten den gleichen Sachverhalt.

Ich wiederhole und ergänze noch einmal, wie dies in der Behandlung geschieht. Der Patient erklärt sich bereit, alles auszusprechen, was ihm durch den Sinn geht und bringt seine freien Einfälle, wobei Einfälle zum Traum oft von besonderer Bedeutung sind. Bei dem Versuch, wirklich alles auszusprechen, wird für den Patienten selbst und für den Therapeuten der Widerstand spürbar, der sich aufgrund der verdrängenden Kräfte dem Unternehmen entgegenstellt. Die Aufgabe des Therapeuten ist es, diese Widerstände, die Abwehr gefürchteter Einfälle und Gefühle, die sich unwillkürlich beim Patienten einstellt, zu erkennen und sie überwinden zu helfen. Seine Aufgabe ist es, dem Patienten Hilfen zum besseren Selbstverständnis zu geben, indem er sich zu dessen Einfällen äußert, durch sogenannte Deutungen dem Patienten hilft, zu verstehen, was seine Einfälle und Träume aber auch die Art seiner Widerstände ihm über sich selbst sagen können. Wichtig ist aber auch, welche Beziehung der Patient zu seinem Analytiker gewinnt.

Freud wurde schon früh darauf aufmerksam, daß die Patienten dazu neigen, ihre kindlichen Gefühlsregungen, Erwartungen und Konflikte auf die Person des Therapeuten zu übertragen. Er fand heraus, daß gerade auch die Betrachtung und Bearbeitung dieser „Übertragung" die Therapie fördern kann. In einem weiteren Sinne wurde dann auch die Gefühlsbeziehung, die der Patient überhaupt zum Therapeuten entwickelt, auch wenn es sich nicht um Übertragung unbewußter kindlicher Regungen handelt, als „Übertragung" bezeichnet. In der Beziehung, die der Patient zu seinem Therapeuten als einer neuen Beziehungsperson findet, kann der Patient auch neue Erfahrungen machen, die ihm zu veränderten Einstellungen verhelfen. Hat der Patient eine sehr positive, vertrauensvolle Beziehung zu seinem Analytiker, so kann er u. U. freilich auch sozusagen diesem zuliebe Fortschritte machen, auf Symptome verzichten. Handelt es sich dabei allerdings um Fortschritte, die nur so lange bestehen bleiben, als diese positive Beziehung erhalten bleibt, so sind solche „Übertragungsheilungen“ noch nicht von Bestand.

Die psychoanalytische Therapie mit Erwachsenen findet in der Regel ausschließlich in Form von Gesprächen statt, wobei diese Gespräche allerdings nach einer bestimmten Methode geführt werden, wie wohl bereits erkennbar geworden ist. Die Methode der Gesprächsführung hat auch seit den Anfängen bei Freud gewisse Abwandlungen und Erweiterungen erfahren. Handelt es sich jedoch um die psychoanalytische Therapie von Kindern, so kann die Behandlung nicht allein über das Wort erfolgen. Hier gibt es noch andere Formen der Kommunikation zwischen Patient und Therapeut. Bei Kindern findet der Ausdruck und die „Zwiesprache“ häufig über Spiele, gemalte Bilder etc. statt.

Die psychoanalytische Betrachtungsweise galt in erster Linie für das Verständnis der Vorgänge im einzelnen Menschen, insbesondere für das Verständnis des neurotisch Kranken. Aber es läßt sich auch das Leben sozialer Einheiten, das Leben der Menschheit unter den psychoanalytischen Gesichtspunkten betrachten. Wo Freud sich, besonders in einigen späten Schriften, solchen Betrachtungen zuwendet, erscheint ihm dann die Kultur als ein Produkt des Eros, der danach strebt, immer höhere soziale Einheiten zu bilden und zusammenzuhalten. Andererseits verlangt aber gerade die Kultur vom Menschen einen starken Verzicht auf persönliche Sexualansprüche im engeren Sinne. Hier kommt nun nach Freud dem Menschen die Fähigkeit zugute, einen Teil seiner ursprünglich auf direkt sexuelle Ziele gerichteten Impulse auch auf andere, „höhere“, sozial wertvollere Ebenen zu verschieben. Dies wird auch so ausgedrückt, der Mensch könne seine sexuelle Energie umleiten, umsetzen, „sublimieren“ in Kulturleistungen. Die Kulturleistungen werden dann also gedacht als erzeugt mit Hilfe einer „dessexualisierten Sexualität“. Diesen Vorgang bezeichnete Freud auch als „Sublimierung“. Wir können den damit gemeinten Sachverhalt auch so formulieren: Unter Beachtung des Realitätsprinzips opfert das Ich ursprünglich nur dem Lustprinzip gemäße Triebwünsche, und es wandelt sie unter dem Einfluß des Realitätsprinzips ab zu realitäts- bzw. kulturgerechten Strebungen.

Freud meint nun aber, diese erotische Kulturtendenz sei gefährdet durch den originären Aggressions- und Destruktionstrieb des Menschen. Aus dem Gegeneinanderwirken der erotischen Strebungen und der Aggressionsneigungen des Menschen ergebe sich der Prozeß der Geschichte. Demnach müßte sich von diesen Grundlagen aus Psychologie der gesunden Kulturentwicklung wie der Kulturkrisen treiben lassen. Freud meinte, man könne von solchen Überlegungen ausgehend vielleicht zu Einsichten gelangen, von denen aus Heilung und Prophylaxe in bezug auf Menschheit, Kultur und Geschichte denkbar wären.

Diesem Gedanken geht Freud in seiner Arbeit über „Das Unbehagen in der Kultur" aus dem Jahre 1930 nach. Die Hauptgedanken aus dieser Abhandlung möchte ich hier in einer stark gekürzten Form wiedergeben, wobei ich zum Teil Freud wörtlich zitiere.

Freud geht in dieser Arbeit davon aus, daß der Mensch sich trotz all seiner Errungenschaften in seiner Kultur nicht wohlfühlt. Ohne die eingerichteten kulturellen Sicherungen wäre er wohl noch schlechter daran. Aber er vollbringt die Kulturleistungen doch, weil er nach Glück strebt, und das scheinen all seine Anstrengungen nicht erreicht zu haben. Dem Glücklichsein und Glücklichbleiben des Menschen stehen verschiedene Hindernisse im Wege. Seine Versuche, dies Ziel zu erreichen, bleiben auch deshalb unvollkommen, weil Glück schwer zu erreichen ist, aber Unglück reichlich zu haben.

Ich lasse nun Freud selbst zu Worte kommen: „Von drei Seiten droht das Leiden, vom eigenen Körper her, der, zu Verfall und Auflösung bestimmt, sogar Schmerz und Angst als Warnsignale nicht entbehren kann, von der Außenwelt, die mit übermächtigen, unerbittlichen, zerstörenden Kräften gegen uns wüten kann, und endlich aus den Beziehungen zu anderen Menschen. Das Leiden, das aus dieser Quelle stammt, empfinden wir vielleicht schmerzlicher als jedes andere; wir sind geneigt, es als eine gewissermaßen überflüssige Zutat anzusehen, obwohl es nicht weniger schicksalsmäßig unabwendbar sein dürfte als das Leiden anderer Herkunft."

Als Keimzelle der Kultur wird die Familie dargestellt. Der Eros drängt zu dieser ersten Bindung in der familiären Gemeinschaft. Schon diese Bindung bringt Triebverzicht mit sich, und der Lebenskampf zwingt den Menschen in seiner bedrohten Situation, Kulturarbeit zu leisten, denn er muß ja versuchen, der Natur Herr zu werden. Bei der objektiven körperlichen Schwäche des Einzelnen ist der Mensch auf die Verständigung mit den anderen angewiesen, da er ihre Arbeitskraft braucht. Durch die Notwendigkeit der Arbeit selbst und durch die Verbündung mit den anderen ist er nun noch weiter genötigt, Triebverzicht auf sich zu nehmen, auf einen Teil seiner individuellen Lustbefriedigung zu verzichten.

Schon diese durch die Kultur bedingten (sexuellen) Triebverzichte verträgt der Mensch nur schwer und leidet unter ihnen. Das ruft in ihm eine Kulturfeindschaft hervor. Je besser es gelingt, die Lasten und die Glücksgüter einigermaßen gerecht zu verteilen, desto größer ist die Aussicht, daß die Kultur nicht von benachteiligten Gruppen bekämpft und zerstört wird, die Aussicht, daß die Kulturteilnehmer sich willig in den Dienst der Kultur stellen. Wenn auch die Menschen nur ungern Triebverzicht leisten, so ist es doch – vorausgesetzt daß in einer Kultur die erwähnte einigermaßen gerechte Verteilung herrscht – gerade noch möglich, ihre Einsicht dafür zu wecken, daß dieser Verzicht in ihrem eigenen Interesse notwendig ist, und daß sie ohne die dadurch ermöglichte Kultur viel hoffnungsloser daran wären.

Schon dies alles ist schwierig genug; die größte Schwierigkeit aber – und das erscheint zugleich als die Ursache dafür, daß die Kultur ihre Aufgabe bisher noch nicht in befriedigender Weise erfüllen konnte – ergibt sich noch durch einen anderen Umstand. „Das gern verleugnete Stück Wirklichkeit hinter alle dem ist, daß der Mensch nicht ein sanftes, liebebedürftiges Wesen ist, das sich höchstens, wenn angegriffen, auch zu verteidigen vermag, sondern daß er zu seinen Triebbegabungen auch einen mächtigen Anteil von Aggressionsneigung rechnen darf. Infolgedessen ist ihm der Nächste nicht nur möglicher Helfer und Sexualobjekt, sondern auch eine Versuchung, seine Aggression an ihm zu befriedigen, seine Arbeitskraft ohne Entschädigung auszunützen, ihn ohne seine Einwilligung sexuell zu gebrauchen, sich in Besitz seiner Habe zu setzen, ihn zu demütigen, ihm Schmerzen zu bereiten, zu martern und zu töten. Homo homini lupus; wer hat nach allen Erfahrungen des Lebens und der Geschichte den Mut, diesen Satz zu bestreiten. Diese grausame Aggression . . .“ äußert sich unter gegebenen Umständen auch spontan, „enthüllt den Menschen als wilde Bestie, der die Schonung der eigenen Art fremd ist.“

In jeder Kultur kann man die allerstärksten Anstrengungen dazu beobachten, die Menschen in größeren Gruppen friedlich miteinander zu vereinen. Das ist die Wirkung des dem Aggressionstrieb entgegenarbeitenden Eros. Da der Mensch für den Menschen nun gleichzeitig Objekt seines Erosstrebens und seiner Aggressionsneigung ist, so ergibt sich, sobald der Mensch gezwungen ist, mit anderen zusammenzuleben, ein Ambivalenzkonflikt. Wegen dieser Gefühlsambivalenz entstehen auf jeden Fall Schuldgefühle; denn seitdem die Menschheit zur Entwicklung eines Überichs gelangt ist, bekommt der Mensch Schuldgefühle, gleichgültig ob er eine aggressive Regung mit der Tat verwirklicht oder ob sie nur in seinem Inneren besteht. Deshalb wird „der Preis für den Kulturfortschritt in der Glückseinbuße durch die Erhöhung der Schuldgefühle bezahlt". Da das Schuldgefühl unerträglich ist, wird es weitgehend verdrängt; und so kommt es dazu, daß es „nicht als solches erkannt wird, zum großen Teil unbewußt bleibt oder als ein Unbehagen, eine Unzufriedenheit zum Vorschein kommt, für die man andere Motivierungen sucht".

Die durch den Eros bewirkten Anstrengungen in der Kultur, freundliche Gefühle, Schutz, Achtung und Liebe für den Nächsten dem Menschen durch die strengsten und heiligsten Gebote zur Pflicht zu machen, erscheinen Freud erst auf diesem Hintergrund voll verständlich als ein Versuch zur Bändigung der gefährlichen kulturzerstörenden Aggressionsneigungen des Menschen. Er äußert sich hierüber wie folgt: „Die Existenz dieser Aggressionsneigung, die wir bei uns selbst verspüren können, beim anderen mit Recht voraussetzen, ist das Moment, das unser Verhältnis zum Nächsten stört und die Kultur zu ihrem Aufwand nötigt. Infolge dieser primären Feindseligkeit der Menschen gegeneinander ist die Kulturgesellschaft beständig vom Zerfall bedroht. Das Interesse der Arbeitsgemeinschaft würde sie nicht zusammenhalten, triebhafte Leidenschaften sind stärker als vernünftige Interessen. Die Kultur muß alles aufbieten, um den Aggressionstrieben der Menschen Schranken zu setzen, ihre Äußerungen durch psychische Reaktionsbildungen niederzuhalten. Daher also das Aufgebot von Methoden, die die Menschen zu Identifizierungen und zielgehemmten Liebesbeziehungen antreiben sollen, daher die Einschränkung des Sexuallebens und daher auch das Idealgebot, den Nächsten so zu lieben wie sich selbst, das sich wirklich dadurch rechtfertigt, daß nichts anderes der ursprünglichen menschlichen Natur so sehr zuwiderläuft. Durch alle ihre Mühen hat diese Kulturbestrebung bisher nicht sehr viel erreicht ... Die Schicksalsfrage der Menschenart scheint mir zu sein, ob und in welchem Maße es ihrer Kulturentwicklung gelingen wird, der Störung des Zusammenlebens durch den menschlichen Aggressions- und Selbstvernichtungstrieb Herr zu werden. In diesem Bezug verdient vielleicht gerade die gegenwärtige Zeit ein besonderes Interesse. Die Menschen haben es jetzt in der Beherrschung der Naturkräfte so weit gebracht, daß sie es mit deren Hilfe leicht haben, einander bis auf den letzten Mann auszurotten. Sie wissen das, daher ein gut Stück ihrer gegenwärtigen Unruhe, ihres Unglücks, ihrer Angststimmung. Und nun ist zu erwarten, daß die andere der beiden „himmlischen Mächte" der ewige Eros eine Anstrengung machen wird, um sich im Kampf mit seinem ebenso unsterblichen Gegner zu behaupten. Aber wer kann den Erfolg und Ausgang voraussehen?"

Die eben zitierte Schrift über das Unbehagen in der Kultur steht in engem Zusammenhang mit der 1927 erschienenen Abhandlung „Die Zukunft einer Illusion". In beiden Arbeiten weist Freud darauf hin, daß in den Kulturen weitgehend der Versuch zu erkennen ist, sich der gefährlichen Bedrohung durch den Aggressionstrieb zu entziehen, indem man ihn verdrängt. Man sucht sich dadurch vor ihm zu schützen, daß er so weit wie möglich übersehen und geleugnet wird. Dies geschieht auch mit Hilfe der Illusionen, d.h. Überzeugungen, die deutlichen Wunschcharakter verraten, deren Aufgabe es ist, zu trösten und zu beruhigen. Nach Freuds Auffassung liegt nun eine besondere Gefahr in diesem Versuch, der Bedrohtheit zu entgehen. Das dunkle Gefühl der Gefährlichkeit des Ungenannten wird dem Kulturmenschen auf diese Weise ja doch nicht erspart. Und gerade eine Gefahr, die man nicht kennt, ruft ja ein lähmendes Gefühl der Hilflosigkeit hervor. Die Gefahr wird in Wirklichkeit auch dadurch nicht beseitigt. Die größten Anstengungen bleiben vielmehr wirkungslos oder vergrößern sogar die Gefahr, weil sie von falschen Voraussetzungen geleitet sind. Wenn dagegen die Menschen sich entschließen könnten, auf ihre Illusionen zu verzichten, den Tatsachen nüchtern ins Auge zu blicken, vielleicht wäre es ihnen dann doch möglich, die klar und deutlich gesehene Gefahr mit sinnvolleren Gegenmaßnahmen als bisher zu bekämpfen.

Ich erwähnte vorhin, daß nach Freud der Mitmensch für den Menschen zugleich Objekt des Erosstrebens und der Aggressionsneigung ist. Das bedeutet bei Freud aber nicht einen Konflikt zwischen Aggression und ursprünglicher, dem Menschen angeborener Zuneigung. Der Eros drängt zwar zur Bindung einzelner zu größeren Einheiten. Und der speziell sexuelle Trieb drängt zur Vereinigung mit dem „Sexualobjekt". Aber die libidinösen Regungen sind bei Freud nicht ursprünglich sozial gedacht, sondern egoistisch. Soziale, liebevoll-freundschaftliche, zärtliche Regungen entstehen nach Freuds Vorstellung immer nur sekundär unter dem Druck der Verhältnisse. Diese Vorstellungen Freuds über die Natur des Menschen als eines ursprünglich egoistischen und asozialen Wesens machen die bedrückende Stimmung in Freuds Betrachtungen über den Menschen und seine Situation in der von ihm geschaffenen Kultur verständlich. Diese Vorstellungen hängen eng mit Freuds Triebtheorie zusammen und sie widersprechen zahlreichen Beobachtungen, auch Beobachtungen an kleinen Kindern. Die pessimistische Beurteilung der menschlichen Natur findet sich bei Freud auch speziell in diesen Kulturbetrachtungen. In seiner ärztlich-therapeutischen Einstellung war Freud in dieser Hinsicht wesentlich optimistischer. Hier rechnete er damit, daß der Patient, wenn man die Hindernisse beseitigte, die Tendenz habe, sich nicht nur auf Genußfähigkeit hin zu entwickeln, sondern auch auf Leistungsfähigkeit und auf Liebesfähigkeit.

Die düstere Stimmung in der Betrachtung über das Unbehagen des Menschen in der von ihm geschaffenen Kultur aus dem Jahre 1930 muß auch im historischen Zusammenhang gesehen werden. Freud spürte die Gefahr der selbstvernichtenden Aggression voraus, die wenige Jahre später deutlich vor aller Augen lag. Noch vor dem Ausbruch des zweiten Weltkrieges sah sich die Psychoanalyse von 1933 an von Unterdrückung und Gewalttätigkeit bedroht. Die Emigration der Mehrzahl der Analytiker setzte ein. 1938 mußte auch Freud selbst Wien verlassen. Die zurückgebliebenen Analytiker versuchten unter großen Schwierigkeiten das Erbe zu bewahren. In Berlin gelang es einer dort gebliebenen Gruppe von Psychoanalytikern, wenn auch unter großen Schwierigkeiten, den Wissenschafts- und Ausbildungsbetrieb aufrechtzuerhalten. In dieser Zeit entwickelte Harald Schultz-Hencke die Grundlagen seiner psychoanalytischen Neurosenlehre.

Schultz-Hencke hat selbst immer wieder betont, daß er für seine Neurosenlehre das meiste von Freud übernommen habe. Ich will hier kurz die wichtigsten Auffassungsunterschiede gegenüber Freud nennen. Er versucht in seiner Darstellung möglichst weitgehend im Bereich der psychologischen Erfahrung zu verbleiben. Er versucht deshalb, nach Möglichkeit ohne die Freudsche Metapsychologie auszukommen. Insbesondere lag ihm daran, die Festlegung auf eine Trieblehre zu vermeiden. Zur Trieblehre hat Freud selbst immer wieder hervorgehoben, daß er hier Annahmen machen müsse, die durch die weitere Forschung widerlegt werden könnten und dann durch andere Annahmen ersetzt werden müßten. Schultz-Hencke ließ die Freudsche Libidotheorie ganz fallen. Er wollte nicht von einer Annahme darüber ausgehen, welche Grundtriebe den Menschen bewegen. Statt von den Trieben und der Triebentwicklung zu handeln, versucht Schultz-Hencke vom Erleben des Menschen auszugehen. Er fragt danach, welche Antriebsregungen vom Menschen erlebt werden. Er entwickelt seine Neurosenlehre also vom Antriebserleben, von der Entwicklung des Antriebserlebens her. Das gab ihm auch die Möglichkeit, verschiedenartige Antriebsregungen zu beschreiben, ohne sich darauf festlegen zu müssen, welchen angenommenen Grundtrieben diese Regungen entsprechen. Unter den verschiedenartigen Antriebsregungen und den ihnen entsprechenden Bedürfnissen werden von ihm auch originäre soziale Regungen und Bedürfnisse beschrieben.

Hatte Freud herausgearbeitet, wie durch pathogene Einflüsse in der frühen Kindheit eine Grundlage für den späteren Ausbruch einer Neurose unter belastenden Situationen entstehen kann, so galt Schultz-Henckes spezielles Interesse der Frage, wie sich ein Mensch, dessen Antriebserleben in der frühen Kindheit durch pathogene Einflüsse gehemmt wird, weiterentwickelt, welche Veränderungen seiner Persönlichkeit sich im Laufe der Zeit aufgrund der ursprünglichen Schädigung weiterhin ausprägen. So gelangte er zur Beschreibung verschiedener Grundformen der neurotischen Persönlichkeitsentwicklung und setzte damit die von Freud bereits begonnene Untersuchung der Beziehungen zwischen Zeitpunkt des Beginns der neurotischen Fehlentwicklung und späterer Neurosenform fort. Ich werde Ihnen in den folgenden Abschnitten die Einführung in die Neurosenlehre im wesentlichen auf der Grundlage der von Schultz-Hencke entwickelten Vorstellungen geben.

Es schien mir aber wichtig, Ihnen wenigstens in einigen Grundzügen die Grundpositionen und Grundbegriffe der Psychoanalyse nach Freud darzustellen, damit deutlich wird, daß die hier entwickelte Neurosenlehre in den entscheidenden Punkten auf Erkenntnissen von Freud aufbaut. Außerdem wollte ich Ihnen damit auch ermöglichen, Zugang zur psychoanalytischen Literatur zu finden.

Seit 1945 hat auch in Deutschland wieder eine breitere Entwicklung der Psychoanalyse eingesetzt. Standen sich dabei anfangs die Gruppe der von Schultz-Hencke ausgebildeten Psychoanalytiker und die Gruppe der ausschließlich auf Freud basierenden Psychoanalytiker äußerst kritisch gegenüber, so befinden wir uns, so viel ich zu sehen vermag, jetzt in einer Phase der Annäherung der Standpunkte und der gegenseitigen fruchtbaren Anregung. Für meine Person kann ich sagen, daß ich Schultz-Henckes kritische Auseinandersetzung mit den libidotheoretischen Positionen Freuds für wichtig halte und seinem Versuch einer empirisch-psychologisch begründeten Neurosentheorie sehr viel verdanke für das Verständnis meiner Patienten einerseits und das Durchdenken pädagogischer Fragen andererseits. Ich halte es jedoch für unerläßlich, sich mit den Positionen Freuds eingehend vertraut zu machen, da die von Schultz-Hencke vertretenen Positionen ohne diese Grundlage nicht voll verständlich sind und dann zu Mißverständnissen Anlaß geben können. Falls Sie sich über diesen Grundlehrgang hinaus mit psychoanalytischem Wissen vertraut machen wollen, kann ich Ihnen also nur empfehlen, auch die Schriften Freuds eingehend zu studieren.

Thema:
Die Entdeckung der anderen Seite

III. Einführung in die Neurosenlehre

A. Allgemeine Neurosenlehre

1. Was verstehen wir unter einer Neurose?

Der Begriff der Neurose kann seit Freud so definiert werden: seelisch bedingte Krankheit oder „psychogene Erkrankung“, für die in der Regel die Grundlagen bereits in der frühen Kindheit entstanden sind.

Die Bezeichnung Neurose würde wörtlich eigentlich bedeuten, daß es sich um eine Nervenerkrankung handelt. Diese Namensgebung ist medizingeschichtlich bedingt. Die alte Vorstellung war nämlich, daß z.B. Krankheitserscheinungen bei Hysterikern ursächlich durch Störungen der nervlichen Funktionen oder durch organische Veränderungen am Nervensystem bedingt sein könnten. Als Erbschaft dieser alten Vorstellung sagen wir ja auch heute noch oft: „Ich bin heute so nervös“, und wir meinen dann, wir seien reizbar, empfindlich, explosiv, verstimmbar. Wir warnen auch gelegentlich unsere Mitmenschen: „Schone meine Nerven!“ Wir denken dann zwar gewöhnlich nicht mehr, daß wir tatsächlich „etwas an den Nerven haben“, aber wir finden es doch durchaus nicht so selten, daß jemand wirklich an einen körperlichen Krankheitsprozeß denkt, wenn er sagt: „Ich habs mit den Nerven.“ Das Festhalten an solchen Vorstellungen hat vermutlich etwas damit zu tun, daß es vielen Menschen lieber wäre, eine körperliche Störung zu haben als eine seelische.

Nach heutiger Kenntnis der Dinge wäre es im Grunde richtiger, statt der Benennung Neurose die Bezeichnung „psychogene Erkrankung“ zu verwenden. Statt entsprechende Erscheinungen als „neurotisch“ zu bezeichnen, sollten wir besser sagen, sie seien „seelisch bedingt“ oder „psychogen“, was eben psychisch bedingt, auf psychischem Wege entstanden, psychisch erzeugt bedeutet.

Mit dem Begriff der psychogenen Erkrankung soll aber nicht ausgeschlossen werden, daß neben Umweltfaktoren auch Anlagefaktoren eine Rolle bei der Neurosenentstehung spielen können.

Mehrere Faktoren sind an der Entstehung einer Neurose oder psychogenen Krankheit beteiligt zu denken: Anlagefaktoren, Kindheitseindrücke, spätere Einwirkungen – insbesondere spätere Belastungssituationen. Wenn irgendwann im Laufe des Lebens eine seelisch bedingte Symptomatik auftritt, kann es verschieden sein, welches Gewicht in diesem besonderen Falle den einzelnen Faktorengruppen zukommt. Es ist sehr verschieden, ob die Anlagefaktoren ein stärkeres Gewicht haben, die Umwelteindrücke in der Kindheit oder die späteren Belastungssituationen.

Unter Anlagefaktoren sind hier nicht „krankhafte Anlagen" zu verstehen. Es kann sich durchaus um Anlagen handeln, wie sie sehr viele Menschen haben. Solche Anlagen brauchen nicht zu einer Erkrankung zu führen, können aber unter besonderen Umständen an der Entstehung einer seelisch bedingten Krankheit beteiligt sein.

Wenn beim Auftreten von Symptomen die aktuelle, jetzige Belastungssituation sehr schwerwiegend ist, die anderen Faktoren aber keine besondere Rolle spielen, so kann man die Reaktion eines Menschen mit psychogener Symptomatik auch als eine „normale" Reaktion auffassen. Das Auftreten von psychogenen Reaktionen ist also noch nicht unbedingt ein Zeichen dafür, daß wirklich eine Neurose vorliegt. Wenn Symptome auftreten, an denen der Mensch sehr leidet, wird man ihn zwar vielleicht auch als akut krank ansehen, man wird aber doch nicht das Vorliegen einer vollständigen Neurose bei ihm diagnostizieren. So wurde z. B. in der Zeitschrift „Psyche" einmal ein Fall dargestellt, in welchem ein Mensch mit psychogenen Symptomen „erkrankte", nachdem er es in einem Konzentrationslager erlebt hatte, daß mehrere seiner Kinder vor seinen Augen ermordet worden waren. Genau genommen ist es problematisch, ob man in solchen Fällen von einer Krankheit sprechen sollte, in denen eigentlich eine normale, adäquate Reaktion auf unerträgliche psychische Belastungen erfolgt. So finden sich z. B. auch in der Literatur öfter Hinweise darauf, daß es eigentlich richtiger wäre, es als eine normale Reaktion anzusehen, wenn z. B. Soldaten im Kriegseinsatz mit seelisch bedingten Störungen ihres seelischen und körperlichen Gleichgewichts reagieren. Wir müssen uns also klarmachen, daß nicht alle auffälligen Erscheinungen, die psychisch bedingt sind, wirklich Krankheitserscheinungen sind.

Das gilt auch für harmlosere Reaktionen. Hier sind wir auch oft im Zweifel, ob wir sie schon als Krankheit beurteilen sollen oder noch nicht. Die Schwierigkeit ist, daß es überhaupt keinen klar definierten Krankheitsbegriff gibt. Wir gehen in der Regel nur praktisch davon aus, ob ein Mensch sich als leidend erlebt oder von anderen als in seiner Gesundheit beeinträchtigt beurteilt wird. Bei deutlichen Leidens- und Beeinträchtigungszuständen fühlen wir uns einigermaßen sicher in der Abgrenzung zwischen krank und gesund. Aber im Grunde genommen ist diese Abgrenzung eine ganz schwierige Sache. Ist ein Mensch z. B. krank, wenn er Kopfschmerzen hat oder Schnupfen, oder wenn er heute einmal verstimmt ist? Es gibt fließende Übergänge von dem, was wir im allgemeinen als Normalzustand oder Gesundheitszustand empfinden, zu dem, was wir als Krankheitszustand beurteilen. Manchmal sind wir sehr unsicher, was wir noch gesund und was schon krank nennen sollen. Die Sache wird auch dadurch noch kompliziert, daß wir häufig gesund und normal gleichsetzen. Bei genauem Überlegen müssen wir jedoch feststellen, daß diese Gleichsetzung nicht unbedingt berechtigt ist. Es kann offenbar der Fall eintreten, in dem es „normaler" ist, mit „Krankheit" zu reagieren als „gesund" zu bleiben.

Jedenfalls gibt es unter den seelisch bedingten Störungen auch viele „psychogene Reaktionen", die wir praktisch nicht als Reaktionen mit „Krankheitswert" beurteilen. Und wir müssen hinzufügen: jeder Mensch kann psychogene Reaktionen haben, harmlose oder auch solche, die für unsere praktische Beurteilung Krankheitswert haben. Daraus wird manchmal der Schluß gezogen, alle Menschen seien neurotisch.

Es wäre aber wirklich nicht sinnvoll, deshalb zu sagen: Alle Menschen sind Neurotiker. Man könnte das zwar tun, und das hätte den Vorteil, daß damit betont würde: die Neurotiker sind nicht etwas völlig anderes als wir, die sich für im Grunde gesund halten. Das sind die Neurotiker tatsächlich nicht! Aber wenn wir den „neurotisch Kranken" vom „Gesunden" unterscheiden wollen, ist es unpraktisch, zu sagen, daß alle Menschen Neurotiker seien. Insbesondere wäre das auch deshalb nicht gerechtfertigt, weil wir unterscheiden wollen zwischen Menschen mit einer früh begonnenen seelischen Fehlentwicklung, die die Disposition für eine spätere neurotische Erkrankung ergibt, und Menschen, bei denen keine nennenswerte seelische Fehlentwicklung vorliegt.

Wenn Sie z.B. an einem Prüfungstag etwas Magenbeschwerden haben und etwas über die Gefährlichkeit der Situation hinausgehende Angst, so brauchen Sie sich nicht als Neurotiker zu bezeichnen. Es ist ja allgemein bekannt, daß die meisten Menschen an einem Prüfungstag etwas zu aufgeregt sind. Das liegt sozusagen noch „innerhalb der Norm". Die Norm ist hier gedacht nicht als das, was sein soll, sondern als das Übliche, Durchschnittliche.

Wenn aber jemand ständig bei minimalen Anlässen zu Angstzuständen und Magenbeschwerden (ohne körperliche Ursachen) neigt, dann ist es sinnvoll, wenn wir von einer Neurose oder einer psychogenen Erkrankung sprechen – jedenfalls in dem Zeitraum, in dem diese Beschwerden häufiger auftreten. Es hätte auch eine Berechtigung, wenn wir einen solchen Menschen einen Neurotiker nennen würden, auch in den Zeiten, in denen er – vielleicht für ein halbes Jahr – beschwerdefrei ist. Die Voraussetzung dafür ist aber, daß es sich bei seinen Beschwerden um eine inadäquate Reaktion handelt, denn dann können wir voraussetzen, daß dieser Mensch für die inadäquate Reaktion disponiert ist durch eine seelische Fehlentwicklung.

Es empfiehlt sich also, zu unterscheiden zwischen Neurose bzw. psychogener Krankheit mit in der Kindheit entstandener Disposition und andererseits situationsadäquater psychogener Reaktion oder Manifestation. (Hierauf hat besonders Dührssen hingewiesen.)

Der Ausdruck „psychogene Reaktion" ist also der umfassendere Begriff. Eine psychogene Reaktion kann Krankheitswert haben oder auch nicht. Es kann dabei bereits eine früher entstandene Disposition vorliegen oder auch nicht. Neurose ist dabei ein spezieller Fall, nämlich der, in welchem eine früher entstandene Disposition anzunehmen ist. Eine Neurose ist auf jeden Fall eine psychogene Erkrankung. Der Begriff der psychogenen Erkrankung wird jedoch manchmal etwas weiter ausgedehnt, wobei nicht unbedingt die früher entstandene Disposion vorausgesetzt wird. Dem Fall, in dem man von psychogener Erkrankung spricht, wird aber jedenfalls praktisch Krankheitswert beigemessen.

Schließlich sei aber auch noch angemerkt, daß wir die Erscheinungen einer Neurose, psychogenen Erkrankung oder sonstigen psychogenen Reaktion nicht nur als Anzeichen einer Störung sondern auch als einen „Selbstheilungsversuch“ verstehen müssen, als einen Versuch, das psychische oder psychosomatische Gleichgewicht zu halten oder wiederherzustellen.

Thema:
Gleichgewicht wahren oder wiedergewinnen

2. Das Antriebserleben: Antriebsüberschuß. Verschiedene Gebiete des Antriebserlebens. Verschiedene Seiten des vollständigen Antriebserlebens

Ich möchte jetzt die Überlegungen fortsetzen, indem ich von der Frage ausgehe, wie man sich denn eigentlich die Entstehung der Neurosen im einzelnen vorstellen soll. Es handelt sich also um die Frage, was eigentlich im Menschen vor sich gegangen ist, bevor es zu solchen seelisch bedingten Störungen kam. Noch genauer wäre die Frage so formuliert: Wie können die Voraussetzungen für eine Neurose entstehen bzw. wie kann es zur Entstehung der Disposition zur Neurose kommen?

Für die Überlegungen zu den psychischen Vorgängen, die zur Entstehung der neurotischen Fehlentwicklung führen, möchte ich an die vorausgegangene Darstellung der Entwicklung des Kindes anknüpfen und Sie zunächst an die Schilderung des Kindes im ersten Lebensjahr erinnern. Ich habe dabei hervorgehoben, daß der Säugling von Anfang an auf Sinnesreize mit Empfindungen und Gefühlen reagiert und daß er auch von Anfang an mit Bewegungen reagiert, die teils den Charakter der Abwehr oder der Abwendung haben, teils aber auch den Charakter der Zuwendung. (Beispiele für Abwendung: Augenschließen, Kopf wegdrehen bei grellem Licht. Beispiele für Abwehr: wegstoßen von Gegenständen, ausspucken von Nahrung, Befreiungsbewegungen. Beispiele für Zuwendung: zudrehen des Kopfes zur Brust, saugende Bewegungen, hinwenden zur Wärmequelle, horchen auf Töne, z. B. Stimme der Mutter.)

Es zeigt sich also schon am Lebensanfang: *der Mensch ist ein Eindrücke aufnehmendes Wesen* und er ist *ein sich zur Umwelt ver-*

haltendes Wesen, ein aktives Wesen. Im dritten Lebensmonat erfolgt bereits eine deutlich stärkere Zuwendung zur Außenwelt und eine deutliche Zunahme der *Spontanaktivität.* Wie schon geschildert, liegt hier der Beginn eines ersten Spielalters. Aus diesen frühen Spielen ergibt sich eine Übung der Funktionen, aber auch Bekanntheit mit der Welt und ein allgemein *zunehmendes Interesse an der Welt.*

Daß der Säugling Nahrung sucht und einsaugt, diese Zuwendung zur Außenwelt ist zu seiner Lebenserhaltung notwendig, daß er aber Gegenstände mit dem Blick zu fassen oder zu halten versucht, daß er die Klapper festhält – sie auch bald sucht, wenn er sie verloren hat, das alles ist für ihn nicht unmittelbar zu seiner Lebenserhaltung notwendig – das ist eigentlich ein *Aktivitätsüberschuß,* ist ein Luxus!

Schon hier ist etwas zu sehen, was für den Menschen sehr charakteristisch ist: Er ist ein Wesen mit einem *Antriebsüberschuß.* Der Mensch hat mehr Möglichkeiten und mehr Drang zur Aktivität, als er unmittelbar braucht. Er hat mehr spontan andrängende Tendenzen, als unmittelbar notwendig sind, um biologisch zu existieren. Ihm ist eine Aktivität mitgegeben, die über die Befriedigung der Bedürfnisse hinausreicht, welche unmittelbar zur Lebenserhaltung notwendig sind.

Der Mensch ist nicht das einzige Lebewesen mit einem Antriebsüberschuß. Auch bei den höheren Tieren gibt es sehr ähnliche Erscheinungen wie bei ihm – aber bei den Menschen spielt dieser Antriebsüberschuß doch eine ganz besondere Rolle. Tiere spielen z. B. auch, aber sie spielen in begrenzterer Weise, und ihre Spiele haben nicht annähernd vergleichbare Fortentwicklungsmöglichkeiten. Der Kürze wegen will ich es etwas scherzhaft ausdrücken: auch hochentwickelte Tiere gründen keine Interessenvereine, keinen Sportklub. Sie gucken sich zwar auch wie ein Säugling interessiert ihre nähere Umgebung an – aber sie entwickeln keinen Bedarf nach fernsehen. So läßt sich sicherlich doch mit Berechtigung feststellen: *Sein Antriebsüberschuß charakterisiert den Menschen in besonderer Weise.*

Schultz-Hencke bezeichnete deshalb den Menschen auch hervorgehoben als ein „expansives Wesen“. Er wollte damit darauf hinweisen, daß es den Menschen dazu drängt, sich mit seiner Aktivität in der Welt auszubreiten, seinen Lebens- und Wirkungsraum auszudehnen, und daß es dazu gehört, daß der Mensch ein „neugieriges Wesen" ist. (Sehen und Neugier gehören besonders zusammen. Bloßes hinnehmendes Schauen ist eigentlich noch nicht expansiv; aber sehen kann auch aneignen sein, Macht gewinnen, Verfügungsgewalt gewinnen über etwas.)

Nur als Anmerkung sei erwähnt, daß der Mensch in der biblischen Erzählung von der Schöpfung und den Anfängen des Menschen auf der Erde auch entsprechend geschildert wird. Da ist davon die Rede, daß der Mensch dazu bestimmt ist, die Erde zu füllen, sie sich untertan zu machen, zu herrschen über die Erde und Macht über die anderen Lebewesen zu gewinnen. Nicht unwesentlich scheint mir dabei der Bericht, wie der Mensch die Tiere erblickt und ihnen Namen gibt. Die Erzählung von der Neugier des Menschen, die ihn unbedingt auch vom Baume der Erkenntnis essen lassen muß, ist nur allzu bekannt.

Das Expansivsein des Menschen und sein Wissensdurst enthalten großartige Möglichkeiten. – Aber es liegen auch Gefahren darin. Einmal ist der Mensch nicht so leicht zu befriedigen – er kann mehr Bedürfnisse entwickeln, als er zum Leben braucht; und je mehr Bedürfnisse ein Wesen hat, umso mehr muß es für seine Befriedigung aufwenden, umso leichter kommt es auch zum Erleben von Mangel an Befriedigung. Zum anderen bringen sein Antriebsüberschuß, seine andrängende Aktivität, seine Spontanimpulse den Menschen in größere Gefahren, führen ihn häufiger zu Zusammenstößen, Kämpfen und Konflikten.

Der Mensch kann also beschrieben werden als ein Wesen mit erheblichem Antriebsüberschuß, als ein expansives und neugieriges Wesen. Als nächstes kann man die Frage erheben, welchen Grundtrieben denn die Antriebsregungen des Menschen zuzurechnen sind, welchen Trieben seine Aktivität entspringt. Das ist eine äußerst problematische Frage. Ich habe im II. Teil über Freuds Annahmen zu einer Trieblehre berichtet. Ich möchte hier noch einmal hervorheben, daß Freud sich da in einer sehr unangenehmen Lage befand, die er häufig beklagt hat. Er hatte Beobachtungen gemacht, versuchte, sich diese Beobachtungen zu erklären und sie in eine psychologische und biologische Theorie einzuordnen – aber er fand keine befriedigende Trieblehre vor. So sah er sich genötigt, eigene Annahmen aufzustellen. Dabei glaubte er, einen Triebdualismus – ein Gegenspiel zweier großer Grundtriebe – annehmen zu müssen. Dies erschien ihm als die wahrscheinlichste Hypothese. (Sexualtrieb – Selbsterhaltungstrieb. Lebenstrieb – Todestrieb. Vergl. S. 65 u. S. 73/74). Auch von anderen sind verschiedene Versuche unternommen worden, eine Triebtheorie aufzustellen. Er ergaben sich aber immer wieder die gleichen Schwierigkeiten. Entweder man kam von den vielfältigen Lebenserscheinungen auf eine unübersichtlich große Zahl von anzunehmenden Trieben, oder man mußte versuchen, zusammenzufassen und auf wenige große Grundtriebe zu reduzieren – aber dann ergaben sich wieder Zweifel, ob es richtig war, verschiedenartige Vorgänge und Erscheinungen der gleichen Wurzel zuzuschreiben.

Freud, der sich für die Annahme weniger umfassender Grundtriebe entschied, hat z.B. den Wissensdrang aus dem umfassenden Grundtrieb der Sexualität zu erklären versucht – als einen Zweig, der sich aus dem Teiltrieb der Sexualität entwickelt, welcher zunächst als sexueller Forscherdrang in Erscheinung tritt. Man kann sich aber fragen, ob man den Wissensdrang nicht z.B. ebensogut auch aus dem Machttrieb ableiten könnte, denn „Wissen ist Macht“.

Das Peinliche bei der Sache ist, daß man einen Trieb selbst ja niemals zu sehen bekommt: den Trieb selbst kann man niemals beobachten, nicht in der Erfahrung feststellen. „Der Trieb“ ist immer etwas Gedachtes, eine hypothetische Erklärung dessen, was wir beobachten, erfahren. Die Vorstellung, daß den Lebensvorgängen Triebe als Quellen zugrundeliegen, ist sehr einleuchtend, und wir können solche erklärenden Annahmen ja auch machen; aber es ist völlig unfruchtbar, sich darüber zu streiten, wie viele Triebes es „wirklich“ gibt, wie abhängig oder unabhängig sie voneinander sind. Um aus diesem Dilemma herauszukommen, hat Schultz-Hencke vorgeschlagen, diese Streitfrage überhaupt fallen zu lassen und gar nicht von der Frage auszugehen, wieviele und welche Triebe der Mensch denn wohl habe, sondern sich an etwas anderes zu halten, was unserer Erfahrung zugänglich ist. Er hat vorgeschlagen, davon auszugehen, *welche Antriebsregungen der Mensch erlebt.* Um es zu wiederholen: er geht nicht von den nur zu erschließenden Trieben aus, sondern von dem tatsächlichen Antriebs*erleben*. Dazu fragt er, welche Antriebsregungen wir erleben können, und weiter, ob es dabei Gruppen, verschiedene Arten von Antriebsregungen gibt. Damit versucht er zu einem Einteilungsgesichtspunkt zu kommen, denn es ist natürlich praktisch, wenn man Einteilungsgesichtspunkte, Zuordnungsmöglichkeiten gewinnt.

Wenn man die erfahrbaren Antriebsregungen zu überblicken versucht, kann man die Zusammenfassung gleichsinniger, ähnlicher Regungen versuchen. So vorgehend faßt Schultz-Hencke dann bestimmte Vorkommnisse des Antriebserlebens nach größeren Gebieten ihrer Bezogenheit zusammen. Wenn wir ihm folgen, gelangen wir auf diese Weise zur Benennung *verschiedener Gebiete des Antriebserlebens,* ohne daß wir uns damit festlegen müssen auf die Annahme bestimmter Triebe, die als Quelle des Antriebserlebens nur vermutet werden könnten. Der Beobachtung zugänglich ist ja nur Antriebserleben. Wir versuchen dann also, davon ausgehend zu Ordnungsgesichtspunkten zu gelangen, und lassen damit die speziellen Fragen nach der Triebkonstitution des Menschen, die Fragen nach einer überzeugenden Triebtheorie beiseite. Wer dies will, *kann* die Aussagen über das Antriebserleben dann beziehen auf eine Trieblehre – z.B. auf die Freuds – aber niemand muß das tun. Es besteht keine Notwendigkeit, sich auf eine Trieblehre festzulegen.

Wenn wir – nach dem Vorschlag Schultz-Henckes – so vorgehen, dann können wir sagen: Der Mensch erlebt sehr verschiedenartige Impulse und Bedürfnisse. Von diesen vielen verschiedenartigen Regungen und Bedürfnissen scheint nun ein großer Teil mehr oder weniger unproblematisch zu sein, während die Regungen auf einigen Gebieten besonders geeignet sind, zu Problemen zu führen. In bezug auf die kindliche Entwicklung war darüber schon im I. Teil die Rede. Ein Teil der Antriebsregungen schließt die Gefahr ein, daß *diese* Regungen schon in der Kindheit, während die Persönlichkeit des Menschen sich in ihren Grundzügen entwickelt, bevorzugt auf Schwierigkeiten stoßen und zu Konflikten führen, die dann die Persönlichkeitsentwicklung stark beeinflussen und auch zu Schäden führen können. Antriebsregungen der gleichen Art lösen dann auch im späteren Leben oft innere und äußere Konfliktsituationen aus. Diese Antriebsregungen spielen deshalb eine besondere Rolle für die Entstehung psychogener Erkrankungen und Störungen. Deshalb haben wir uns mit diesen Antriebsregungen ganz besonders im Rahmen der Neurosenlehre zu beschäftigen. Es muß aber betont werden, daß es sich dabei keineswegs etwa um alle Antriebsregungen handelt, die ein Mensch erleben kann. Es gibt noch sehr viel mehr und andere Regungen.

Zu den erlebten Antriebsregungen, die bevorzugt zu Konflikten führen können, gehören z. B. die, die sich darauf richten, etwas zu bekommen, zu nehmen, zu haben – und dann auch die, die sich darauf richten, etwas zu behalten. Die verschiedenen Regungen dieser Art können wir zusammenfassen unter dem Gesichtspunkt, daß sie alle etwas mit Aneignen und Besitzen oder Nichtbesitzen oder Hergeben zu tun haben. Sie haben also alle etwas mit dem „Haben" zu tun. Wir können das ganze Gebiet des Erlebens der Antriebsregungen dieser Art zusammenfassen unter dem Namen *„Besitzstreben"*.

Daß es viele Besitzkonflikte geben kann, ist uns allen sehr bekannt und geläufig. Die Aneignung von Besitz und das Fürsichbehalten von Besitz führen oft zu Spannungen und Konflikten zwischen den Menschen. Aber auch im Menschen selbst ergibt sich da oft ein Konflikt: Wieviel und was darf er für sich nehmen und was behalten, ohne einem anderen Wunsch in ihm selbst zuwiderzuhandeln, z. B. dem Wunsch, von anderen Menschen geliebt und anerkannt zu werden? Hier gerät ein Besitzwunsch mit einem Liebeswunsch und Geltungswunsch in Konflikt. Wieder etwas anders ist es mit dem Konflikt, wenn ein Mensch gleichzeitig den Kuchen aufessen und ihn behalten will. Hier geraten zwei verschiedene auf Besitz gerichtete Wünsche miteinander in Konflikt.

Die Unmöglichkeit, Besitz zu erwerben, oder der Verlust von Besitz werden oft als erhebliche Belastungssituationen erlebt. Besitz schließt von vornherein jedenfalls das Problem ein, daß es innere und äußere Spannungen, Konflikte und Kämpfe darum geben kann. Ich will nachher versuchen, am Beispiel der Besitzprobleme einiges zur Frage der Neurosenentstehung zu erläutern. Zuvor aber möchte ich Ihre Überlegungen noch darauf richten, welche anderen Gebiete wir sonst noch kennen, die zwischen Menschen oder in einem Menschen selbst besonders häufig Konflikte auslösen können. Es ist nicht schwer, herauszufinden, daß es außer dem Besitzstreben noch zwei weitere große Gebiete gibt, die bevorzugt konfliktbesetzt sind.

Das eine Gebiet umfaßt die Regungen des Antriebserlebens, die auf *Anerkennung, Geltung* und *Macht* gerichtet sind.

Das andere Gebiet umfaßt die Regungen, die auf *lieben* und *geliebt werden* gerichtet sind. Zu diesen Regungen gehören sowohl solche der aktiv erobernden Liebe wie Regungen der Hingabe, des Vertrauens.

Wir haben damit drei große Gebiete des Antriebserlebens benannt: Besitzstreben, Liebesstreben, Geltungs- oder Machtstreben.

Schultz-Hencke hat darauf hingewiesen, daß drei Forderungen des christlichen Mittelalters bzw. drei Tugenden, denen ein Mönch sich mit seinen Gelübden zu verpflichten hatte, diesen drei konfliktbesetzten Gebieten des Antriebserlebens entsprechen. Dem Besitzstreben entspricht die Forderung der Armut, dem Liebesstreben die Keuschheitsforderung, dem Geltungs- oder Machtstreben die Gehorsamsforderung.

Die Regungen des sexuellen Antriebserlebens gehören zum Gebiet des Liebesstrebens. Sie sind aber nur ein Teil davon. Auch Regungen der nichtsexuellen Liebe, z.B. auch der Zärtlichkeit, gehören zu diesem Gebiet.

Die aggressiven Regungen stellen einen Teil der Regungen des Macht- und Geltungsstrebens dar. Aber auch dieses Gebiet umfaßt noch andere Regungen, die im allgemeinen nicht als aggressive bezeichnet werden.

Wir können uns vielleicht auch fragen, ob Regungen des geistigen Antriebserlebens nicht auch konflikthaft werden können. Wo geistige Regungen sich als Forscherdrang besitzergreifend und bemächtigend zeigen, und wo sie als Forscherdrang bezüglich des Sexuallebens erscheinen, können sie Konflikte auslösen, sonst ist dies weniger der Fall. Zu nennen wäre immerhin noch der Erkenntnisdrang, wenn er damit einhergeht, daß beim Untersuchen etwas zerstört wird. Dann kann es freilich zu Konflikten kommen. Hier wäre beim Kind daran zu denken, daß es Konflikte gibt, wenn es aus Forscherdrang Spielzeug oder Gebrauchsgegenstände auseinandernimmt. Beim Erwachsenen wäre der Wunsch zu nennen, die Geheimnisse der Welt erkennen zu wollen; dabei kann freilich die Gefahr eintreten, daß er die Welt zerstört. Ein Beispiel hierfür wäre die Atomforschung. Es bleibt aber vielleicht doch berechtigt, die Antriebsregungen des Erkenntnisstrebens nicht in gleicher Weise als bedeutsam für die Entstehung von neurotischen Fehlentwicklungen anzusehen wie die drei oben genannten Gebiete. Diese Regungen führen bevorzugt da zu Konflikten, wo sie mit Regungen des Besitzstrebens, Liebesstrebens oder Machtstrebens verbunden auftreten.

Ich komme jetzt zurück auf die Antriebsregungen, die sich auf Besitz beziehen. Diese Antriebsregungen sollen überhaupt als Muster dienen, um daran für die Neurosenlehre wichtige Vorstellungen zu entwickeln. Zunächst will ich daran aufzeigen, daß zum vollständigen Antriebserleben verschiedene Seiten gehören.

Eine Reihe von Antriebsregungen, die zum Gebiet des Besitzstrebens gehören, spielen schon in der Säuglingszeit eine hervorgehobene Rolle. Der Name „Säugling“ ist gewissermaßen eine „Berufsbezeichnung“ für das Kind dieser Altersstufe. Der Säugling hat überhaupt zu bekommen, zu empfangen. Er empfängt Schutz, Pflege, Zärtlichkeit – besonders deutlich wird das Empfangen, Nehmen aber bei der Aufnahme von Nahrung.

Der Hunger meldet sich in kurzen Abständen immer wieder, immer wieder ist die Bedürfnisspannung da – das Verlangen, zu bekommen, der Drang, zu saugen, der Antrieb, zu nehmen, sich Nahrung einzuverleiben. Dies ist die früheste und urtümlichste Art des Nehmens, sich Aneignens. Da diese Form des Nehmens so wichtig ist für die Lebenserhaltung des Säuglings und immer wieder auftaucht, wird sie wahrscheinlich überhaupt als erstes deutlicher abgehoben erlebt.

Mit der Lebenswichtigkeit dieses Vorganges hängt mehreres zusammen:

1. Das Saugen wird zur ersten durchtrainierten willkürlichen *motorischen* Leistung.
2. Die *Gefühle,* die mit der Nahrungsaufnahme verbunden sind, sind besonders einprägsam und heben sich vermutlich als erste deutlicher im Erleben ab.
3. Die Anfänge von deutlicheren *Wahrnehmungen* und von ersten *Vorstellungen* sind damit besonders verbunden.

Damit haben wir schon nach relativ kurzer Lebenszeit in diesem Zusammenhang ein Antriebserleben, wie wir es später normalerweise auch in anderen Zusammenhängen als vollständiges Antriebserleben vor uns haben: Vollständiges Antriebserleben ist jeweils mit einem motorischen Impuls, einem Handlungsansatz verbunden, es ist zweitens mit Gefühlen verbunden und drittens mit mehr oder weniger flüchtigen oder ausgeprägten Wahrnehmungen oder Vorstellungen verbunden. Wir sprechen deshalb öfter von einem Vorstellungsanteil, Gefühlsanteil und Handlungsanteil des vollständigen Antriebserlebens.

Wenn *sehr* frühe Störungen beim Säugling eintreten, kommt es u. U. gar nicht zur Entstehung eines wirklich vollständigen Antriebserlebens im Nehmen – die zugehörigen Vorstellungen können zu wenig entwickelt sein, die Gefühle oder auch die motorischen Impulse. Es kommt dann zu von vornherein unvollständigen Formen, gewissermaßen Kümmerformen dieses Antriebserlebens.

Das gleiche in bezug auf die verschiedenen Anteile des vollständigen Antriebserlebens läßt sich auch von den übrigen Regungen des expansiven Antriebserlebens feststellen.

Thema:
Viele Wünsche, viele Kräfte, viele Möglichkeiten

3. Das Entstehen von Gehemmtheit. Verdrängung und andere Formen der Abwehr. „Dennoch-Wirksamkeit“ des Unbewußten (Gehemmten)

Um die Entstehung von Gehemmtheit zu verdeutlichen, gehe ich jetzt weiter von der Frage aus, welche Erfahrungen sich für ein kleines Kind an die Antriebsregungen oder Impulse zum Bekommen, Einverleiben, Nehmen anschließen können. Das Kind kann verschiedene Erfahrungen damit machen. Es kann erfahren: Es gibt – bald, reichlich, freundlich. Aus solcher Erfahrung wachsen Gefühle der Beruhigung, der Sicherheit, des Zutrauens. Das Kind kann aber auch die Erfahrung machen, daß es nicht so bald etwas gibt. Es kann dann in Hungerspannung und Angst geraten. Es kann auch die Erfahrung machen, daß es nicht so reichlich gibt, wie es haben möchte. Wieder kann das Ergebnis Angst sein aber auch Enttäuschung mit Wut bis zu Haßgefühlen oder Enttäuschung und Kummer bis zur Resignation. Schließlich kann das Kind die Erfahrung machen, daß es etwas bekommt, aber es spürt dabei Ablehnung, Unfreundlichkeit–Unzärtlichkeit. Die Folge kann wieder Angst sein; u. U. wird auch nur ein unbestimmtes Unbehagen ausgelöst; u. U. führt aber auch das zu Enttäuschungs- und Wutgefühlen.

Bei guter, das Kind befriedigender Pflege kommt es zu Gefühlen der Beruhigung und Sicherheit, es kommt zu vertrauender Erwartung und Unbekümmertheit im Nehmen. Alle Anteile des Antriebserlebens können sich entwickeln. Von der Welt bekommt das Kind das Gefühl und den Ansatz zu Vorstellungen, daß die Welt gut und schön ist, etwas bietet, das Nötige gibt.

Bei einer Pflege, bei der das Kind Mangel verspürt, werden Gefühle negativer Art geweckt und verstärkt: Angstgefühle, Gefühle von Enttäuschung und Wut, Gefühle von Enttäuschung und Trauer, Niedergeschlagenheit. Gleichzeitig kann das Kind im Verhalten verunsichert werden. Dies kann wieder zu etwas verschiedenen Formen gestörten Verhaltens führen. Manchmal entsteht mehr Beunruhigung, unruhige Bewegungen, hastiges und gieriges Verhalten. Manchmal entsteht mehr eine Störbarkeit des Verhaltens mit Verstimmtheit und Passivität, Resignation, die sich auch in einer Herabsetzung der motorischen Lebhaftigkeit (zuerst oft auch beim Trinken) äußert. In solcher ungünstigen Situation des Mangelerlebens werden Vorstellungen von einer Welt vorgeformt, die ein „Jammertal" ist oder die als gefährlich, bedrohlich erscheint.

Da Innenwelt und Außenwelt noch ununterschieden bleiben, bekommt die Nahrung oder die Nahrungsaufnahme auch eine entsprechende Tönung, Anmutung, Gefühlsvalenz. Diese Anmutung, Gefühlsvalenz kann positiv werden, oder sie kann negativ werden. (Angst, Zorn, Resignation – dies kann für die Entstehung späterer Störungen bei der Nahrungsaufnahme, für eine Aversion gegen die Nahrung eine Rolle spielen.)

Bei sehr frühem und ausgeprägtem Mangel – es kann sich dabei um wirklichen Nahrungsmangel oder auch um gleichzeitig oder gerade bei der Ernährung wirksamen Liebesmangel handeln – entstehen im Antriebserleben des Habenwollens, des Nehmens mehr Kümmerformen. Die Menschen neigen dann u. U. später zum nicht genügend deutlichen Erleben ihrer Bedürfnisse und Wünsche und zu vorzeitiger Resignation. Das Antriebserleben ist bei ihnen nicht recht zur Entfaltung gekommen. Die Menschen wirken auch dann in ihrem Antriebserleben eingeschränkt, gehemmt. Das ist allerdings nicht der klassische Fall der Gehemmtheit.

Erfährt das Kind dagegen nicht so frühe, nicht so starke Enttäuschungen und Einschränkungen, so wird sich das Antriebserleben zunächst einmal doch mehr entwickeln – es wird u. U. sogar zunächst verstärkt, drängender erlebt. Gesteigerte Heftigkeit des Habenwollens mit beunruhigten Gefühlen – hastige Gier kann das anzeigen. Auf solche besonders gierigen Kinder reagieren die Mütter im allgemeinen nicht erfreut, sondern abwehrend – mehr ärgerlich oder mehr selbst beunruhigt. Selbst wenn sie sich dessen nicht bewußt sind, äußert sich die Ablehnung der Mütter dann in Mißbilligung im Blick, im Ton der Stimme, in der Art, wie sie das Kind anfassen, wenn sie mit ihm umgehen. Schon die „gesunde Gier" eines Säuglings und Kleinkindes löst oft ablehnende Reaktionen bei den Erwachsenen aus. Bei Müttern, die durch ihr eigenes Verhalten die Gier eines Kindes gesteigert haben, ist dies meist umsomehr der Fall. Es kann aber auch so zugehen, daß zunächst alles ganz gut ging, bis der Mutter die normale Ungeduld und Gier des Kleinkindes zu viel wird und sie sich dann abwehrend verhält. Öfter ist es ja auch so, daß dem Baby noch ein gieriges Trinken zugestanden wird, aber dem etwas älteren Kind wird hastiges Schlingen bei Tisch und ungeduldiges Wünschen von Spielsachen und sonstiges Begehren von Wunscherfüllungen nicht mehr zugestanden.

Ist ein Kind schon von Anfang an etwas verunsichert und vielleicht daraufhin gierig geworden, so kann es besonders empfindlich für dann erfolgende Zusammenstöße geworden sein. Für unsere Überlegungen nehmen wir jetzt aber einmal der Einfachheit halber den Fall an, daß das Antriebserleben des Kindes sich zunächst voll entwickeln konnte und daß dann erst Mißbilligung, Ablehnung, Einschränkung einsetzen. Was erlebt das kleine Kind – ich denke jetzt an einen größeren Säugling oder ein Kind bis zu drei Jahren – dann im Zusammenhang mit seinen Impulsen, Wünschen zum

Haben, Bekommen und Nehmen? Es erlebt, wenn jetzt Ablehnung und Einschränkung einsetzen, unangenehme Gefühle, Furcht und Angst. Ich habe schon früher ausgeführt: Wenn die Mutter ein böses Gesicht macht oder wenn sie schilt, dann droht im Gefühlserleben des Kindes der Verlust der Mutter. Wenn die Mutter böse wird, ist das wirklich im Erleben in diesem Alter eine große Gefahr, die schwere Furcht- und Angstgefühle auslösen kann.

Was tun wir, wenn uns eine Gefahr droht? Wir müssen sie vermeiden, wenn wir sie nicht beseitigen können. Das Kind aber ist noch klein und schwach gegenüber den Großen und es kann auch nicht fliehen. Der einzige Weg, die Gefahr zu beseitigen, besteht für das kleine Kind darin, den Anlaß für die Gefahr in sich selbst auszuschalten. Wenn also der Wunsch, etwas haben zu wollen, diese große Gefahr für ein Kind heraufbeschwört, dann schnell weg mit diesem Wunsch und allem, was dazugehört – vor allem mit allen Vorstellungen und Gedanken daran. So wird die Antriebsregung des Habenwollens unterdrückt: Nicht zugreifen, nicht wünschen, nicht dran denken!

Das gelingt natürlich nicht immer gleich. Es spielt sich ein innerer Kampf ab zwischen dem Wunsch und der Furcht. Aber die Furcht kann die Oberhand behalten, wenn sie stark ist – und vor allem dann, wenn solche Situationen häufiger wiederkehren. Ist das der Fall, dann ergibt sich gewissermaßen ein Training dafür, daß der Wunsch ganz schnell ausgeschaltet werden kann, ja daß er schließlich gar nicht mehr deutlich ins Bewußtsein kommt, weil er schon beim leisen Anklingen unterdrückt wurde. Ist dieser Vorgang eingeübt, so bleibt dem Kind schließlich auch die Furcht erspart, da ja die „gefährlichen“ Wünsche gar nicht mehr im Erleben auftauchen können. Auch die Furchtvorstellungen und Angstgefühle werden natürlich möglichst schnell ausgeschaltet. Wo Wunsch oder Furcht sein könnte – oder beides miteinander wechselnd – ist im Erleben dann schließlich gar nichts mehr zu finden.

Was ich jetzt schon einmal kurz beschrieben habe, ist der Vorgang der Verdrängung von Wunschvorstellungen und der Hemmung des Antriebserlebens. Wenn dieser Hemmungsvorgang sich vollzogen hat, dann ist eine Gehemmtheit im Antriebs*erleben* vorhanden – in unseren Überlegungen hier handelt es sich um eine Gehemmtheit im Nehmen, im Zugreifen. Diese Gehemmtheit kann sich später z. B. dann zeigen, wenn etwas Eßbares da ist, das eigentlich begehrt werden könnte. Ein Mensch mit einer solchen Gehemmtheit erlebt dann u. U. da nicht mehr, daß er zugreifen könnte und zugreifen möchte, wo das an sich zu erwarten wäre. Manchmal zeigt sich dann eine vollständige Gehemmtheit, manchmal sind auch einzelne Anteile des Antriebserlebens stärker betroffen als andere. Die Gehemmtheit ist nicht immer so vollständig, wie es vorhin vereinfachend dargestellt wurde. Es kommt z. B. vor, daß vor allem der Vorstellungsanteil verdrängt ist. Das reicht häufig aus, um auch die zugehörigen Handlungsanteile und Gefühlsanteile mit zu blockieren. Aber mitunter kommen sie gewissermaßen selbständig doch wieder zum Vorschein. Manchmal kann der Vorstellungsanteil ruhig bestehenbleiben, wenn es gelungen ist, Handlungs- und Gefühlsanteil auszuschalten.

Das bisher Dargestellte soll jetzt durch ein Beispiel anschaulicher gemacht werden, an dem sich später auch noch Weiteres zeigen läßt.

In meinem Beispiel handelt es sich um die 11 Jahre alte Marlene, die sich bei mir in psychotherapeutischer Behandlung befand. Während der Behandlung dieses Mädchens ergab sich einmal eine Situation, in der sie sich hätte benachteiligt fühlen können. Ich hatte mit ihr zusammen am Tisch gesessen und mit ihr gesprochen. Dabei waren wir durch ein Telefongespräch für mich gestört worden. Ich nahm an, daß auch Marlene dies vielleicht als Störung, Enttäuschung hätte erleben können. Deshalb kam mir der Einfall, jetzt einen Teller mit Keksen, den ich in meinem Zimmer hatte, vor sie hinzustellen. Marlene reagierte darauf gar nicht. Es zeigte sich kein Zugreifen, kein Fragen, keinerlei erkennbare Reaktion in ihrem Gesichtsausdruck. Dann, nach einer kleinen Pause – ich saß ihr inzwischen wieder gegenüber – erfolgte eine Augenbewegung, aber nur für einen winzigen Moment. Ich spreche Marlene nun darauf an. Sie weiß aber nichts davon, daß sie kurz zu den Keksen hingesehen hat. Sie weiß nichts von Gedanken oder Gefühlen des Habenwollens.

Zuerst sah es also so aus, als läge hier eine vollständig gelungene Ausschaltung des Antriebserlebens des Habenwollens vor. Aber dann zeigte sich, daß der Impuls, etwas zu nehmen oder doch zu wünschen, nicht ganz vollständig ausgeschaltet ist. Ein winziger motorischer Impuls hat sich doch noch durchgesetzt – allerdings weiß Marlene nichts davon. Hier können uns Zweifel kommen: Hat sie wirklich keinerlei Wunsch gefühlt und nichts gedacht? Vielleicht verleugnet sie das auch nur? Das weitere Gespräch mit dem Mädchen ergibt folgendes. Marlene kennt durchaus Situationen, in denen sie einen Wunsch hat, etwas zu bekommen. Wenn sie von der Schwester etwas haben möchte, so meint sie, würde sie es der Schwester sagen, wenn sie von Erwachsenen etwas möchte aber nicht. Manche Wünsche würde sie vielleicht auch Vater und Mutter sagen, aber fremden Menschen nicht.

Manchmal hat Marlene also Wünsche, die sie erlebt. Aber bei dem Beispiel aus der geschilderten Behandlungssituation zeigte sich, daß es vorkommt, daß sie nicht erlebt, was sie normalerweise erleben könnte. Sie erlebt dann etwas nicht, was doch in ihr vorgeht. Da ist dann in ihrem Erleben eine leere Stelle, eine *Lücke*. Es fehlt etwas, wo eigentlich etwas hingehört.

Wir können zu unseren Überlegungen über die Entstehung von Gehemmtheit nun hinzufügen: Wenn eine Antriebsregung vorhanden war, und wenn dann ein Hemmungsvorgang mit Erfolg eingesetzt hat, dann ist das Erleben des Menschen lückenhaft geworden, d. h. er erlebt in bestimmten Situationen etwas nicht, was er gesunderweise erleben könnte. Es steht ihm das Erleben von Möglichkeiten nicht zur Verfügung, die doch eigentlich zu ihm gehören – und das ist schade.

Bei Marlene zeigten die Beobachtung und das nachfolgende Gespräch, daß im Erleben des Mädchens keine entsprechenden Vorstellungen, keine entsprechenden Gefühle und keine Handlungsimpulse vorhanden gewesen waren. Trotzdem hatte die kurze Augenbewegung mir als Beobachter gezeigt, daß in dem Kind etwas vorging, wovon es nichts erlebte, nichts wußte. Ein winziges Stück der zu diesem inneren Vorgang gehörigen Motorik hatte sich durchgesetzt, allerdings ohne im Erleben des Kindes bemerkt zu werden. Eine Frage, die sich bei einer solchen Schilderung aufdrängt, ist nun natürlich, wie man das gehemmte Antriebserleben wieder verlebendigen kann. Da ich im Augenblick mehr die Absicht habe, Ihnen das Entstehen von Hemmungsvorgängen auseinanderzusetzen, kann ich auf diese Frage nicht sehr ausführlich eingehen. Aber weil sie sich aufdrängt und der Gedanke daran die Aufmerksamkeit auf sich zieht, will ich wenigstens mit einer Andeutung zu antworten versuchen.

Während der Behandlung eines Kindes achten wir natürlich darauf, wie sich die Gehemmtheit des Kindes zeigt und welche eingeschränkten Reste des Antriebserlebens sich doch noch oder durch die Behandlung angeregt schon wieder bemerkbar machen. Wir versuchen dann, durch das, was wir sagen und tun, darauf einzugehen und das Gehemmte wieder mehr hervorzulocken. In der beschriebenen Situation hatte ich den Eindruck, daß es für das Kind nicht zu belastend sein würde, wenn ich es auf die Lücke in seinem Erleben aufmerksam machte. Es gibt auch Situationen, in denen man damit rechnen muß, daß es noch viel zu beängstigend für den Patienten sein würde, wenn man ihn darauf aufmerksam macht und ihm Hinweise darauf gibt, welches Erleben hier eigentlich zu ihm gehören könnte. In solchen Fällen muß man sich dann mit seinen Äußerungen mehr zurückhalten. Ich habe also Marlene auf den Vorgang angesprochen. Daß ich mit ihr im Anschluß an meine Beobachtungen ausführlicher darüber gesprochen habe, wie seltsam es ist, daß bei ihr sich hier gar nichts regte, daß ich mich dafür interssiert habe, ob sie irgendetwas gedacht oder gefühlt hat, was mit dem Wunsch nach Keksen in Zusammenhang stehen könnte, war bereits ein therapeutisches Vorgehen. Ich habe damit die Aufmerksamkeit des Kindes auf den hier vorliegenden Zusammenhang gelenkt. Marlene kam nur dadurch in die Situation, sich überhaupt damit beschäftigen zu können, daß sie hier etwas hätte wünschen und haben wollen können. Zugleich habe ich sie im Zusammenhang mit diesem Gespräch merken lassen, daß ich es für sehr natürlich und erlaubt halten würde, wenn sie entsprechende Wunschregungen hätte und zu verwirklichen versuchen würde. Damit habe ich mich zugleich ermutigend und schuldentlastend verhalten und Voraussetzungen dafür angebahnt, daß Marlene mit der Zeit Erfahrungen machen könnte, durch die frühere beängstigende Wirkungen wieder ausgeglichen und korrigiert werden könnten.

Um mehr über die Therapie darzustellen, müßte ich auch noch auf andere Beispiele eingehen. Ich will das aber hier nicht tun, sondern auf mein augenblickliches Anliegen zurückkommen, Ihnen die Grundlagen der Neurosenlehre darzustellen. Dazu knüpfe ich noch einmal bei der Beschreibung an, die ich vorhin von der Hemmung des Antriebserlebens gegeben habe. Wir haben dabei versucht, uns das noch sehr kleine Kind vorzustellen, das intensiv den Antrieb erlebt, etwas haben zu wollen, etwas nehmen zu wollen. Wir versuchten, uns vorzustellen, was in einem so kleinen Kind vorgeht, wenn es Ablehnung und Verstimmung der Mutter im Zusammenhang mit seinem Habenwollen spürt. Wir meinten, es erlebt Furcht und Angst. Die Furchtvorstellungen und die zugehörigen Gefühle können stärker sein als der andrängende Impuls, der sich regende Wunsch. Im Kampf zwischen Wunsch und Furcht kann der Wunsch untergehen. Die Gefahr, die gute Mutter zu verlieren, ist so erschreckend, daß das kleine Kind auch diese Vorstellung und die zugehörigen Gefühle gar nicht ertragen kann. Es kann nicht ertragen – soweit es dazu überhaupt seinem Alter nach schon in der Lage wäre – sich auszumalen, näher vorzustellen, was da Schlimmes geschehen könnte. Es kommt also sehr oft gar nicht zu einer Furcht mit abgehobenen Befürchtungen, mit Vorstellungen der Gefahr, und soweit solche Vorstellungen auftauchen, werden auch sie nach Möglichkeit rasch unterdrückt. Es bleiben dann nur mehr bloße Angstgefühle übrig. Bei noch sehr kleinen Kindern ist oft überhaupt nur Angstgefühl möglich, weil sie zu differenzierten Furchtvorstellungen noch nicht in der Lage sind. Bei etwas größeren Kindern können auch zuerst vorhandene Furchtvorstellungen unterdrückt werden, und dann bleiben wieder bloße Angstgefühle übrig. Im allgemeinen Sprachgebrauch unterscheiden wir das oft nicht so genau. Aber wenn man genau sein will, kann man unterscheiden zwischen Furcht vor etwas einerseits, Furcht in bezug auf eine bestimmte Gefahr, und andererseits Angst, bei der die Vorstellungen von der drohenden Gefahr gar nicht klar vorhanden sind. Angst kann man auch haben, ohne zu wissen wovor.

In der Situation, die wir uns vorgestellt hatten, in der das Kind die Antriebsregungen des Habenwollens erlebt und die Mutter abwehrt und ein böses Gesicht macht, verbinden sich für das Kind die Furcht- und Angstgefühle mit dem Wunsch, der Antriebsregung. Es kommt hier auch zu einer Koppelung zwischen beiden, es entsteht ein bedingter Reflex. Der auftauchende Wunsch kann dann in der Folge unmittelbar Furcht oder Angstgefühle mit hervorrufen. Schließlich kann, wenn diese Situation sich häufig wiederholt, auch statt des Wunsches nur noch das Angstgefühl erlebt werden. Der Wunsch ist bereits verdrängt. Es fehlen nun die Wunschvorstellungen, und auch die Vorstellungen von der Gefahr können verdrängt sein, sofern sie überhaupt bestanden hatten; auch sie fehlen dann bereits im Erleben. Übrig bleibt im Erleben die bloße Angst. Angst aber ist unangenehm, man muß sie abwehren. Man muß versuchen, auch sie so schnell wie möglich beiseitezuschieben, oder noch besser, sie so wenig wie nur irgend möglich aufkommen zu lassen.

Wenn dieser Vorgang der Abwehr des Wunsches eingeübt, eingeschliffen ist, kann er dann so rasch vor sich gehen, reflexartig, daß von der Wunschregung überhaupt nichts mehr deutlich erlebt wird, von der Angst nur noch flüchtige Anklänge erlebt werden – oder schließlich selbst auch diese nicht mehr. Es ist die Angst, es sind die blitzartig wirksamen „Angstreflexe", die die Gehemmtheit bewirken und dann dauernd erhalten können. Und das funktioniert, obwohl auch die Angst oft weitgehend verdrängt und gar nicht mehr im eigenen Erleben registriert wird.

Ich verweise hier wieder auf die 11jährige Marlene, die auf die vor sie hingestellten Kekse nicht reagiert hatte. Für mich erkennbar war ihr Wunsch überhaupt nur an dem kurzen Blick geworden, den sie einen Augenblick lang auf den Teller richtete und sofort zurücknahm. In dem anschließenden Gespräch hatte sie ausgesagt, daß sie davon nichts wisse und ihren Wunsch selbst gar nicht erlebt habe. Er hatte aber dennoch etwas bewirkt, nämlich den kurzen, ihr selbst nicht bewußt gewordenen Blick zum Teller. Wir können daraus ableiten: Es besteht also eine „Dennoch-Wirksamkeit" des Gehemmten, das vom Unbewußten her wirkt*. Wir können auch von einer Dennoch-Wirksamkeit des Unbewußten sprechen. Wir stellen nun also fest, daß die Antriebsregungen nicht wirklich aus der Welt geschafft sind, auch wenn sie gar nicht mehr erlebt werden. (Streng genommen dürfte man hier gar nicht mehr von einer Antriebsregung sprechen.)

Wir können aus unserem Beispiel auch noch mehr dazu ableiten. Das Mädchen schützt sich, wiederum ohne das zu bemerken, gegen das noch bestehende Wirken des unbewußten Wunsches durch

---

*Das war eine der grundlegenden Entdeckungen Freuds – vergl. S. 63 – nur hätte Freud hier nicht vom Gehemmten sondern vom Verdrängten gesprochen.

nicht hinsehen. Das Nichthinsehen ist eine Methode, den Antrieb abzuwehren, ihn gar nicht erst aufkommen zu lassen. (Der unwillkürliche, ganz kurze Blick zum Teller stellte hier nur einen winzigen Durchbruch gegenüber der Abwehrmethode des Nichthinsehens dar.) Nichthinsehen ist nur eine, allerdings häufige Form des Nichtwahrnehmens. Neben nicht hinsehen spielt auch nicht hinhören als Abwehrmethode oft eine Rolle.

Wir müssen uns die Sache so vorstellen: Hemmungsvorgänge können stattgefunden haben und Antriebsregungen sind nun gehemmt. Das Erleben ist lückenhaft geworden. Es wird oft etwas nicht erlebt, was erlebt werden könnte – was andere Menschen in der gleichen Situation tatsächlich erleben. Wenn nun aber auch die Antriebsregungen gehemmt sind und das Erleben damit lückenhaft geworden ist, so sind die Antriebsregungen eben doch nicht völlig verschwunden. – Es bleibt auch jetzt noch notwendig, sie vom Lebendigwerden, sie aus dem Erleben fernzuhalten. Es ist dazu *eine ständige Abwehrleistung notwendig.* Und in Situationen, in denen die gehemmte Regung tatsächlich angeregt werden könnte, setzen u. U. noch verstärkte Abwehrvorgänge ein.

Bei dem Kind in unserem Beispiel lernten wir bis jetzt das Nichthinsehen als eine Möglichkeit der Abwehr kennen. Das war eine Form von Vermeidung der Wahrnehmung. Wenn es nicht gelingt, die Wahrnehmung zu vermeiden, kommt es u. U. auch zur Verleugnung der Wahrnehmung. Mit Verleugnung ist hier nicht nur gemeint, daß die Wahrnehmung vor anderen nicht zugegeben wird – der Mensch kann auch seine eigene Wahrnehmung vor sich selbst verleugnen. Es gibt aber noch mehr verschiedene Formen der Abwehr. Eine weitere Abwehrform kann ich Ihnen gleich noch an demselben Beispiel aufzuzeigen. Nach unserem Gespräch hat Marlene dann *einen* Keks genommen. Sie betonte dieses „nur einen" und begründete es nicht sehr glaubwürdig klingend folgendermaßen: so sehr besonders gern esse sie ja diese Kekse gar nicht; sie esse auch nie sehr viele davon. Marlene findet also als weitere Stütze im Abwehrkampf die Möglichkeit, für sich die Theorie zu bilden, Kekse seien ja gar nicht so begehrenswert. Diese Theorie gibt ihr zugleich eine Möglichkeit, vor sich selbst den Mangel zu verbergen, daß sie nicht recht wünschen und gut zugreifen kann. Mit Hilfe dieser Theorie braucht sie dann auch nicht deutlicher zu erleben:

„Andere Kinder können sich besser etwas nehmen als ich, sie kommen zu mehr. Ich aber fühle mich gehindert." Das braucht sie nicht zu erleben, wenn sie die Überzeugung ausbildet und vertritt: „Süßigkeiten sind nicht so ein lohnendes Objekt, ich bin daran gar nicht besonders interessiert." Solche nachträglichen verstandesmäßigen Begründungen für neurotische Einstellungen und Verhaltensweisen werden auch als „Rationalisierungen" bezeichnet. Sie dienen sowohl der Abwehr der Antriebsregungen als auch vor allem der Abwehr des Erlebens der eigenen Gehemmtheit, des Erlebens der bedauerlichen Folgen, die sich aus der Gehemmtheit ergeben können.

Bei dem Kind in unserem Beispiel ist diese Technik ansatzweise schon da, aber sie ist noch nicht sehr stark ausgeprägt. Das Kind verleugnet noch nicht völlig den an sich vorhandenen Wunsch. Es gibt auch Patienten, die darin viel weiter gehen und die mit Entschlossenheit erklären, sie seien völlig uninteressiert an dieser Sache, oder die behaupten, der mögliche Gegenstand des Begehrens sei für sie überhaupt nicht begehrenswert, gar nichts Schönes, sie mögen ihn überhaupt nicht oder sie finden ihn sogar abstoßend. Sie verkehren dann ihre ursprüngliche Bewertung in das Gegenteil. Verleugnung des Wunsches und Verkehrung der Bewertung in das Gegenteil können also auch der Abwehr dienen. Die genannten Formen der Abwehr sind besonders dann nützlich, wenn sich Anklänge des eingeschränkten Antriebserlebens doch noch bemerkbar machen.

Dies ist keine vollständige Aufzählung aller Abwehrmöglichkeiten im Kampf gegen die Wiederkehr des Verdrängten, die Dennoch-Wirksamkeit gehemmter Regungen vom Unbewußten her.

Thema:
Der Angst begegnen

4. Innerseelische und zwischenmenschliche Antinomik und ihre Bewältigung: Gehemmtheit oder Aufschub und Verzicht?

Bei der Darstellung der Entstehung von Gehemmtheit habe ich die Ausgangssituation folgendermaßen beschrieben:

Das Kind hat einen Impuls, einen Wunsch – es will haben. Die Mutter dagegen verhält sich ablehnend, unfreundlich, „böse“ – sie will nicht geben.

Hier wurde also ein zwischenmenschlicher Konflikt geschildert, ein Konflikt, welcher entsteht aus einander widersprechenden Wünschen bei zwei verschiedenen Menschen. Aus diesem zwischenmenschlichen Konflikt kann natürlich dann für das Kind auch ein innerseelischer Konflikt werden, aber die ursprüngliche Antinomie besteht hier in dem Widerspruch der Bedürfnisse verschiedener Menschen. Gehemmtheit kann aber auch zustandekommen aufgrund einer Ausgangssituation, in der von vornherein eine innerseelische Antinomie in bezug auf einander widerstreitende Bedürfnisse besteht. Eine ähnliche Situation wie oben angenommen könnte vielleicht bei einem dreijährigen Kind auch von vornherein so aussehen, daß das Kind die Mutter liebt und sie lieb erhalten will, es will aber auch haben und nimmt aufgrund seiner bisherigen Erfahrungen vorweg, die Mutter könnte dadurch böse werden. Hier hätten wir also die Antinomie zwischen einerseits dem eigenen Bedürfnis, zu lieben und geliebt zu werden, und andererseits dem eigenen Bedürfnis, haben zu wollen. Noch deutlicher wird das vielleicht bei anderen Konstellationen. Nehmen wir z. B. an:

Das Kind will Mutters liebes kleines Kind bleiben.
Das Kind will aber auch selbständig, unabhängig sein.
Oder nehmen wir an:

Das Kind ist über einen ihm abgeschlagenen Wunsch verstimmt, jetzt hat es den Impuls, zornig zu sein auf die Mutter, vielleicht sogar nach ihr zu schlagen.
Gleichzeitig hat es aber auch das Bedürfnis, die Mutter weiter zu lieben.

Es wurde schon darauf hingewiesen, daß die Existenz der inneren seelischen Antinomik eine ursprüngliche, mit der Tatsache verschiedenartiger Antriebsregungen gegebene ist (siehe S. 13 u. S. 94).

Ich möchte nun auf weitere Fragen kommen, die mit dem Problem der Bewältigung der zwischenmenschlichen und innerseelischen Antinomik zusammenhängen. Von dem Mädchen Marlene in dem oben berichteten Beispiel könnten wir ja vielleicht auch sagen: „Sie ist bescheiden.“ Es ergibt sich die Frage, ob solche Gehemmtheit, wie sie bei Marlene besteht, nicht vielleicht auch nützlich und notwendig ist? Bescheidenheit erleichtert ja das Zusammenleben. Aber es taucht doch auch zugleich die Frage auf, ob ein Mensch, um in angemessener Weise bescheiden zu sein, eine solche Gehemmtheit haben muß, ob er nicht auch auf andere Weise bescheiden sein könnte?

Es gibt tatsächlich verschiedene Formen von bescheiden erscheinendem Verhalten. Um uns das deutlich zu machen, wollen wir uns einmal kurz darauf besinnen, wie ein Mensch reagiert, der zu einer Kaffeeeinladung gegangen ist. Ist er zu guten Freunden eingeladen, mit denen er sehr vertraut ist, so wird er sich wahrscheinlich am Kuchen sattessen, dabei allerdings darauf achten, ob auch für die anderen genug da ist. Ist er zu ihm Fernerstehenden eingeladen oder vielleicht als junger Angestellter erstmalig in der Familie seines würdigen Chefs, so wird er sich wahrscheinlich etwas mehr zurückhalten, wenn er einen guten Eindruck machen möchte und dies der Situation für angemessen hält. Es gibt aber auch überbescheidene Menschen, die z.B. bei der Einladung beim Chef nie wagen würden, ein zweites Stück Kuchen zu nehmen, selbst wenn es ihnen herzlich angeboten wird. Ein solcher Mensch könnte aber durchaus noch erleben, daß es bedauerlich ist, daß er jetzt nicht noch einmal zuzugreifen wagen kann, er wird also seine Wünsche vielleicht noch erleben, obgleich er ihnen keinen Ausdruck gibt. Wenn von Bescheidenheit gesprochen wird, müssen wir also noch unterscheiden, ob es sich um eine der Situation angemessene Bescheidenheit oder um eine Überbescheidenheit handelt.

In den vorher genannten Fällen nahmen wir Menschen an, die bescheiden sind, es aber erleben, wenn sie weitergehende Wünsche haben. Etwas anderes wäre es schon in folgenden Fällen: Nehmen wir an, ein Mensch hat keinen Appetit, wenn ihm bei Tisch etwas angeboten wird. Hilft er aber beim Abräumen, so angelt er sich vielleicht schnell noch ein Stück von der Platte und steckt es in den Mund. Oder nehmen wir an, ein Kind leidet an Appetitmangel bei Tisch, es nascht aber aus dem Eisschrank. Hier wird der Wunsch in bestimmten Situationen nicht erlebt, in anderen dann aber doch.

Beim Naschen und Klauen bei Kindern kann es sich allerdings auch schon darum handeln, daß der Handlungsimpuls des Nehmens sich durchgesetzt hat, während ihnen die Vorstellung, daß sie die Mark oder die Apfelsine gern haben wollten, gar nicht deutlich geworden ist. Sie sagen dann hinterher auch manchmal: „Mit einemmal hatte ich das eingesteckt.“ Es können sich also auch Wünsche und Impulse durchsetzen, sich auswirken, obwohl sie als Wünsche nicht bewußt sind. Hier hätten wir also den Fall der durch Verdrängung gehemmten Wunschregung.

Wie wir aber an den ersten Beispielen des Verhaltens von Menschen bei einer Einladung gesehen hatten, kann ein Wunsch auch bewußt da sein und er kann doch beherrscht werden, er kann zurückgestellt werden. Wir können also auch auf deutlich erlebte Antriebsregungen Verzicht leisten und damit auf die Situation und auf andere Menschen Rücksicht nehmen. Es ist wichtig, den Unterschied zwischen Gehemmtheit und Verzicht zu verstehen. Deshalb möchte ich jetzt auch noch auf die Frage eingehen, wodurch es uns eigentlich möglich wird, einen bewußten Verzicht leisten zu können, also ohne Verdrängung und Gehemmtheit zum Verzicht zu gelangen.

Zur Klärung dieser Frage habe ich die Hörer meiner Vorlesungen auf ihre dabei bestehende augenblickliche Situation angesprochen. Ich bitte Sie nun, sich auch die Situation eines Menschen vorzustellen, der still in einem Vortragsraum sitzt und einem Referenten zuhört. Warum kann ein solcher Mensch wohl auf seine doch auch vorhandenen motorischen Bedürfnisse verzichten? Warum steht er nicht auf, reckt und streckt sich oder geht herum und unterhält sich mit anderen? Das sind Wünsche, die doch sicherlich bei jedem aufkommen können, wenn er einige Zeit still auf einem vielleicht nicht einmal besonders bequemen Stuhl gesessen hat. Ich stelle mir vor, daß der Zuhörer diesen Verzicht leistet, weil er hören will, was vorgetragen wird. Das scheint ihm im Augenblick wichtiger zu sein. Außerdem kann er sich vorstellen, daß es dem Vortragenden nicht so gut gefallen würde und ihn stören würde, wenn der Hörer jetzt in der beschriebenen Weise aktiv werden würde. Außerdem würde der Hörer auch Bedenken haben, was die anderen neben ihm darüber denken würden und welche Gefühle die gegen ihn haben würden, wenn er sich störend verhält. Der erwachsene Mensch kann also verzichten, wenn ihm etwas wichtiger, wertvoller erscheint, was ihm sonst entgehen würde, und er kann außerdem verzichten, wenn die Durchsetzung bestimmter Wünsche und Bedürfnisse Nachteile für ihn mit sich bringen würde, die immerhin so groß wären, daß es ihm nicht als ein gutes Geschäft erscheinen würde, wenn er sie in Kauf nehmen müßte. Dabei ist zu sagen, daß es von uns allen als großer Nachteil erlebt wird, wenn wir Ansehen und Sympathie verlieren. Der Vorteil, angesehen und geliebt zu sein, erscheint meist als von vornherein wertvoller.

Genau genommen handelt es sich meist auch gar nicht nur um den Wunsch, anerkannt und geliebt zu *werden*, sondern auch um den Wunsch, selbst zu *lieben,* freundlich zu sein und darüber mit sich selbst zufrieden zu sein. Ich glaube, der beschriebene Zuhörer vermeidet es nicht nur deshalb, den Vortragenden und die anderen zu stören, weil er diese anderen Menschen so sehr fürchtet (oder das so sehr fürchtet, was die dann von ihm halten), sondern auch deshalb, weil es sein eigenes Bedürfnis ist, freundlich zu den anderen zu sein.

Dieses Bedürfnis des Menschen, freundlich, rücksichtsvoll zu anderen zu sein, ist sehr dauerhaft, aber leise. Bei einem kleinen Kind setzt dieses Bedürfnis allein sich als Gegengewicht gegen andere, akut und lebhaft andrängende Bedürfnisse oft nicht so leicht in einem ruhigen Verzicht durch, weil eben diese anderen Bedürfnisse lauter, deutlicher im Augenblick verspürt werden und das Kind ja noch stark im Augenblick lebt. Im Augenblick wird es zu stark von den lebhaften Wünschen oder den zusammen mit ihnen auftretenden lebhaften Ängsten überwältigt. Die Fähigkeit zur Verzichtleistung ist von einem allmählichen Reifungsprozeß abhängig und entwickelt sich beim Kind erst allmählich. Zu diesem Reifungsprozeß gehört u. a. auch, daß solche leisen Dauerbedürfnisse an Wirksamkeit gewinnen. Dadurch wird allmählich die Fähigkeit zur Verzichtleistung aus eigener Entscheidung größer, die Notwendigkeit, Anpassung durch Verdrängung und Gehemmtheit zu vollziehen, dagegen geringer.

Es läßt sich aber noch mehr zum Gelingen der Verzichtleistung sagen. In den beiden vorher erwähnten Situationen – „etwas anderes ist wertvoller“ oder „Nachteile sind zu befürchten, unangenehme Folgen drohen“ – wird der Verzicht erleichtert und es wird eher möglich, ihn zu leisten, wenn ein Ersatz, ein Ausgleich oder ein Trost gefunden werden kann.

Wenn z. B. das Zuhören bei einem Vortrag nicht so befriedigend ist, das Gehörte nicht so interessant, daß es den Verzicht kaum empfinden läßt, oder wenn das motorische Bedürfnis doch so lebhaft ist, daß es trotzdem immer wieder spürbar andrängt, dann kann es auf etwas anderes verschoben werden nach der Methode: „Nicht dies – aber etwas anderes". Sicher werden auch Sie gelegentlich in einer ähnlichen Situation zwar nicht gleich aufstehen und herumgehen, aber statt dessen auf Ihrem Schreibpapier irgendeine Kritzelei machen, Muster oder Männchen malen und so doch eine gewisse Befriedigung durch motorische Eigenaktivität herbeiführen. Im Fall des Ausweichens auf kritzeln oder zeichnen würden Sie einen Ersatz suchen, der doch in einer begrenzten und veränderten Form auch Motorik enthält. Je nach der Freude, die Sie an den entstehenden Figuren dann haben, spielen vielleicht auch noch Befriedigungen anderer Art hinein. Manche von Ihnen werden auch in solchen Situationen sich gern etwas in den Mund stecken. Lutschen oder kauen ist zwar auch noch etwas Motorisches, aber im wesentlichen liegt der Ersatz dann in einer gesuchten Befriedigung auf einem anderen, hier dem oral genießenden Gebiet.

Der erwachsene Mensch und das heranwachsende Kind in zunehmendem Maße haben noch einen anderen Trost, der ihnen den Verzicht erleichtern kann. Der Wunsch, das Vergnügen kann ja auch aufgeschoben werden. Es wird möglich, eine Zeit lang Verzicht zu leisten auf einen empfundenen Wunsch, wenn in absehbarer Zeit die Befriedigung in Aussicht steht. Wenn Sie während eines Vortrages nicht wüßten, ob der Redner je wieder aufhören würde, würden Sie viel mehr in Unruhe geraten. So aber können Sie dann auch nach der Methode vorgehen: „Nicht jetzt – aber nachher!"

Weil die Tragfähigkeit für das Durchhalten eines Aufschubs und die Vorstellungsmöglichkeiten, die dazu gehören, sich auch erst allmählich entwickeln, ist es wichtig, Kindern beim Erlernen von Verzicht genügend Zeit zu lassen. Eine Hilfe zum Erlernen dieser Fähigkeit, eine Hilfe zur Erweiterung des Spannungsbogens besteht bei der Erziehung von Kindern auch darin, ihnen notwendige Wartezeiten zu überbrücken und ihnen beruhigend zu versichern, daß die ersehnte Wunscherfüllung kommen wird. Wichtig ist es dabei allerdings, dafür zu sorgen, daß die versprochene Erfüllung auch tatsächlich eintrifft und daß sie nicht zu lange hinausgeschoben wird. Es gibt Grenzen des möglichen Aufschubs. Ein zu langer Aufschub kommt einer Ablehnung gleich. Eltern überdehnen oft die Wartezeit, und manchmal hoffen sie sogar, daß das Kind inzwischen den Wunsch vergessen möge. Auch bei solchem Vorgehen kann vom Kind die Ablehnung des Erwachsenen gespürt werden, es kann auch auf diese Weise Gehemmtheit erzeugt oder verstärkt werden.

Ich komme noch einmal zurück auf die Methode des Ersatzes durch etwas anderes. Bei Kindern kann das so aussehen, daß ein bestimmtes lebhaftes Spiel zwar im Augenblick nicht erlaubt werden kann, weil Besuch erwartet wird und das Zimmer sonst zu sehr durcheinandergeraten würde. Der Verzicht auf ein motorisch lebhaftes Spiel gelingt dem Kind dann z. B. leichter, wenn der Erwachsene dem Kind in der Wartezeit eine interessante Geschichte vorliest oder wenn die Mutter ein bei dem Kind beliebtes ruhigeres Spiel inszeniert. Aber auch hier gilt, daß es Grenzen der Ersetzbarkeit, der Verschiebbarkeit gibt und daß die Gefahr besteht, durch übermäßige Ausnutzung der Bereitschaft des Kindes, Ersatz anzunehmen, eine Vernachlässigung oder Unterdrückung bestimmter Tätigkeitsgebiete erfolgen kann. Es wäre nicht gut, wenn es gelingen würde, das Kind immer nur für ruhige Spiele zu interessieren. Es würde dann motorisch ungeübt bleiben, und darüber hinaus könnte ein Kind auch dann die Ablehnung seiner lebhafteren motorischen Wünsche spüren. Auch so könnte Gehemmtheit der Motorik erworben werden.

Wenn ein Wunsch des Kindes nicht oder jetzt nicht erfüllt werden kann, so wird das vom Kind auch jedenfalls besser vertragen, wenn es nicht das Gefühl bekommen muß, daß der Wunsch als solcher abgelehnt, vom Erwachsenen negativ bewertet wird. Die Ablehnung eines Wunsches wird vom Kind leichter gesund vertragen, wenn es sich nicht mit seinem Wunsch oder wegen seines Wunsches selbst abgelehnt fühlen muß. Auf nichterfüllbare oder unbequeme Kinderwünsche reagieren die Erwachsenen aber sehr oft so unwillig, daß das Kind sehr wohl das Gefühl bekommen kann, es werde selbst abgelehnt, weil es diesen Wunsch hat. Nimmt die Mutter das Kind z.B. mit zum Einkaufen, so wird das Kind vieles sehen, was es gern haben möchte. Es ist öfter zu beobachten, wie Mütter, weil ihnen das zu viel wird, ärgerlich etwa sagen: „Immer mußt Du haben!“ Es wäre etwas ganz anderes, wenn die Mutter sagen würde: „Ja, das ist schön. Jetzt können wir es aber nicht kaufen.“ Geschickte Mütter helfen dem Kind auch, einen realitätsangepaßten Kompromiß zu finden. Sie sagen vielleicht auch: „Heute nicht, aber morgen wieder.“

Ständige allzugeschickte pädagogische Manöver der Ablenkung oder der wiederholten Vertagung von Wünschen sind dagegen fragwürdig. So lernte ich z.B. einmal eine Familie kennen, in der die Mutter Lehrerin war. Der Vater bestätigte ihr in einem Gespräch mit mir, sie sei eine so hervorragende Pädagogin, daß es ihr gelinge, jeden offenen Konflikt zu vermeiden. Es war mir eindrucksvoll, an dieser Familie zu sehen, wie hier weder Mann noch Kinder zu einem Eigenleben und der Erfüllung eigener Wünsche kamen und wie sie sich unbehaglich fühlten, obwohl sie der Familienmutter keinen direkten Vorwurf machen konnten.

Wir können zum Thema Aufschub und Verzicht zusammenfassen: Der Mensch kann Ersatz annehmen, er kann Verlagerungen seiner Wünsche vornehmen – man kann ihn ablenken bzw. er kann selbst seine Wünsche umlenken – das ist eine sehr positive Fähigkeit. Beim Erlernen von Verzichtleistungen bei Kindern spielt es eine große Rolle, daß das Kind Ersatz suchen und finden lernt, und es hat dazu zunächst oft die Hilfestellung der Erwachsenen nötig. Zu dem Thema „jetzt nicht – aber später“ können wir feststellen: Der Mensch kann auf Zukunft hin leben, er kann einen Spannungsbogen entwickeln, aber auch das braucht eine Zeit und auch dazu brauchen die Kinder oft zunächst unsere Hilfestellung.

Zum Annehmen von Ersatz müßte ich noch ergänzen, daß als eine Art von Ersatz auch eine Belohnung für die Verzichtleistung in Betracht kommt. Bei Kindern kann es manchmal eine materielle Belohnung sein – Schokolade oder Spielzeug. Die Belohnung kann aber auch in der Erlaubnis zu begehrten Unternehmungen bestehen. Sie kann schließlich auch darin bestehen, daß dem Kind besondere Liebe oder Anerkennung gezeigt wird, daß der Erwachsenen seinen Dank oder seine Freude ausdrückt. Auch dieser nichtmaterielle Lohn kann für den Menschen wertvoller sein als die Erfüllung seines ursprünglichen Wunsches. Hier ist nur ganz besonders darauf hinzuweisen, daß es eine Gefahr darstellt, wenn dies pädagogisch übermäßig ausgenutzt wird. Jedenfalls wird Verzicht möglich, wenn er sich lohnt. Das Warten muß sich lohnen, oder das, was durch den Verzicht gewonnen wird, muß lohnend sein. Außerdem muß der Verzicht auch in erträglichen Grenzen bleiben, wenn er ohne besondere Schwierigkeiten und innere Spannungen geleistet werden soll. Ständige Frustrationen, Frustrationen im Übermaß führen zu Entwicklungsschädigungen. Es hat Grenzen, wieviel Verzicht der Mensch ohne Schaden verträgt und leisten kann.

Wenn die Angst vor Nachteilen und vor Strafen oder vor drohendem Liebesverlust überwältigend wird, dann kommt es jedenfalls nicht mehr zu einer Verzichtsentscheidung, sondern dann kommt es zu Störungen des inneren Gleichgewichts und bei Kindern zur Entstehung von Entwicklungsstörungen und Gehemmtheit. Im Interesse der seelischen Gesundheit ist zu wünschen, daß die unumgängliche Anpassung des Kindes an die Realität möglichst wenig durch das Erwerben von Gehemmtheit erreicht wird. Bei der Gehemmtheit werden die Antriebsregungen des Kindes durch Furcht und Angst reguliert. Die Antriebskräfte sind nicht frei verfügbar und auch über die Regulierung der Kräfte verfügt dann nicht der Mensch selbst. Er ist gehemmt, und seine Gehemmtheit wirkt sich aus, ob er will oder nicht.

Es ist ein Unterschied, ob der Mensch eine schwierige Situation durch Verdrängungsvorgänge und Erwerben von Gehemmtheit erledigt, oder ob er sie verarbeitet.

Die Lösung einer Konfliktsituation durch Verarbeitung kann gelingen, weil der Mensch auch Möglichkeiten hat, sich seinen Bedürfnissen, Wünschen, Antriebsregungen gegenüber zu stellen, Möglichkeiten, bei denen er mit wachem Erleben und eigener Entscheidung verfügen kann, ob er ein Bedürfnis zeitweise zurückstellen oder überhaupt darauf verzichten will oder ob er ihm Raum geben und seine Kraft für die Verwirklichung seiner Wünsche einsetzen will. Ein Mensch, der über sein Erleben verfügt und der entscheidet, wie er mit seinen Impulsen und Wünschen umgehen will, kann, soweit das dem Menschen möglich ist, autonom werden. Ein stärkeres Ausmaß an Gehemmtheit beeinträchtigt dagegen die Möglichkeit der Autonomie.

Autonomie ist möglich, weil der Mensch erlernen kann, seine Kräfte selbst zu steuern, seine Impulse und Wünsche zu lenken und zu zügeln. Er kann ein mit eigener Entscheidung sich selbst Steuernder werden. Aber ein Kind braucht auch dazu Zeit, bis es die Voraussetzungen dafür erwirbt. Das Abwarten der Reife und die Hilfe beim Erlernen der Verzichtsfähigkeit ist deshalb notwendig. Die Unterstützung beim Herausfinden von Ersatzmöglichkeiten und beim Erlernen von Aufschub stellt eine Form der Hilfe zur Entwicklung der Fähigkeit einer selbständigen Antriebssteuerung dar, und dadurch wird es möglich, daß weniger Angst vor der eigenen Triebhaftigkeit entsteht, so daß das Kind dann auch deshalb seine Antriebsregungen nicht zu verdrängen braucht und seine Kräfte erlebbar und verfügbar behalten kann.

Wenn dagegen in stärkerem Maße Gehemmtheit besteht, sind die Kräfte nicht verfügbar, und zusätzlich beansprucht der Abwehrkampf noch weitere Kraft. Dieses Blockiertsein und Festgelegtsein der Kräfte führt dann oft auch zu Ausfällen in der Leistungsfähigkeit.

Ich möchte hier wieder kurze Bemerkungen zum Anliegen der Therapie einschalten. Es ist ein Anliegen der psychoanalytischen Therapie, durch Gehemmtheit ausgeschaltete Antriebsregungen wieder lebendig und erlebbar zu machen, ihre Blockierung aufzuheben, so daß sie wieder zur Verfügung stehen oder, wenn nötig, sich überhaupt erst einmal entfalten und entwickeln können. Das ist ein zentrales Anliegen der Therapie. Aber lebendig sein der Antriebsregungen bedeutet noch keine Autonomie. Dazu gehört, daß ein Mensch nicht nur ein Spielball seiner triebhaften Bedürfnisse, Impulse, Wünsche ist, sondern daß er selbst damit umgehen kann. Ich glaube, daß es berechtigt ist, wenn Schultz-Hencke forderte, als eigentliches Ziel der Therapie eine möglichst weitgehende Autonomie des Patienten anzustreben. (Autonomie darf nicht verwechselt werden mit Egoismus, Selbstherrlichkeit, Mangel an sozialen Bezügen – Autonomie kann durchaus das Wissen einschließen, daß der einzelne nicht unabhängig von seiner Beziehung zu anderen lebt.)

In der Therapie wird also die Auflösung von Gehemmtheit angestrebt. Aber die Aufhebung der Gehemmtheit reicht allein zur Wiederherstellung nicht aus. Wenn die gehemmten Kräfte frei werden, dann muß der Patient u. U. erst noch den Lernvorgang nachholen, wie er mit diesen Kräften umgehen, wie er sie auch regulieren, sie selbst steuern lernen kann. (Daraus ist zu verstehen, daß ein Kind, das psychotherapeutisch behandelt wird, manchmal zunächst seinen Impulsen, seinen Wünschen, die sich wieder deutlicher regen, ausgeliefert zu sein scheint. Es ist zwar nun nicht mehr der Gehemmtheit oder der Furcht und Angst ausgeliefert, aber statt dessen ist es seinen Wünschen und Impulsen vorübergehend zunächst einmal stärker ausgeliefert. Es ist auch nicht immer möglich, bei der Therapie immer nur gerade so viel Gehemmtheit aufzulösen, so viel Antriebskräfte wieder freizumachen, wie das Kind auch schon selbst in den Griff bekommen kann. Daher gibt es während der Therapie häufiger Übergangsphasen, in denen das Kind mit überschießenden Verhaltensweisen schwieriger erscheint als vorher. Es ist verständlich, daß dies in der Umgebung des Kindes, das in Behandlung steht, dann manchmal Bedenken und Befürchtungen auslöst. Es handelt sich dabei aber in der Regel nur um etwas schwierige Übergangsphasen, bis ein neues Gleichgewicht gefunden ist.)

Die Therapie hat also auch noch weitere Aufgaben neben der Befreiung der gehemmten Kräfte. Sie lockt diese wieder hervor und unterstützt sie in ihrer Entfaltung. – Daneben aber hat sie dem Patienten auch Hilfestellung zu geben, wenn er nun mit seinen befreiten Kräften Erfahrungen sammeln muß. Er muß erst herausbekommen, wie er seine freigewordenen Kräfte anwenden kann, wie er sie einsetzen und wo er sie zurücknehmen kann. So gehört das Training des Durchhaltens im Einsatz um Wünsche ebenso zur Therapie wie das Training im Wartenkönnen, Ersatz annehmen können, sich auch einmal mit einem Verzicht abfinden können. Das alles gehört zu dem Entwicklungsvorgang bei dem Patienten, die Möglichkeiten einer Selbststeuerung zu erkennen, zu erlernen und zu üben und sich damit auf Autonomie hin zu entwickeln.

Von diesen therapeutischen Gesichtspunkten her können wir uns nun noch Weiteres deutlich machen. Die bisherige Angabe der Aufgaben der Therapie war nämlich noch nicht ganz vollständig. Der Entwicklungsstand, von dem die Therapie mit dem Patienten ausgeht, ist nämlich in Wirklichkeit noch komplizierter. Es fehlen bei ihm nicht nur einfach Regungen im Erleben aufgrund von Gehemmtheit. Sie sind dann, wenn sie wieder hervorgelockt werden können, auch oft noch unentwickelt, und es müssen hier Entwicklungsvorgänge in der Reifung und Entfaltung der Antriebsregungen nachgeholt werden. Außerdem haben wir es aber in der Therapie nicht nur mit dem, was fehlt, und fehlender Entwicklung von Möglichkeiten zu tun – vielmehr haben bei dem Patienten, nachdem die Gehemmtheit eingetreten ist, dann ja noch andere Entwicklungsvorgänge eingesetzt. Es haben sich bei dem Menschen, der mit seiner Gehemmtheit leben mußte, Folgeerscheinungen davon ausgebildet. Auf diese Weise haben Fehlentwicklungen eingesetzt und weitere Folgeerscheinungen der Gehemmtheit im Erleben und Verhalten sich ausgebildet. Die Resultate dieser Fehlentwicklung in der Persönlichkeitsstruktur des Patienten, die sich in seinem Verhalten und Erleben zeigen, müssen auch abgebaut, umgebaut werden. Es muß eine Umstrukturierung der Persönlichkeit stattfinden.

Manche von diesen manchmal eigenartigen Verhaltensweisen verschwinden zum Glück von selbst, wenn die Gehemmtheit aufgelöst und die notwendigen Entwicklungsvorgänge nachgeholt werden. Manche solche Folgeerscheinungen aber haben ein zähes Leben und sind nicht so leicht wieder zum Verschwinden zu bringen.

Thema:
Lösung suchen – finden im Konflikt

5. Lückenhaftes Erleben und andere Folgeerscheinungen der Gehemmtheit. Bequemlichkeit und Übererwartungen. Durchbruch gehemmter Antriebsregungen im Symptom

In diesem Abschnitt soll von den Folgeerscheinungen der Gehemmtheit die Rede sein. Ich möchte wieder ausgehen von den Auswirkungen der Gehemmtheit in dem Beispiel der uns schon bekannten Marlene.

In der vorher beschriebenen Situation wußte das Mädchen nichts von seiner Wunschregung, etwas haben zu wollen. Es wußte nichts von seinem Impuls, zugreifen zu wollen. Im Gespräch aber äußert Marlene dann, daß sie auch Situationen kennt, in denen sie den Wunsch, etwas haben zu wollen, erlebt. Vielleicht erlebt sie ihn auch dann nicht so deutlich wie andere mit allem, was dazugehören könnte – aber sie erlebt ihn. Wie verhält sie sich dann? Zum Teil ganz adäquat. Sie erzählt z. B., wie sie es machen würde, wenn Besuch da ist und sie noch mehr Kuchen haben möchte. Sie würde dann vielleicht die Mutter fragen, ob sie noch nehmen darf oder nicht. Wenn sie von gleichaltrigen Kindern etwas haben möchte, dann würde sie auch fordern. Von Erwachsenen dagegen würde sie nur etwas erfragen oder erbitten. Von Vater oder Mutter würde sie eher etwas erbitten als von Fremden.

Soweit kann man ihr Empfinden und Verhalten als ziemlich angemessen bezeichnen. Allerdings sagt Marlene auch, daß sie von „Fremden“ *nie* etwas erbitten würde, und das scheint nun doch zu weit zu gehen. Sie will auch z. B. von mir nichts erbitten, auch nach dem ausdrücklichen Angebot: „Du kannst mich immer bitten, Du kannst es mir sagen, wenn Du etwas haben möchtest.“ Das Mädchen begründet, daß es das nicht tun wolle, damit, daß ihm das unangenehm, unbehaglich wäre, wenn es bitten würde. Marlene äußert Sorge, wenn sie bitten würde, selbst wenn es ihr erlaubt ist, würde man sie vielleicht doch für unverschämt halten. Sie fügt hinzu, das sei doch „nicht schön, wenn eine alles haben will“. Marlene hat also doch gewisse Auffälligkeiten im Verhalten, wenn es um Bitten oder Fordern geht. Und da ist noch etwas an ihren Aussagen interessant: Das Mädchen äußert die Sorge, für unverschämt gehalten zu werden, wenn sie bittet. Sie meint dazu, man könne denken, sie wolle *alles* für sich haben.

Solch eine Sorge und Befürchtung kann verschiedene Gründe haben. Das Kind könnte Erfahrungen gemacht haben mit Erwachsenen, die wirklich so denken. Aber dann ist es doch erstaunlich, daß das Mädchen noch nicht bemerkt hat, daß nicht alle Erwachsenen so sind! Sie scheint dann behindert zu sein im Aufnehmen neuer Erfahrungen. Sie überträgt einfach ihre früheren Erfahrungen als Erwartung auf neue Menschen, ohne durch neue Erfahrungen ihre bisherigen Vorstellungen von den Menschen zu ergänzen oder zu korrigieren. Aus Erfahrung lernen ist einerseits eine Frage der Intelligenz, andererseits aber auch eine Frage der Gehemmtheit oder Ungehemmtheit. Jeder von uns überträgt Vorerfahrungen in neue Erlebnisse. Beim stärker gehemmten Menschen kommt es aber zu einer starren, eingeengten Übertragung ohne die Möglichkeit, die früheren Erfahrungen durch neue Erlebnisse zu bereichern und zu korrigieren.

Diese Sorge, für unverschämt gehalten zu werden, kann aber auch noch andere Hintergründe haben. Es kann nämlich dahinterstecken: Die Wünsche und Ansprüche sind tatsächlich im geheimen *sehr groß*. Bei Marlene gab es tatsächlich eine Reihe von Anhaltspunkten dafür, daß dieser Grund bei ihr eine Rolle spielt – allerdings in Verbindung mit einer weiteren Auffälligkeit. Wenn das Mädchen von sich etwas erzählte, dann fiel auf, daß sie spontan als erfreuliche Erlebnisse immer nur solche schilderte, wo ihr ein materieller Genuß ohne eigenes Zutun in den Schoß gefallen war oder wo ihr Arbeit und Anstrengung erspart blieb, z.B. wenn die Schule ausgefallen war. Als unangenehmes Erlebnis wird spontan vor allem berichtet von Forderungen, die an sie gestellt werden. Weiter fiel mir in der Behandlung Marlenes eine Eigenart auf, die sich besonders im Beginn der Behandlungsstunde oft bemerkbar machte. Sie blieb von sich aus passiv, man hatte aber den Eindruck, als erwarte sie, nun von mir unterhalten oder angeregt zu werden. Es fiel mir also ihre Passivität auf, die verbunden zu sein schien mit einer für mich fühlbaren Erwartungseinstellung.

Dem Kind selbst ist dies alles sicher nicht aufgefallen. Es bemerkt nicht, daß sich hier bei ihm etwas ausdrückt von sehr großen Erwartungen und Wünschen, die es eigentlich hat. Bei Marlenes Erwartungen geht es um solche Vorkommnisse, bei denen ihr sehr viel zufällt, ohne daß sie sich darum anzustrengen braucht, und es handelt sich bei ihr um Wunscherfüllungen, bei denen der andere ihre Wünsche errät – Wünsche, die sie selbst nicht einmal deutlich fühlt und zu benennen weiß.

Solche Persönlichkeitszüge wie hier die Haltung, die die nichtbewußten *Übererwartungen* für andere spürbar ausdrückt, und die Passivität oder *Bequemlichkeit* bilden sich nun oft in der weiteren Entwicklung von Menschen aus, wenn es bei ihnen zu einer stärkeren Gehemmtheit gekommen ist. Wie es zu solchen Übererwartungen und Bequemlichkeitszügen kommt, will ich später noch darstellen (siehe S. 161/162), einige erste Hinweise zum Anwachsen der Erwartungen und Wünsche möchte ich hier aber doch schon geben.

Wer nicht bitten, fordern und sich etwas nehmen kann, wird tatsächlich oft leer ausgehen oder weniger bekommen, wo er etwas erhalten könnte. Er wird also verhältnismäßig oft, verglichen mit anderen, Mangel haben. In Mangelsituationen wachsen aber die Wünsche und Wunschspannungen sehr häufig an. Bei großem Hunger entsteht z. B. das Gefühl, man müßte eigentlich unendlich viel bekommen, um überhaupt satt zu werden. Nach diesen Überlegungen verstehen wir vielleicht schon etwas von der Entstehung *unbewußter Übererwartungen,* die sich *in der Haltung des Menschen ausdrücken* können, ohne daß er es weiß. Wer nun aber sehr große Erwartungen hat, wird auch erst recht wieder besonders leicht enttäuscht werden. Auch diese vermehrte Enttäuschungsgefahr ist bedeutsam.

Mit den vorstehenden Hinweisen wollte ich zeigen: Wenn ein Kind früh Gehemmtheiten erworben hat, so ergeben sich daraus dann im Verlauf der Entwicklung noch weitere Folgeerscheinungen, die das Verhalten und die Persönlichkeit stark verändern können. Bei Marlene in unserem Beispiel können wir vermuten, daß sie, ohne es recht zu wissen, doch sehr große Wünsche und Erwartungen hat. Ihre Sorge, die anderen könnten von ihr denken, sie wäre unverschämt und wolle alles für sich haben, verrät uns, daß sie vielleicht wirklich mehr haben will als sie weiß. Weil das so ist, fürchtet sie, für unverschämt gehalten zu werden. Diese Furcht bezieht sich also eigentlich nicht auf das Nehmen von wenigen Keksen, sie steht vielmehr in Verbindung mit den ihr selbst nicht bewußten riesengroßen, aber unklaren Wünschen und Erwartungen. Sie erlebt nicht: „Ich will sehr viel haben", sondern sie erlebt, wenn die Versuchung, etwas zu nehmen, an sie herantritt: „Die *anderen* könnten denken, ich wollte jetzt gleich alles haben!" Sie erlebt also etwas von der Außenwelt her statt von dem her, was in ihr selbst vorgeht. Diesen Vorgang nennt man „Projektion"*.

---

* Projiziert wird in diesem Beispiel allerdings nicht unmittelbar die verdrängte Regung selbst. Wäre das der Fall, so würde die Patientin nicht sich selbst, sondern stellvertretend die anderen als habgierig erleben, u. U. sich von deren gierigen Wünschen bedroht fühlen.

Es können sich also in der weiteren Entwicklung des gehemmten Kindes Verhaltensweisen oder Eigenschaften wie die erwähnte Bequemlichkeit ausbilden und vom Träger selbst unbemerkte Haltungen, die unbewußte Übererwartungen (oft „Riesenerwartungen" genannt) und Ansprüche ausdrücken, und auch sonst noch mancherlei andere besondere Persönlichkeitszüge. Zum Beispiel entwickeln manche oral gehemmten Menschen im späteren Verlauf ihres Lebens eine ausgeprägte Bescheidenheitsideologie. Sie verachten alle Wünsche, etwas haben zu wollen, und belegen das philosophisch oder bilden auch sonst eine Weltanschauung besonderer Anspruchslosigkeit aus – in ausgeprägten Fällen werden gelegentlich solche Ideologien dann anderen gegenüber fanatisch verfochten. So gibt es Apostel aller möglichen seltsamen Lehren aus neurotischen Gründen. (Vollausgebildete und fest zementierte neurotische Vorurteile und Fanatismen findet man bei Kindern kaum. Persönlichkeitszüge wie neurotisch begründete Passivität und Bequemlichkeit, die dann auch genossen werden kann, oft verbunden mit unbemerkten Haltungen von Übererwartung und Ansprüchlichkeit findet man dagegen oft schon bei Kindern.)

Mit der Ausbildung und Verfestigung neurotisch begründeter Eigentümlichkeiten, Einstellungs- und Verhaltensweisen erfolgt also eine besondere Prägung der neurotischen Persönlichkeit im Verlauf der weiteren Entwicklung. Es bildet sich eine neurotische Persönlichkeits- oder Charakterstruktur aus.

An Marlene haben wir nun auch gesehen, wie sie ihre durch Verdrängung unterdrückten Wünsche weiterhin abwehrt, z. B. auch durch die vorhin beschriebene Projektion. Wir konnten dabei aber zugleich auch erraten, daß das Verdrängte doch noch weiter wirkt. Daß das Gehemmte, Verdrängte doch noch wirksam ist, wird dann aber ganz offensichtlich, wenn es zu einem plötzlichen Durchbruch der gehemmten Regung kommt. Auch das kommt vor. Bei Kindern, bei denen eine stärkere Gehemmtheit im Habenwollen, Bitten, Fordern und Zugreifenkönnen besteht, kommt es dann u. U. zum Wegnehmen fremden Eigentums. Auch bei unserer kleinen Freundin ist es eine Zeit lang zu kleinen Eigentumsvergehen in der Familie gekommen. Sie hat kleinere Geldbeträge „genommen".

Vorkommnisse von Klauen und Naschen bei Kindern können einfach so begründet sein: Der gehemmte Antrieb bricht nun doch durch, und zwar in der Regel in Situationen besonderer Belastung und Versuchung. Das Kind, das sonst nicht zugreifen kann, hat dann also plötzlich „etwas genommen". Oft sind allerdings die Zusammenhänge auch bei kindlichen Diebstählen noch viel komplizierter.

Als ein Grundschema zum Verständnis der Entwicklung neurotischer Kinder können wir aber jetzt schon folgendes festhalten:

Zuerst vollzieht sich der Hemmungsvorgang wie beschrieben. Die erste direkte Folge davon ist: Antriebserleben und Antriebsverwirklichung sind nun ganz oder teilweise eingeschränkt. Es bestehen Gehemmtheiten. Man sieht zunächst weiter nichts Auffälliges. Wenn man aber genau beobachtet, dann kann man weitere Folgeerscheinungen der Gehemmtheit erkennen. Das Erleben der Kinder ist nun verändert, d.h. es hat sich etwas verändert im Wahrnehmen der Welt, im Wahrnehmen und in den Gefühlen, die sich auf andere Menschen beziehen; es sind also Veränderungen da in den Gefühlen und in den Wahrnehmungen und Vorstellungen, im Denken der Kinder. Verändert ist auch die Aktivität, das Verhalten. Das Erleben ist verändert, und es verändert sich im Laufe der Zeit meist auch noch weiter, so daß es immer mehr verschieden wird davon, wie ein nichtgehemmtes Kind erlebt, fühlt und denkt. Ebenso ist das Verhalten einem Veränderungsprozeß unterworfen – das kommt auch oft im Leistungsverhalten zum Ausdruck und beeinflußt u.U. auch die Leistungsergebnisse. Manchmal fällt den Mitmenschen früher oder später auf, daß ein solcher Mensch doch eigentlich etwas eigenartig ist – seltsam, komisch, merkwürdig wirkt. Manchmal kommt das den Mitmenschen aber auch gar nicht so zum Bewußtsein. Wenn nicht sehr auffällige Persönlichkeits- oder Charakterveränderungen da sind, werden die gehemmten Menschen oft zunächst nicht als krank empfunden. (Manchmal erscheinen sie als sogar durchaus angenehm – ihre besondere „Bescheidenheit" und andere durch die Gehemmtheit bedingten Eigentümlichkeiten werden begrüßt und gefördert.) Aber es kann passieren, daß eines Tages etwas von den gehemmten Antriebskräften doch wieder durchbricht – dann aber in einer gar nicht passenden, übermäßigen oder verzerrten Form, so daß man oft gar nicht leicht erkennen kann, welche Antriebsregungen sich da eigentlich durchzusetzen versuchen. Mit dem Auftreten von solchen Durchbruchssymptomen werden die Menschen dann als krank empfunden – bei den Symptomen wie neurotisches Wegnehmen, Weglaufen etc. oft auch nicht als krank, sondern als „erziehungsschwierig".

In unserem Beispiel mit dem gehemmten Antrieb zum Nehmen, Zugreifen und dem Durchbruch im „etwas nehmen", klauen ist es leicht, den Zusammenhang zu verstehen. Bleiben wir der Einfachheit halber bei einem solchen Fall. Wenn es geschieht, daß im Symptom „Klauen" der gehemmte Antrieb zum Nehmen durchbricht, dann reagieren darauf sowohl der Patient selbst als auch seine Umwelt. Es kommt nun zur Bekämpfung des Symptoms. Die Bekämpfung kommt oft zunächst von außen her, aber es kommt auch zu einem inneren Abwehrkampf. Und mit diesem Abwehrkampf gegen die Symptomatik beginnt wieder eine neue Phase im Schicksal der unterdrückten Antriebsregungen.

Damit soll es für diesen Abschnitt genug sein, obwohl wir uns natürlich noch mehr im einzelnen mit den verschiedenen Folgeerscheinungen beschäftigen müssen, die sich aus der Gehemmtheit entwickeln können. Auch die Kinder mit einer Gehemmtheit im Nehmen entwickeln sich durchaus nicht alle gleich, sie bieten nicht alle das gleiche Bild in bezug auf ihre Art zu erleben, sich zu verhalten, in bezug auf ihre Symptome und die Schwierigkeiten, die sie im Zusammenleben mit anderen haben.

Ich habe bisher nur versuchen wollen, an dem Beispiel des Impulses zum Nehmen und Habenwollen und an dem Beispiel eines gehemmten solchen Impulses etwas Allgemeines hinsichtlich der Entstehung und Auswirkung von Gehemmtheiten darzustellen.

Thema:
Verstehen von Schwierigkeiten

6. Schema der Neuroseentstehung und zusammenfassender Überblick zur allgemeinen Neurosenlehre

Freud hatte, wie im II. Abschnitt dargestellt, bei seiner Beschäftigung mit neurotisch Kranken bald herausgefunden, daß die tieferen Ursachen einer Neurose in krankmachenden, pathogenen Ereignissen in der frühen Kindheit zu suchen sind. Diese Erfahrung Freuds hat sich allen Psychoanalytikern bis heute immer wieder bestätigt. Wie schon berichtet, hatte Freud zunächst bei den pathogenen Einflüssen mehr an einzelne, dramatische Ereignisse gedacht, die eine seelische Verwundung, Verletzung hervorrufen können: ein Trauma. Die Vorstellung von der Bedeutung einzelner traumatischer Ereignisse wurde dann im Laufe der Zeit durch die Erfahrung korrigiert. Es stellte sich heraus, daß es gar nicht so häufig einzelne besondere Ereignisse sind, die eine schwere seelische Verwirrung hervorgerufen haben, sondern daß es sich bei den krankmachenden Einflüssen viel häufiger um eine ständige Folge weniger dramatischer schädigender Einflüsse handelt, oft sogar mehr um atmosphärische Dauereinflüsse.

Freud hatte außerdem hauptsächlich an traumatische Beeinträchtigungen der frühkindlichen Sexualentwicklung gedacht, also an für ein Kind beängstigende Eindrücke und an Strafen und Drohungen, die sich auf den sexuellen Erlebnisbereich beziehen. Übrigens hatte er auch besonders die vorzeitige Verführung von Kindern durch Erwachsene als schädigenden Einfluß in Betracht gezogen. Dabei hatte er auch daran gedacht, daß die Kinder dadurch nicht nur schockiert, sondern auch gewissermaßen in verwöhnender Weise an eine vorzeitige Triebbefriedigung herangeführt werden könnten, wodurch dann die weitere Entwicklung erschwert werde. Es ist also in Freuds Äußerungen bereits sowohl der Gesichtspunkt des Schocks und der schmerzlichen Einschränkung als auch der Gesichtspunkt der Verwöhnung mit Triebbefriedigung enthalten. Schultz-Hencke hat dann vorgeschlagen, die krankmachenden Einflüsse unter der sehr allgemeinen Überschrift „Härte und Verwöhnung" zusammenzufassen. Sowohl Härten als besondere Verwöhnungen auf den verschiedenen Antriebsgebieten werden bei ihm als pathogene Einflüsse angegeben. „Härte" und „Verwöhnung" sind natürlich sehr weite Begriffe und haben nur einen hinweisenden Charakter. Was man sich im einzelnen unter solchen Härten und Verwöhnungen vorzustellen hat, muß noch näher beschrieben werden. Ich werde in diesem Kapitel nur verhältnismäßig wenig darauf eingehen. Das folgende Kapitel bringt dann als Anhang zur allgemeinen Neurosenlehre einige Hinweise zu Härte und Verwöhnung als pathogene Einflüsse. Die Vorstellungen dazu werden dann auch im Verlauf der Darstellungen im IV. Abschnitt noch weiter deutlich werden.

Ob es später zu einer Neurose kommt, ist aber nicht nur von der Art und dem Ausmaß der pathogenen Einflüsse abhängig. Es ist auch nicht gleichgültig, *wen* diese Einflüsse treffen. Das einzelne Kind bringt ja individuelle besondere Anlagen mit, und das ergibt Unterschiede in der Reaktion. Was dem einen viel ausmacht, berührt den anderen kaum. Die gleiche Forderung kann auch von dem einen als schwer, von dem anderen als leicht erlebt werden. Wir müssen also zunächst an ein Zusammentreffen von individuellen Anlagen und eventuellen schädigenden Einflüssen in der frühen Kindheit denken. *Was wem* begegnet, ist ausschlaggebend dafür, ob es zu besonders starken Verdrängungsvorgängen, zum Entstehen ausgebreiteter Gehemmtheit kommt. Wenn es dazu kommt, entsteht damit die Vorgeprägtheit, die Disposition für eine eventuelle spätere Neurose.

Nehmen wir an, daß bei einem Menschen eine neurotische Disposition in der frühen Kindheit entstanden ist, dann kommt es nun darauf an, was diesem Menschen mit der Disposition zur Neurose in seinem weiteren Leben begegnet. Es können ihm besonders belastende Einflüsse begegnen, die gerade für ihn belastend sind, weil er eine Disposition zur Neurose hat. Im Zusammenspiel zwischen dieser Disposition und auslösenden Einflüssen kann es dann zum Ausbruch der Neurose mit dem Auftreten vom Symptomen kommen.

Das entsprechende, hier (S. 127) nur in der räumlichen Anordnung und bezüglich der Bezeichnungen etwas abgeänderte Grundschema für das Verständnis der Neuroseentstehung (Ätiologie) stammt bereits von Freud. Es soll nun im folgenden noch näher erläutert werden, wobei ich spätere psychoanalytische Einsichten, insbesondere die Gesichtspunkte Schultz-Henckes, mit berücksichtige.

Beginnen wir bei den mitgebrachten individuellen Anlagen. Der Neurotiker unterscheidet sich in seinen Anlagen nicht grunsätzlich von anderen Menschen. Es gibt, nach allem was wir heute wissen, keine spezielle Anlage zur Neurose. Allerdings können die individuellen Anlagefaktoren und besonders auch ihre Kombinationen eine mehr oder weniger große Anfälligkeit gegenüber den Umwelt-

Schematische Darstellung der Neuroseentstehung:

ererbte und angeborene *Anlagen*

pathogene Einflüsse auf das frühkindliche Erleben

(1. Ergänzungsreihe)

↓

Disposition zur Neurose (bestehend in Gehemmtheiten)

Versuchungs- und Versagungssituationen = *auslösende Einflüsse*

(2. Ergänzungsreihe)

↓

Neurose mit *Symptom*(en)

und Schicksalseinflüssen in sich tragen. So wurde von Schultz-Hencke u. a. darauf verwiesen, daß eine anlagemäßig vorgegebene Bereitschaft zur Entwicklung besonders lebhafter motorischer Bedürfnisse oder besonders lebhafter sexueller Bedürfnisse leichter zu pathogenen Konflikten führt; die Anlage zu besonderer Sensibilität dagegen läßt den Menschen empfindlicher auf pathogene Umwelteinflüsse reagieren. So kann anlagemäßige Hypermotorik, Hpyersexualität, Hypersensibilität das Entstehen von Gehemmtheiten begünstigen.

Unter den pathogenen Einflüssen wäre an Härten wie Lieblosigkeit, übermäßige Strenge in der Erziehung, besondere Entbehrungssituationen und Ähnliches zu denken sowie an übermäßige Verwöhnungen verschiedenster Art, wobei besondere Verwöhnung eigentlich immer den Boden dafür bereitet, daß es nachfolgend auch zu besonderen Enttäuschungen kommen muß, für deren Verarbeitung der Verwöhnte dann besonders wenig vorbereitet ist. Meist handelt es sich auch um ein unbekömmliches Gemisch von Härten einerseits und Verwöhnungen andererseits. Dies alles also kann unter dem Stichwort schädigende oder pathogene Einflüsse zusammengefaßt werden.

Bei dem Zusammenspiel zwischen Anlagen und pathogenen Einflüssen handelt es sich um eine sogenannte „Ergänzungsreihe“. Freud wollte mit diesem Begriff darauf hinweisen, daß in verschiedenen Fällen der einen oder der anderen Seite mehr oder weniger Gewicht zukommen kann. Das bedeutet, daß in manchen Fällen die Ursache für das Entstehen von Gehemmtheit mehr in den Besonderheiten der Anlage, in anderen mehr in den Umwelteinflüssen begründet ist. Im Extremfall kann die eine oder die andere Seite praktisch kaum eine wesentliche Rolle spielen. In der Regel handelt es sich jedoch um ein Zusammenwirken beider Faktoren, wobei bald der einen, bald der anderen Seite mehr Gewicht zukommt.

Das gleiche gilt dann für die Ergänzungsreihe Disposition zur Neurose durch Gehemmtheit auf der einen Seite und Schwere der auslösenden Belastungssituation auf der anderen Seite.

Unter den auslösenden Situationen müssen wir uns nicht nur allgemein sehr schwere Schicksalsbelastungen vorstellen, sondern wir müssen daran denken, daß für den in bestimmter Weise gehemmten Menschen etwas zur besonderen Belastung werden kann, was für einen anderen vielleicht gar nicht so sehr als Belastung erschienen wäre. Schon Freud hat darauf aufmerksam gemacht, daß es sich bei dem Einfluß der auslösenden Situation darum handelt, daß eine weitere Versagung den ohnehin in seinen Befriedigungsmöglichkeiten schon eingeschränkten Menschen trifft – oder daß diese Situation eine besondere Versuchung für den Durchbruch des Gehemmten darstellt. Überwiegend handelt es sich sogar um Situationen, die sowohl eine Versuchung als auch eine Versagung gleichzeitig enthalten. Es wird Ihnen weiter wahrscheinlich einleuchtend sein, daß für den schwer gehemmten Menschen oft eine relativ geringfügige auslösende Situation genügt, um sein bisheriges Gleichgewicht zu erschüttern. Bei dem nicht so schwer gehemmten Menschen müssen es dann oft schon schwerere Belastungssituationen sein, wenn der Ausbruch einer Neurose herbeigeführt werden soll, oder es müssen solche Versuchungs- und Versagungssituationen sein, die ihn genau an seiner schwächsten Stelle treffen. Für den sehr schwer gehemmten Neurotiker dagegen können es oft auch allgemeinere Belastungssituationen sein. Für ihn wird praktisch jede etwas belastende Situation zur bedrohlichen Versagung und Versuchung.

Im Zusammenspiel von Disposition zur Neurose durch Gehemmtheit und auslösender Situation kann es dann zum Ausbruch der Neurose mit Symptomen kommen.

Das Symptom stellt meist einen Durchbruch des Verdrängten oder Gehemmten dar. Allerdings setzt sich das Verdrängte nun meist nicht vollständig und in unverhüllter Form durch. Oft kommt es nur in einer entstellten, verzerrten, verkleideten Form zum Ausdruck, und es pflegt so zu sein, daß nur ein kleiner Anteil des Gehemmten, gewissermaßen ein Bruchstück sich tatsächlich im Symptom einen Ausweg verschafft. Dabei kann dann u. U. auch einmal nur der Vorstellungsanteil des Gehemmten durchbrechen oder nur der motorische Anteil. Als Beispiel für den Durchbruch von Vorstellungsanteilen wäre die in auftretenden Zwangsvorstellungen erscheinende Symptomatik zu nennen. Als Beispiel für den Durchbruch des motorischen Anteils könnte die Symptomatik auftretender Ticerscheinungen genannt werden. Wenn die Symptomatik dagegen in durchbrechenden verdrängten Gefühlsanteilen besteht, handelt es sich sehr oft um Gefühle, die der Abwehr der ursprünglich verdrängten Antriebsregung entsprechen. So kommt häufig die Angst durch, aber nicht der ursprüngliche Impuls, der die Angst geweckt hat und durch sie unter Druck gehalten wird. Als Beispiel wäre hier eine Symptomatik zu nennen, die in bloßen Angstanfällen besteht. Es können freilich auch verdrängte Gefühlsanteile als Symptom in Erscheinung treten, die in unangenehmen Gefühlen im Zusammenhang mit der ursprünglichen Antriebsregung bestehen. Wo die Symptomatik in durchbrechenden Depressionen besteht, brechen Gefühle durch, die weitgehend erst als Folgeerscheinung der ursprünglichen Gehemmtheit sich ausgebildet haben und dann wegen ihres belastenden Charakters nachträglich verdrängt werden mußten.

Wie oben bereits erwähnt, bricht das Verdrängte, Gehemmte in der Regel gerade nicht unverhüllt durch. Es soll dazu hier noch besonders hervorgehoben werden, daß im Symptom sehr oft ein Gemisch von ursprünglichem Impuls und Abwehr zutage tritt.
Bei manchen Symptomen kommt überwiegend oder allein die Abwehrseite zum Ausdruck.

Ich möchte Ihnen die eben besprochenen Zusammenhänge noch durch einige Beispiele verständlicher machen. Zuerst wollen wir von einem Beispiel ausgehen, in dem es sich noch nicht um eine eigentliche Neurose handelt. Es soll ein Beispiel für einen momentanen Durchbruch unterdrückter Regungen sein. Nehmen wir also einmal an, ein Kind sei mehr oder weniger stark gehemmt worden im Zugreifen und zwar besonders im Zugreifen in bezug auf Süßigkeiten, Kuchen etc. Nehmen wir nun an, das Kind sei einmal allein zu Haus geblieben, während die Mutter einkaufen gegangen ist. Hier könnte eine Versuchungs- und Versagungssituation für das Kind entstehen. In einer Versagungssituation könnte es sich insofern befinden, als das Kind sich vielleicht jetzt alleingelassen, zurückgesetzt vorkommt, weil die Mutter es nicht mitnahm. In einer Versuchungssituation befindet es sich vielleicht deshalb, weil jetzt niemand da ist, der auf es aufpaßt, während die Zuckerdose unbewacht in der Küche steht. Wenn dieses gehemmte Kind – vielleicht zu seinem eigenen Erschrecken hinterher – in dieser Situation vom Zucker genascht hat, dann ist seine Wunschregung eindeutig und wahrscheinlich ziemlich vollständig durchgebrochen.

Aber einen so unverhüllten vollständigen Durchbruch finden wir bei den Symptomen bei ausgebildeten Neurosen verhältnismäßig selten. Der Neurotiker hat ja auch Angstgefühle, die gekoppelt sind mit den gehemmten Regungen, und er fürchtet unbewußt den Durchbruch und seine Folgen. Es bestehen also bei ihm auch Abwehrregungen. Die Abwehrkräfte sind auch wirksam und verhindern solche unverhüllten Durchbrüche nach Möglichkeit. Hätten die Abwehrkräfte sich bei dem oben angenommenen Kind symptomatisch bemerkbar gemacht, so hätte dieses Kind auch einen Angstzustand bekommen können oder Bauchschmerzen.

Nehmen wir nun einmal als Beispiel an, ein Kind mit ähnlichen Vorerfahrungen und einer ausgeprägten Gehemmtheit im Wünschen und Zugreifen sei herangewachsen. In unserem Fall soll es ein Kaufmann geworden sein. Wenn dieser Kaufmann nun seinen Kunden Rechnungen ausschreibt, verrechnet er sich öfter einmal zu seinen Gunsten, worüber er sich sehr wundert. Er versteht gar nicht, wie es dazu kommen kann, obwohl er doch eigentlich ein guter Rechner ist. Wir könnten dazu sagen: bei diesem Kaufmann setzt sich der Impuls durch, etwas zu nehmen, was er nicht nehmen darf – ohne daß ihm eine Absicht dabei bewußt wird. Bei ihm ist das, was er haben wollen könnte, inzwischen auch übergegangen auf ein anderes Gebiet. Bei ihm wird das Umgehen mit Geld im Geiste zur Versuchungssituation, obwohl er sicherlich ursprünglich als Kleinkind andere Dinge lebhaft begehrt hat. Ihm kommen aber jetzt gar keine Vorstellungen mehr davon, daß er wirklich gern den Kunden mehr Geld abnehmen möchte. Er bemerkt gar nicht, daß dies eine Versuchungssituation für ihn ist, er reagiert nur darauf.

Stellen wir uns nun einen Kaufmann mit ähnlicher Vorgeschichte und Gehemmtheit vor, bei dem aber die Abwehrtendenzen gegenüber der Versuchung, sich beim Rechnungenschreiben zu viel anzueignen, die Oberhand gewinnen. Dann vergißt dieser Kaufmann vielleicht, überhaupt Rechnungen auszuschreiben, wenn es an der Zeit dafür wäre, oder er verrechnet sich dabei zu seinen Ungunsten, oder es könnte auch sein, daß er jedesmal, wenn er seine Büroarbeiten erledigen will, Kopfschmerzen bekommt, müde ist, ihm schlecht wird.

Das Symptom kann also entweder mehr von der verdrängten Antriebsregung enthalten, oder aber es enthält mehr von der Abwehr dagegen bzw. es stellt eine weitere Folge der Abwehr dar. Oft enthält ein Symptom aber auch beides zugleich. Auch dafür soll noch ein Beispiel angeführt werden: Ein junges Mädchen mit verdrängten Impulsen zu sexueller Hingabe verhält sich gegenüber ihren Kollegen im Büro abweisend, unnahbar. Die junge Dame will auch nichts mit einem Kollegen zu tun haben, der ihr offensichtlich den Hof macht. Jedenfalls meint sie bewußt, sie habe gar kein Interesse an ihm. Nachdem der betreffende junge Mann sich jedoch einer anderen Kollegin zugewandt hat, bekommt sie selbst Schwindelanfälle im Büro. Wie verstehen wir diese Symptomatik? Wir können ihr Symptom als durchbrechende Wunschregung verstehen, dem Manne in die Arme zu fallen, ihre verdrängten Hingabeimpulse zu verwirklichen. Wir können ihr Symptom aber auch als Abwehr dagegen verstehen: Ihr Bewußtsein schwindet, wo eigene Liebeswünsche von ihr erlebt werden könnten, oder auch wo Eifersucht, aggressive Regungen aus enttäuschter Liebe bei ihr akut werden könnten. Außerdem würde sie, wenn sie so dem Mann wirklich in die Arme sinken würde, dies nur als hilfsbedürftige und kranke Person tun, nicht als Geliebte oder Verführerin. In diesem Beispiel ist übrigens auch ziemlich deutlich, daß die geschilderte

Situation, in der der unbewußt begehrte Mann sich einer anderen zuwendet, für eine in Liebe und sexueller Hingabe gehemmte Frau eine Situation der Versagung darstellt aber zugleich auch eine Situation der Versuchung, sich wie die Konkurrentin entgegenkommender zu verhalten bzw. durch jetzt gezeigte Hingabebereitschaft den Mann doch noch für sich zu gewinnen.

Ich kehre nun zu den allgemeinen Überlegungen zurück. Mit dem Ausbruch der Neurose, dem Auftreten von Symptomen, ist die Geschichte der Neuroseentwicklung noch nicht beendet. Der Mensch muß nun ja versuchen, mit seinem Symptom zu leben, oder er muß versuchen, es zu unterdrücken und zu bekämpfen. Auch die Umwelt wehrt sich oft gegen die nun deutliche Neurose und die Symptomatik. Denken wir nun einmal an das Symptom des Bettnässens, so leuchtet sofort ein, daß nun ein Kampf gegen das Symptom einsetzt von der Umwelt her. Auch wo dies nicht der Fall ist, setzt gewöhnlich ein vom Symptomträger selbst ausgehender Kampf gegen das Symptom ein. Daraus kann sich eine weitere Fehlentwicklung ergeben. Es kann zu Symptomunterdrückungen, Symptomverschiebungen, Verstärkungen kommen. Je länger eine Neurose besteht, umso mehr pflegt meist auch die Symptomatik sich zu verfestigen, zu chronifizieren. Günstige Lebensumstände können manchmal zwar auch jetzt noch eine Spontanheilung oder doch eine Besserung ermöglichen, weitere hinzukommende Belastungen können sich dagegen auch verstärkend auswirken. Die Prognose für eine Therapie ist im allgemeinen günstiger, wenn sie bald nach dem Auftreten der Symptomatik einsetzen kann, denn auch danach entwickelt sich die Neurose noch weiter, bzw. die Persönlichkeit des Kranken unterliegt weiteren Veränderungen.

Etwas Ähnliches ist nun noch nachzutragen zu der Entstehung der ursprünglichen Gehemmtheit und der damit geschaffenen Disposition zur Neurose. Nach Freuds Darstellung erschien die Disposition zur Neurose noch als etwas mehr oder weniger Fertiges, was nach seiner Entstehung so bleibt bis zum eventuellen Ausbruch der Neurose. Vorstellungen dazu, wie der Mensch sich in der Zwischenzeit entwickelt, werden bei Freud noch wenig erwähnt. Diesem Punkt hat sich Schultz-Hencke verdienstvollerweise besonders zugewandt und dadurch die neurosentheoretischen Vorstellungen in dieser Hinsicht ergänzt. Es war inzwischen auch vielen anderen Analytikern schon aufgefallen, daß es manchmal behandlungsbedürftige Patienten gab, die keine solche spezielle Symptomatik hatten, die als Durchbruch des Gehemmten oder der Abwehr zu verstehen ist. Diese Patienten waren aber sehr auffällige Persönlichkeiten. Sie hatten zum Teil Verhaltensweisen ausgebildet, die auffällig und störend waren, die bei ihnen anstelle der klassischen Symptome zu stehen schienen. Diese Patienten wurden dann manchmal als „symptomlose Neurotiker“ bezeichnet, oder es wurde davon gesprochen, daß sie an einer „Charakterneurose“ litten. Sie schienen nur an Charakterauffälligkeiten bzw. Persönlichkeitsdeformierungen zu leiden – oder auch andere leiden zu machen. Ausgeprägte Pedanterie oder krankhafter Geiz erscheinen z. B. mehr als merkwürdige Charakterzüge und lassen sich unterscheiden von solchen neurotischen Symptomen wie ich sie vorhin genannt hatte: Zwangsvorstellungen, Ticerscheinungen, seelisch bedingte Rechenstörungen oder Kopfschmerzen, Angstzustände oder Schwindelanfälle. Dergleichen Symptome erscheinen als besondere Phänomene. Bei ihnen war es deutlich, daß man sie als richtige Symptome einer akuten Neurose anzusehen hatte. Aber es entwickelten eben nicht alle Patienten, die doch als Neurotiker imponierten, solche Symptome. Der zwangsneurotische Charakter mit auffallender Pedanterie, besonderem Geiz und Starrköpfigkeit war schon von Freud geschildert worden. Schultz-Hencke hat dann in breiterer Weise aufgezeigt, daß mit der Entstehung der Gehemmtheit für die späteren Neurotiker besondere Entwicklungsbedingungen entstehen und daß die Weiterentwicklung der Persönlichkeit bei ihnen sehr durch die entstandene Gehemmtheit beeinflußt wird. In dieser Entwicklung kann es zu immer weiteren Folgeerscheinungen der bestehenden Gehemmtheit kommen.

Auf der folgenden Seite finden Sie eine weitere schematische Darstellung zur Neuroseentstehung und zur weiteren neurotischen Fehlentwicklung. In dieser Abwandlung des zuerst gegebenen Grundschemas habe ich versucht, den weiteren Vorgängen der neurotischen Fehlentwicklung Rechnung zu tragen und anzudeuten, daß die Neurosen bezüglich ihrer Entstehungsgeschichte auch Variationen aufweisen können, je nachdem, in welchem Stadium der Fehlentwicklung die auslösenden Einflüsse wirksam geworden sind. Ferner habe ich dabei auch versucht, die Entstehung der „symptom-

Schematische Darstellung der Neuroseentstehung und weiteren Fehlentwicklung

mitgebrachte Anlagen

pathogene Einflüsse
in der frühen Kindheit

Disposition
(Gehemmtheiten)

auslösende
Einflüsse

entweder:

Neurose mit spezieller ***Symptomatik,*** lückenhaftem Erleben u. Insuffizienzgefühlen u. evtl. schon weiteren Folgeerscheinungen

Weitere Veränderungen durch Reaktionen auf die Symptome, Ausbildung weiterer Folgeerscheinungen und Chronifizierung

(evtl. auch weitere Symptome auslösende Einflüsse - - -)

oder:

Entwicklung weiterer Folgeerscheinungen
Ausprägung und Chronifizierung ***der neurotischen Charakterstruktur***

auslösende
Einflüsse

oder:

Neurose mit spezieller ***Symptomatik*** u. weiteren neurotischen Charakterveränderungen

Weitere Veränderungen durch Reaktionen auf die Symptome, Ausbildung weiterer Folgeerscheinungen und Chronifizierung

(evtl. auch weitere Symptome auslösende Einflüsse - - -)

eventuelle auslösende
Einflüsse

oder: entweder nur ***weitere Charakter-*** u. Verhaltens***deformation*** oder außerdem ***zusätzliche Symptomatik***

weitere Veränderungen
und Chronifizierung

(evtl. auch weitere auslösende
Einflüsse)

Weitere Veränderungen und Chronifizierung
der Charakterneurose ohne spezielle Symptome

(evtl. auch hier noch Symptome oder weitere
Charakterveränderungen auslösende Einflüsse)

losen Neurosen“ anschaulich zu machen. Dieses Schema wird auch durch die hier nachfolgenden Ausführungen noch besser verständlich werden.

Ich möchte jetzt weiter auf die Folgeerscheinungen der Gehemmtheit eingehen. Die unmittelbare Folge der Gehemmtheit ist das *lückenhafte Erleben,* und im Zusammenhang mit den eingeschränkten Lebensmöglichkeiten kommt es dann immer wieder bei entsprechenden Situationen zu Insuffizienzgefühlen, weil der Mensch wegen seiner Gehemmtheit nicht entsprechend der Situation reagieren kann. Auf diese Weise bilden sich im Laufe der Zeit meist deutlichere *Insuffizienz- und Minderwertigkeitsgefühle* aus. Die Tatsache, daß die Möglichkeiten, zur Befriedigung zu gelangen, durch die ursprüngliche Gehemmtheit eingeschränkt sind, führt aber noch zu weiteren Folgen, die ich nachstehend aufzeigen möchte.

1. Nehmen wir z.B. wieder an, ein Kind könne etwa von der Hälfte des ersten Lebensjahres an durch Gehemmtheit nur noch in eingeschränktem Maße richtig aktiv aufnehmen. Es macht dann weniger weitere Erfahrungen auf diesem Gebiet. Wo es dann einmal aktiv nimmt, macht es das in einer babyhafteren Form als andere Kinder seines Alters und erregt oft damit neuen Anstoß oder es hat einfach Mißerfolg. Ablehnung infolge der Gehemmtheit und Mißerfolge führen zwangsläufig zur weiteren Verstärkung der Gehemmtheit. Es entsteht umso größere Angst und es entsteht umso weniger Erfahrung und umso größer ist die Wahrscheinlichkeit, daß es weiterhin zu Mißerfolgen kommt. *Die Gehemmtheit festigt sich* also *und breitet sich aus.* Das heißt vom Bild der Persönlichkeitsstruktur des Menschen her beschrieben: Die Lücken in seinem Erleben werden immer weiter vertieft und vergrößert – die *Lücken werden erweitert.*

2. Die Gehemmtheit ist aber eigentlich auch nie ganz vollständig. Nicht bemerkte *„Haltungen“ bleiben* doch von den nicht mehr bewußt erlebten Antriebsregungen übrig. Je mehr sich praktisch die Gehemmtheit auswirkt, umso stärker werden oft diese Haltungen ausgebildet. Diese dem Menschen nicht bewußten Haltungen *verstärken sich ebenfalls* und *breiten sich ebenfalls aus.* (Ich erinnere dazu noch einmal an das Beispiel von Marlene mit ihrer Erwartungshaltung. Ein solches Kind erscheint den Menschen u. U. tatsächlich als unbescheiden, weil sie die dem Kind nicht bewußten Haltungs-

tendenzen spüren und darauf reagieren, als wäre das Kind anspruchsvoll, obgleich es praktisch im Zugreifen gehemmt ist. Noch einen weiteren Hinweis möchte ich hinzufügen: Wenn ein Mensch nicht aktiv zugreifen kann, dann spielt das passive Empfangen in seinem Erleben auch eine größere Rolle als sonst. Wir sahen das z. B. daran, daß das erwähnte Kind als besonders angenehme Ereignisse solche erlebte, bei denen ihm ohne Mühe einfach etwas zufiel, etwas zufloß.)

3. Das gehemmte Kind ist in seinen Befriedigungsmöglichkeiten eingeschränkt, muß aber doch mit seiner Gehemmtheit weiterhin leben. Deshalb erfolgen *Anpassungsversuche* an die eigene Gehemmtheit oder *Ausgleichsversuche* dazu. Es wird z. B. für entgangene Befriedigung im Haben umsomehr Befriedigung in motorischer Aktion gesucht. Wir sehen dann z. B. bei einem im Nehmen und Haben gehemmten Kind verstärkte Neigung zum Toben, zu motorischer Unruhe. Etwas anderes ergibt sich, wenn das Kind die Erfahrung macht, daß seine neurotische Bescheidenheit gelobt wird. Es kann dann auch versuchen, sich an diese Rolle anzupassen. Als Ersatz für materielles Bekommen kann es nun auf das Einheimsen von Lob aus sein, oder es verhält sich zwar bescheiden in bezug auf materielles Bekommen, versucht aber auf andere Weise eine vermehrte Zuwendung von den anderen Menschen zu erhalten. Wenn das Kind nicht unbekümmert bitten kann, wird es vielleicht aber auch versuchen, diesen Mangel, wenn es ihn bemerkt, absichtlich zu *kompensieren.* Es trifft dann aber meist nicht den richtigen Ton, bittet zu heftig oder fordert herrisch, statt zu bitten. Es wirkt dann anspruchsvoll, im Grunde handelt es sich aber um eine übermäßige Kompensation seiner Unfähigkeit, um etwas zu bitten. Die Kompensationsversuche nehmen einen großen Raum ein, und meist kommt es dabei wegen der im Grunde bestehenden Angst und Unsicherheit zur *Überkompensation.*

4. Es gibt noch eine andere Art der Folgen. Wenn beispielsweise im ersten Jahr eine ausgeprägte Gehemmtheit im Nehmen erworben worden ist, so kommt es vielleicht im vierten bis fünften Jahr gar nicht mehr zu einem vollständigen Erleben von zu diesem Alter gehörenden Neugierregungen und Impulsen zum Wissenwollen. Es kann dann ohne eigenen besonderen Hemmungsvorgang dazu kommen, daß auch das geistige Interesse, das sich in der erwähn-

ten Zeit besonders entfaltet, mit gehemmt wird. Auch solche Antriebsregungen werden dann nicht erlebt – praktisch *folgt* dann ein Ausfall, *eine „Lücke“ aus der bereits voraufgegangenen.*

Die Art, wie sich die Persönlichkeit weiterentwickelt nach dem Einsetzen der ursprünglichen Gehemmtheit, kann sehr verschieden sein. Jeder Neurotiker gewinnt auf diese Weise seine individuelle Ausprägung einer neurotischen Persönlichkeitsstruktur. Es gibt dabei eine große Vielfalt. Trotzdem lassen sich bei aller individuellen Verschiedenheit doch gewisse Grundformen der Ausbildung der neurotischen Persönlichkeitsstruktur feststellen. Das kommt daher, daß es beim Entstehen der ursprünglichen Gehemmtheit nicht gleichgültig ist, was *wann* wem geschieht. Ein Ergebnis der psychoanalytischen Forschung ist die Erkenntnis, daß die Form der späteren Neurose etwas zu tun hat mit der Entwicklungsphase, in der die neurotische Fehlentwicklung mit dem Entstehen der Gehemmtheit ihr Schwergewicht gehabt hat. Wie Schultz-Hencke besonders herausgestellt und ausführlich beschrieben hat, entwickeln sich je nach der Phase, in der die neurotische Fehlentwicklung ihren entscheidenden Ausgangspunkt hat, verschiedene neurotische Grundstrukturen. Es bestehen besonders enge Beziehungen zwischen Entwicklungsstörungen, die im ersten Lebensjahr einsetzen, und späteren neurotischen Erkrankungen von depressivem Charakter. Ebenso bestehen Beziehungen zwischen Störung der Entwicklung im zweiten und dritten Lebensjahr und späteren Formen der zwangsneurotischen Erkrankungen. Und es bestehen besondere Beziehungen zwischen Störungen der Entwicklung im dritten bis fünften Lebensjahr und Erkrankungen, die dem Formenkreis der hysterischen Neurosen zugerechnet werden können.

Das Bindeglied, das wir hier zum Verständnis einsetzen können, ist folgendes: Je nachdem, wann welche Antriebsregungen besonders gehemmt wurden, weil sie in diesem Alter eine besondere Rolle in der Entwicklung gespielt haben, entwickeln sich verschiedenartige Persönlichkeitsstrukturen oder Charakterstrukturen; und es gibt nun bei aller individuellen Verschiedenheit typische Vorkommnisse bei der Entwicklung einer mehr *depressiven* Charakterstruktur, einer mehr *zwangsneurotischen* oder einer mehr *hysterischen* Charakterstruktur.

Schultz-Hencke hat der Beschreibung dieser drei Grundstrukturen die Beschreibung einer vierten Grundstruktur hinzugefügt, die er als *schizoide* Struktur bezeichnet. Beim Entstehen schizoider Strukturen liegt das Schwergewicht der Störung bei Entwicklungsvorgängen, die ebenfalls im ersten Lebensjahr stattfinden. Für die Entstehung einer schizoiden Neurosenstruktur sind pathogene Einflüsse in den ersten Lebensmonaten von besonderer Bedeutung. Sie können sich aber sicherlich leicht vorstellen, daß es nicht selten dazu kommt, daß eine Mischform entsteht zwischen depressiver und schizoider Persönlichkeitsentwicklung – liegen die Ansätze dazu doch so dicht beieinander und fallen weitgehend in den gleichen Entwicklungszeitraum.

Nun muß ich Sie aber auch darauf vorbereiten, daß man zwar die genannten Grundstrukturen unterscheiden kann, daß sich aber tatsächlich viel häufiger *Mischformen* finden als reine Formen der angegebenen Grundstrukturen. Es muß ja auch noch ergänzend hinzugefügt werden, daß es durchaus nicht ausgeschlossen ist, daß auch in einer späteren Phase ebenfalls noch die Entwicklung erheblich behindert und gestört werden kann, wenn in einer früheren Entwicklungsphase schon wesentliche Gehemmtheiten entstanden sind. Außerdem haben natürlich Störungen, die sehr früh eingesetzt und die Persönlichkeit bereits verändert haben, auch ihre Wirkung darauf, wie dann die späteren Phasen mit ihren neuen Entwicklungsaufgaben bewältigt werden können.

Obwohl wir also nicht von der Annahme ausgehen können, häufig ausgeprägte reine Formen dieser neurotischen Grundstrukturen zu finden, ist es doch zum Verständnis günstig, sich von diesen Grundstrukturen her zu orientieren. Wir lernen dann, Zusammenhänge im Erleben und Verhalten von Menschen mit neurotischen Fehlentwicklungen besser zu verstehen. Deshalb werde ich Ihnen in dem folgenden Abschnitt (B) die Entwicklung und Eigenart dieser vier Grundstrukturen noch eingehend darstellen. Die Lehre von den Grundformen der neurotischen Charakterstruktur stellt den Übergang zur speziellen Neurosenlehre dar.

Thema:
Leben, Überleben, Gewordensein und Werden

7. Anhang über Härte und Verwöhnung als pathogene Einflüsse

In diesem Anhang will ich nur einige Hinweise zu den Stichworten Härte und Verwöhnung geben. Die vielfältigen Formen, in denen Härten und Verwöhnungen praktiziert werden können, will ich hier nicht im einzelnen darzustellen versuchen.

Als wünschenswert für eine gesunde psychische Entwicklung wird eine antriebsfreundliche Einstellung angesehen. Diese antriebsfreundliche Einstellung sollte aber zugleich realitätsgerecht sein. Wir verstehen darunter also nicht ein einschränkungsloses und immer sofort erfolgendes Gewähren von Befriedigung. Das wäre schon wieder Verwöhnung.

Unter schädlicher Verwöhnung wird hier nicht Freundlichkeit, liebevolles Umgehen mit dem Kind, Verständnis für seine Bedürfnisse verstanden. Vielmehr ist eigentlich mit Verwöhnung ein übermäßiges Gewähren von Befriedigung gemeint, wobei der Erwachsene zugleich Ansprüche und Erwartungen bei dem Kind züchtet. Er richtet sich dabei auch nicht nach den Bedürfnissen des Kindes, sondern weitgehend nach eigenen Bedürfnissen. Verwöhnung mit Zärtlichkeiten erfolgt z. B. dann, wenn ein Vater oder eine Mutter ihr eigenes Zärtlichkeitsbedürfnis, weil sie sonst nicht wissen, wie sie es befriedigen sollen, an dem Kind abreagieren. Sie können damit manchmal dann Übererwartungen in bezug auf Zärtlichkeit bei dem Kind züchten. Oft fallen sie dem Kind aber damit auch lästig. Bei vielen Formen der Verwöhnung ist, wie in dem eben geschilderten Sachverhalt, schwer zu sagen, ob man sie nicht ebenso gut schon als Einschränkung oder Behinderung des Kindes bezeichnen sollte. Wenn ein Kind z. B. übermäßig gepflegt und beschützt wird, wird ihm zugleich auch die Möglichkeit beschnitten, seinen Bedürfnissen nach Selbständigkeit, Aktivität und Ablösung von den Erwachsenen nachzugehen.

Aus dem Vorigen ist schon deutlich geworden, daß unter Verwöhnung hier also nicht nur zu verstehen ist ein übermäßiges Füttern oder Beschenken des Kindes, sondern auch übermäßige Zärtlichkeit, übermäßige Hilfeleistung, übermäßiges Beschützen etc.

Ebenso werden unter Härte von uns nicht nur strenge Strafen, Formen des massiven Vorgehens gegen das Kind und seine Wünsche verstanden. Als Härte in dem hier gemeinten Sinn würde es auch gelten, wenn ein Kind in sehr „sanfter" Form an den ihm notwendigen Befriedigungen verhindert wird. Das kann geschehen durch leise, liebevoll eingekleidete Vorwurfseinstellung oder durch Moralisieren in sanftem Ton. Unter Härte wäre auch zu verstehen ein auf das Kind ausgeübter Druck durch häufige Enttäuschtheits- und Trauerreaktionen der Eltern gegenüber dem Kind, wenn es ihren Wünschen nicht entspricht. Wir verstehen unter Härte also nicht nur eine strafende, das Kind zurückweisende Einstellung, sondern auch eine „liebevoll" einengende Erziehungsweise.

Bei der Einwirkung von Härten wird die Antriebsentwicklung behindert, wie wir es bei der Entstehung von Gehemmtheiten beschrieben haben. Das ist leicht einzusehen. Aber auch Verwöhnung führt zu ganz ähnlichen Ergebnissen. Das ist weniger von vornherein einleuchtend. Wir können uns aber dazu folgendes deutlich machen:

1. Verwöhnung ist oft mit Härten verbunden.
2. Sie schlägt oft in Härten um.
3. Oft besteht auch ein Hin und Her zwischen Verwöhnungen und Härten bzw. ein ständiges widerspruchsvolles Nebeneinanderbestehen von beiden.

Zur Auswirkung der Verwöhnung ist außerdem folgendes zu berücksichtigen:

1. Verwöhnung erschwert an sich das Zurechtfinden mit der Realität, die durchaus nicht immer Befriedigungen gewährt, denn der „Verwöhnte" ist eben daran gewöhnt worden, schnell und ausgedehnt zur Befriedigung zu kommen.
2. Damit erschwert die Verwöhnung auch die Entwicklung der Fähigkeiten zur Antriebssteuerung.
3. Wegen der fehlenden Fähigkeiten zur Selbststeuerung werden die Antriebsregungen dann für das Gefühl des Kindes auch gefährlicher, werden mehr mit Angst verbunden. Das Kind hat mehr Anlaß, sie schnell auszuschalten, zu unterdrücken, zu verdrängen, weil sie es mehr in Gefahr bringen, da es selbst keine bzw. zu wenig Möglichkeiten zur Steuerung zu entwickeln begonnen hat.

Zum Abschluß dieser kurzen Bemerkungen gebe ich zur Illustration hier noch ein Beispiel:

Axel ist das erste in einer Großfamilie geborene Kind. Die ganze Familie wendet sich ihm anfänglich mit besonderer Bewunderung und Verwöhnung in vieler Hinsicht zu. Er ist ein lebhaftes, hübsches, sich lebendig entwickelndes Kind. Jeder Entwicklungsfortschritt wird von dem großen Familienkreis begrüßt, hoch gelobt und bewundert. Man macht sich daraufhin auch große Hoffnungen und Erwartungen für Axels Entwicklung in der Zukunft.

Später, als der Junge dann zur Schule kommt, sind inzwischen kleine Vettern und Cousinen geboren worden. Diese ziehen nun die Anteilnahme und Aufmerksamkeit der Verwandtschaft großenteils auf sich. Axels Position wird schlechter, er steht weniger im Mittelpunkt und erlebt dies umso mehr als Mangel, als er vorher so besonders zum Mittelpunkt gemacht wurde. Dazu kommt, daß ihm in der Schule gar nicht alles so leicht fällt. Das aber hatte die Verwandtschaft nicht von ihm erwartet, und sie ist nun sehr von ihm enttäuscht, als das bekannt wird. Axel wird umso härter von dieser Enttäuschung der Eltern, Großeltern, Tanten und Onkel an ihm in seinen Gefühlen getroffen, weil er früher in großem Stil an Lob und ständige allgemeine Bewunderung gewöhnt worden war.

Axel hat im Grunde Glück mit seinen Eltern. Es sind sehr nette Menschen. Sie sprechen auch ihrem Kind beruhigend zu wegen seiner nun entstehenden Schulängste. Sie merken durchaus, daß er in eine Klemme geraten ist, und möchten ihn nicht überfordern. Aber die beruhigenden Versicherungen der Eltern haben wenig Wirkung. Es kommt hinzu, daß die Eltern im Grunde selbst von der Enttäuschung der gesamten Verwandtschaft mit beeinflußt sind. Der Junge hat gar nicht so unrecht mit seinem Gefühl, er müßte eigentlich alles sehr gut können, um geliebt zu werden. Seine Eltern sind zwar nicht unfreundlich und böse mit ihm, weil er nicht sehr erfolgreich ist, aber er kann doch fühlen, daß hinter ihren trostreichen Worten doch auch Enttäuschung steht, daß auch sie im Grunde doch mehr von ihm erwartet hatten. Er fühlt, daß er, wollte er sie wirklich zufrieden machen, mehr leisten müßte, als es ihm gelingt.

Das Beispiel zeigt etwas recht Typisches. Es ist – vielleicht noch besonders häufig bei dem zuerst geborenen Kind – nicht selten, daß anfängliche Begeisterung und Bewunderung der Familie sich unbemerkt in Übererwartungen fortsetzt (bei Eltern und weiteren Familienangehörigen) und daß diese großen Erwartungen sich dann unbemerkt auch in eine Überforderung des Kindes verwandeln. Den Überforderungen aber kann das Kind noch viel weniger gerecht werden und es kann sich auch umso weniger dagegen wehren, weil es doch darauf trainiert ist, Bewunderung zu bekommen für Fortschritte, die ihm ganz von selbst zugewachsen sind, und weil es in seiner bewunderten Kleinkindrolle gar nicht gelernt hat, wie es ist, wenn man sich um einen Erfolg erst bemühen muß. Je mehr so ein Kind vorher mit Zuwendung und Bewunderung übermäßig verwöhnt wurde, umso unfähiger wird es praktisch werden und umso mehr muß es sich dann selbst als einen Versager erleben, Minderwertigkeitsgefühle bekommen und enttäuscht und entmutigt sein. Eine so ausgeprägte Verwöhnung zieht also gewissermaßen zwangsläufig dann folgende Härten für das Kind nach sich.

Manchmal wird unter dem Thema Verwöhnung auch darum gestritten, ob zu viel Liebe Kindern schadet. Wenn man genauer zusieht, handelt es sich bei dem, was zu viel Liebe genannt wird, meist um Fehlformen der Liebesäußerung, weil auch die Erwachsenen in ihrer Liebesfähigkeit Störungen haben. Die Gestörtheit ihrer Liebesfähigkeit wirkt sich oft in dem aus, was hier mit Verwöhnungen gemeint war. Ein absichtliches Zurückhalten von Äußerungen gesunder Liebe ist aber durchaus nicht nötig. Fehlformen der Liebe bei Erwachsenen können dem Kind schaden, auch wenn sie bewußt gut gemeint sind. Sonst aber habe ich noch keinen Menschen gesehen, dem zu viel gesunde Liebe geschadet hätte. Mit gesunder Liebe verträgt es sich nämlich durchaus, einem Kind auch Beschränkungen und Forderungen zuzumuten, und es verträgt sich auch durchaus damit, das Kind selbständig und unabhängig werden zu lassen.

Thema
Mein Umgang mit Dir – mein Umgang mit mir

B. Übergang zur speziellen Neurosenlehre: Die neurotischen Grundstrukturen

Einleitende Bemerkungen zu diesem Abschnitt

Im Abschnitt A wurde eine Einführung in die allgemeine Neurosenlehre gegeben, die eben die allgemeinen Grundtatsachen der Lehre von den Neurosen umfaßt. Das Anliegen der speziellen Neurosenlehre ist dagegen die Darstellung der Tatsachen, die für das Verständnis der einzelnen neurotischen Krankheitsbilder und für spezielle bei einzelnen neurotischen Entwicklungen anzutreffende Zusammenhänge wichtig sind.

Die Lehre von den verschiedenen neurotischen Grundstrukturen, in welche in diesem Abschnitt eine Einführung gegeben werden soll, ist schon der speziellen Neurosenlehre zuzurechnen, aber sie ist sozusagen nur der erste Teil der speziellen Neurosenlehre. Sie stellt das Bindeglied, den Übergang dar zwischen den ganz allgemeinen Fakten der Neurosenlehre und den sehr speziellen Fakten, auf die es bei der Darstellung einzelner Krankheitsbilder und einer speziellen Symptomatologie ankommt, die der weitere Gegenstand der speziellen Neurosenlehre sind. Dieser weitere Bereich der speziellen Neurosenlehre wird in dem hier vorliegenden Grundlehrgang nicht mehr behandelt. Es erschien mir notwendig, darauf hinzuweisen, daß mit den hier besprochenen Gebieten noch nicht die gesamte Neurosenlehre umfaßt ist, sondern daß wir damit zum Verständnis spezieller Vorkommnisse nur die ersten Schritte tun können.

Im folgenden sollen nun die bereits erwähnten vier Grundstrukturen und ihre Entwicklung beschrieben werden. Nach der zeitlichen Reihenfolge des Beginns der neurotischen Fehlentwicklung müßte eigentlich die schizoide Struktur zuerst behandelt werden und die depressive, zwangsneurotische und hysterische Persönlichkeitsstruktur müßten dann in dieser Reihenfolge sich anschließen. Da ich aber gefunden habe, daß das Verständnis der schizoiden Struktur, wenn sie zuerst besprochen wird, besondere Schwierigkeiten macht, stelle ich diese Reihenfolge um und bespreche die schizoide Struktur als letzte. Allerdings schalte ich, weil das auch wieder Nachteile hat, schon bei der Besprechung der depressiven

Strukturentwicklung einige vergleichende Hinweise und erste Mitteilungen zur schizoiden Struktur mit ein. Das erscheint mir zur Zeit als der günstigste Weg zum Verständnis.

Der Begriff der Neurosenstruktur ist auch nicht ganz unproblematisch. Er wird auch bei Schultz-Hencke oft in einer nicht ganz eindeutigen Form gebraucht. Schultz-Hencke hat „Struktur" einerseits verstanden als das Gefüge der sich im Verhalten und Erleben des Menschen ausdrückenden Persönlichkeitseigenart. Meist ist das gemeint, wenn von der neurotischen Charakterstruktur eines Menschen gesprochen wird. In diesem Sinne wird der Ausdruck Struktur hier auch überwiegend verwendet. Ich möchte aber doch erwähnen, daß Schultz-Hencke offenbar andererseits auch mit vorschweben hatte, daß die Aussagen über die Neurosenstruktur oder neurotische Charakterstruktur etwas zur Erklärung des zu beobachtenden besonderen Erlebens- und Verhaltensstils eines Menschen Hinzugedachtes seien. Er benutzt den Ausdruck Neurosenstruktur jedenfalls auch in diesem über die psychologische Erfahrung hinausgehenden Sinn. Beides ist oft schwer voneinander zu trennen. Es gelingt oft nicht, in einer rein der psychologischen Erfahrung entsprechenden Beschreibung zu bleiben, und unbemerkt mischen sich oft erschlossene erklärende Annahmen, auf die wir auch nicht verzichten können, mit hinein. Nach Möglichkeit versuche ich, beides auseinanderzuhalten, aber es gelingt nicht immer.

Wichtiger ist aber vielleicht noch eine andere Vorbemerkung. Wenn ich jetzt auf Menschen mit verschiedenen neurotischen Persönlichkeitsstrukturen eingehe, wird es Ihnen sicherlich so ergehen, daß Sie an vielen Stellen Ähnlichkeiten mit Menschen, die Sie kennen, und mit sich selbst entdecken werden. Vielleicht wird Ihnen zu sich selbst bei der Schilderung der einen Struktur mehr einfallen, vielleicht aber auch bei jeder Struktur etwas. Darauf sollten Sie gefaßt sein und darüber nicht so sehr erschrecken. Es kann natürlich sein, daß Sie in Ihrer eigenen Entwicklung auch besonderen Schwierigkeiten begegnet sind, die Sie sehr störende Narben hinterlassen haben. Aber Sie müssen auch daran denken, daß es überhaupt keinen Menschen gibt, der nicht die Spuren seiner Entwicklung – die nie ganz ohne Schwierigkeiten verlaufen ist – an sich trägt. Das gehört zum „normalen" Leben. Wir entwickeln uns immer im Durchstehen von Konflikten, und Konflikte haben nun einmal gerade nicht immer eine baldige glatte Auflösung. So entwickelt sich nicht nur beim Neurotiker eine besondere Persönlichkeitsstruktur. Es gilt selbstverständlich ebenso auch für den gesunden Menschen, daß seine individuellen Anlagen und die ihm begegnenden Umwelteinflüsse in ihrem Zusammenwirken zur Ausprägung einer individuellen Persönlichkeitsstruktur führen, und auch bei den Gesunden entstehen typisch verschiedene Grundstrukturen. Gesunde und Neurotiker unterscheiden sich, daran sei nochmals erinnert, nicht grundsätzlich! Auch bei den gesunden Menschen können wir deshalb typische Persönlichkeitsstrukturen unterscheiden, die jeweils eine mehr oder weniger große Verwandtschaft mit den uns bekanntgewordenen typischen Neurosenstrukturen aufweisen. (Schultz-Hencke hat deshalb auch vorgeschlagen, bei den gesunden Menschen vom Vorliegen einer „neurotoiden" Struktur zu sprechen, was bedeuten soll, daß es sich bei ihnen nicht um etwas Neurotisches handelt, sondern nur um etwas, was Ähnlichkeit damit hat, vergleichbar ist.) An den Neurotikern ist das für Menschen in dieser Hinsicht Typische besonders aufgefallen, die neurotische Strukturentwicklung stellt nur in einer besonders prägnanten Weise das gleiche dar, was bei allen Menschen zu finden ist. Insofern ist es also zu begrüßen, wenn Sie im folgenden öfter den Eindruck haben; „Das kenne ich ja gut von mir selbst her." Sie sind dann auf dem Wege, sich selbst und viele andere Menschen – darunter auch diesen und jenen Neurotiker – gut zu verstehen.

1. Die depressive Struktur und erste Hinweise zur schizoiden Struktur

Hier will ich hauptsächlich auf die Entwicklungsbedingungen und Erscheinungsformen bei der depressiven Grundstruktur eingehen. Ich muß dazu aber zu Anfang auch einige Vorbemerkungen zur schizoiden Struktur machen. Wie bereits erwähnt, haben die schizoide und die depressive Struktur ihren entwicklungsmäßigen Ausgangspunkt beide in der Zeit des ersten Lebensjahres. Um die Entwicklung dieser Strukturen aus der Frühgenese zu verstehen, erscheint es mir zum Verständnis günstig, die schizoide und die depressive Struktur zunächst vergleichend nebeneinander zu betrachten.

Ich will Ihnen also das Verständnis für die Eigenart der neurotischen Grundstrukturen von der Betrachtung der genetischen Situation her zu erschließen versuchen. (Siehe hierzu Teil I, Abschnitt A – für dieses Kapitel ab S. 20). Stellen wir uns deshalb zunächst noch einmal die existentielle Situation des kleinen Säuglings vor: Er ist hilflos und hungrig und Reizen von innen und außen ausgeliefert. Die Welt ist ihm fremd und unbekannt. Er ist unerfahren und wird leicht erschreckt. Er hat zunächst noch keine Bekanntheit und Beziehung zu anderen Menschen – er kennt noch nicht einmal sich selbst. Er ist nur lebensfähig durch mütterliche Pflege und Hilfe, also sehr abhängig.

Ist die Mutter liebevoll bereit, sich auf die Bedürfnisse des Kindes einzustellen und sie zu befriedigen, so verhilft sie ihm allmählich dazu, mit der Welt, mit sich selbst und mit der Mutter vertraut zu werden.

Wenn die Mutter zuverlässig seinen immer wieder bedrängenden Hunger stillt und für sein körperliches Wohlbefinden sorgt, so weckt und stärkt sie damit sein Zutrauen zu einer „guten" Welt, die es umgibt, und sie stärkt sein Zutrauen in eine „erfreuliche" Zukunft. Sie hilft ihm damit, zu Gefühlen der Zufriedenheit und Fülle in seinem Erleben zu kommen.

Wenn das geschieht, dann entwickeln sich anstelle des anfänglichen häufigen Unbehagens und der Störbarkeit durch Reize, die von außen und aus der eigenen Leiblichkeit stammen, zunehmend häufig Gefühle des Behagens, der Sicherheit, Geborgenheit. Daraus erwächst eine zufriedene Stimmung, eine gesund-optimistische Grundtönung der Gestimmtheit, eine hoffnungsvolle, erwartungsvolle Einstellung. Es entwickelt sich eine gefühlsmäßige Unbesorgheit, ein Unbekümmertsein – und damit zusammen ein ganz allgemeiner „Appetit auf Leben" wie auch speziell ein gesunder Appetit auf Nahrung, die mit Lust genossen werden kann. Es entwickelt sich auch ein zunehmendes Interesse am Aufnehmen von Reizen, eine Neigung, lustvolle Reize zu scuhen, sich ihnen zuzuwenden. Dadurch entstehen weiter ein zunehmendes Bekanntwerden mit der Umwelt und Gefühle der Vertrautheit.

Aus alledem resultiert sowohl eine wachsende Bereitschaft zur Kontaktaufnahme, zur Zuwendung zu Welt und Menschen als auch Gefühle des Angenommenseins, der eigenen Identität, des Selbstzutrauens und des Einverstandenseins mit sich selbst. Gefühle der eigenen Identität und des positiven Selbstwertgefühls hängen in der Entwicklung zusammen mit der Lust an den eigenen Körperempfindungen und der eigenen Beweglichkeit. In diesem Alter entstehen erste Gefühle der Freude an der eigenen Lebendigkeit und Kräftigkeit, und das sind erste Grundlagen für das Selbstzutrauen des Menschen und seiner Selbstbejahung.

Bezüglich der körperlichen Seite der Entwicklung ergibt sich im positiven Fall ein guter Appetit und guter Ernährungszustand, ergeben sich körperliche Kräftigkeit, Gesundheit, Spannkraft, und es entwickeln sich zielstrebige und reichhaltige Beweglichkeit, lebhafte motorische Funktionstendenzen. Die sich entwickelnde bewegliche Aktivität schließt besonders auch zugreifende, aufnehmende Aktivität ein. Das ergibt eine Grundlage für unbesorgtes, angstfreies Nehmen und darauf beruht dann wieder wesentlich die Fähigkeit, Wunschregungen und Wunschvorstellungen zu entfalten. Ein solcher positiver Verlauf hat auch einen Zusammenhang mit der Gefühlsentwicklung. Unter diesen Umständen können sich Gefühle der Zufriedenheit und das Gefühl der Lebenskraft entwickeln, Lust am Aufnehmen und Aktionslust.

Wenn wir uns nun einmal in der Phantasie das Bild eines erwachsenen, in dieser Hinsicht ausgesprochen gesunden Menschen vorstellen, haben wir folgendes vor Augen: wir denken an aufrechte Haltung, lebendigwache Gespanntheit und tatkräftige Aktionsbereitschaft, Beweglichkeit und guten Appetit. Der gesunde Mensch erwartet allgemein etwas vom Leben, er zeigt Aufnahme- und Kontaktbereitschaft und ist im ganzen gut gestimmt, d.h. es herrscht bei ihm eine im Grunde unbesorgte, weitgehend ausgeglichene Stimmungslage. Treten Schwierigkeiten und Enttäuschungen für ihn ein, so zeigt er sich nicht nachhaltig besonders ängstlich und kummervoll besorgt. Obwohl nicht alle seine Wünsche sich erfüllen und es auch Mißerfolge für ihn gibt, sehen wir, daß es dann zwar auch vorübergehende Bedrücktheit, Trauer und Ärger bei ihm gibt – wir sehen aber auch, daß bei ihm eine erstaunlich große Plastizität besteht. Der Durchschnittsmensch ist sehr zäh in seinen Hoffnungen – er glaubt trotz vieler Rückschläge im Grunde immer wieder, daß letzten Endes doch noch alles ganz gut gehen kann.

Eine gelungene dichterische Formulierung der hier gemeinten lebenskräftigen Gesundheit mit entsprechender Stimmungslage findet sich in einem Gedicht von Ringelnatz mit der Überschrift „Morgenwonne“.

Das Gedicht lautet:

„Ich bin so knallvergnügt erwacht
und klatsche meine Hüften.
Das Wasser lockt, die Seife lacht,
es dürstet mich nach Lüften.

Ein schmuckes Handtuch macht einen Knicks,
und gratuliert mir zum baden.
Zwei schwarze Stiefel in blankem Wichs
betiteln mich „Euer Gnaden“.

Durch meine tiefste Seele zieht
mit Nasenflügelbeben
ein ungeheurer Appetit
nach Frühstück und nach Leben!“

Gerade so werden Menschen aber eben nicht, wenn ihre Antriebsregungen der Zuwendung, der Aktivität und des Aufnehmenwollens nicht entfaltet werden oder im Keime gehemmt werden. Die vorstehend skizzierte positive Entwicklung kann in verschiedener Hinsicht beeinträchtigt werden. Dabei lassen sich nun zwei typische, voneinander abweichende Bilder der Persönlichkeitsentwicklung mit entsprechender zugehöriger psychischer Struktur herausheben: Es können sich entweder stärker schizoid strukturierte oder stärker depressiv strukturierte Persönlichkeiten entwickeln. Dafür, ob das eine oder das andere geschieht, ist u. a. maßgebend, welche Bedürfnisse, welche Antriebsregungen, die in dieser frühen Lebenszeit eine besondere Rolle spielen, stärkeren Hemmungsvorgängen unterliegen.

Nach Schultz-Hencke spielt im ersten Lebensjahr die Entfaltung des *intentionalen* Antriebserlebens und die Entfaltung des *kaptativen* Antriebserlebens eine besondere Rolle. Intentional (von lat. intendere) heißt: sich richtend auf, sich beziehend auf, bezugnehmend zu. Kaptativ kommt von lat. captare, was greifen, kriegen bedeutet also aktives Nehmen. Für die Entwicklung der schizoiden Persönlichkeit ist die Gehemmtheit im intentionalen Erleben besonders kennzeichnend, für die depressive Persönlichkeit die Gehemmtheit des kaptativen Erlebens.

Die schizoide Persönlichkeit

Werden besonders die Regungen des Sich-Zuwendens in der Entwicklung behindert, so gelingt es nicht ausreichend, Vertrautheits- und Sicherheitsgefühle zu entwickeln. Dann kommt es mehr zur schizoiden Entwicklung.

Bei dieser Entwicklung bleibt dann viel von der ursprünglichen Fremdheit und Unsicherheit in der Beziehung zur Außenwelt bestehen. Späteres Unpraktischsein kann mitbedingt sein durch mangelhafte Beziehungen zur gegenständlichen Welt. Sogenannte „Weltfremdheit" kann hier ihre Wurzeln haben. Oft machen die Gefühle der Unvertrautheit sich aber besonders in der Begegnung mit anderen Menschen bemerkbar – und es bleiben auch oft deutliche Unsicherheiten in der Beziehung zu sich selbst bestehen, insbesondere Unsicherheiten in der Beziehung zu den eigenen Gefühlen.

Schizoide Persönlichkeiten neigen im Umgang mit anderen Menschen dann mehr zu mißtrauischer oder schreckhafter Distanzierung. Sie brauchen auch oft lange Zeit, um in einer neuen Umgebung einigermaßen vertraut zu werden, mit neuen Menschen „warm zu werden", jemand an sich heranzulassen. Sie neigen auch oft dazu, sich innerlich in sich zurückzuziehen, sobald ihnen der Kontakt mit anderen nicht mehr ganz geheuer ist – sei es, daß etwas sie dabei gestört oder erschreckt hat, sei es, daß der Kontakt selbst ihnen zu dicht, zu eng zu werden droht. *Man kann bei ihnen von einer Angst vor der Nähe sprechen**. Es ist, als ob sie fürchteten, sich beim Zulassen von Nähe selbst zu verlieren, ihre Selbständigkeit als eigene Person einzubüßen. Sie sind durch den anderen Menschen und seine Nähe leicht beunruhigt, deshalb suchen sie also Distanz zu wahren. Sie mißtrauen allerdings oft auch sich

---

* Ich beziehe mich hier wie auch mehrfach an anderen Stellen in diesem Kapitel vor allem auf die Darstellung von Riemann: „Grundformen der Angst".

selbst. Dennoch ziehen sie sich gern auf sich selbst und in sich selbst zurück. Andererseits können sie auch an den Gefühlen der Unvertrautheit, der Fremdheit, des Isoliertseins leiden, sie können leiden an der nicht sicher und durchgängig tragenden Gefühlsverbundenheit mit anderen.

Auf die schizoide Persönlichkeit und ihre Entwicklung soll später noch ausführlicher eingegangen werden. Hier versuche ich nur erste Hinweise dazu zu geben, um einen Vergleich mit der Entwicklung des Depressiven zu ermöglichen. Dazu möchte ich jetzt noch auf die pathogenen Einflüsse und die Anlagefaktoren zu sprechen kommen.

Zu den pathogenen Einflüssen bei der schizoiden Entwicklung scheinen besonders folgende zu gehören: Mangel an Kontaktangebot und Mangel an Reizen. Dazu gehören auch Mangel an freundlich-gleichbleibendem Kontaktangebot ebenso wie verwirrende Kontaktangebote, wie sie z. B. durch eine labile, unausgeglichene und sprunghafte Mutter erfolgen können oder durch eine Mehrzahl ständig wechselnder Pflegepersonen. Ebenso scheint bei der schizoiden Entwicklung, bei welcher die Entstehung intentionaler Gehemmtheiten ja eine besondere Rolle spielt, eine allgemeine Überflutung mit Reizen schädigend zu wirken. Die angedeuteten Situationen wirken auf das Kind beängstigend und behindern dadurch die Entfaltung seiner intentionalen Regungen. Ein bloßer Mangel an Kontaktangebot und erfreulichen Reizen läßt die intentionalen Regungen mehr von vornherein verkümmern.

Außer der Art der schädigenden Einflüsse ist auch der Zeitpunkt, zu dem sie das Kind treffen, von Bedeutung. In den ersten Lebensmonaten besteht eine ganz besondere Anfälligkeit für eine Störung der Entwicklung der intentionalen Bedürfnisse. Störbar bleibt ihre Entwicklung aber auch noch weiterhin. Neben speziellen pathogenen Einflüssen können auch allgemeine belastende Einflüsse während des ersten Jahres und besonders während der ersten Monate die intentionale Entwicklung beeinträchtigen.

Es scheinen aber auch Anlagemomente an der Entscheidung beteiligt zu sein, ob allgemeine oder spezielle pathogene Einflüsse im ersten Jahr mehr zur Entwicklung in der jetzt besprochenen Richtung führen oder mehr in die Richtung einer depressiven Entwicklung. Anlagefaktoren, die der schizoiden Strukturentwicklung besonders entgegenzukommen scheinen, sind besondere Sensibilität und Reizempfindlichkeit, die sich oft von früh an als Schreckhaftigkeit zeigen. Sie scheinen ein Kind auch mehr dazu zu disponieren, störende Einflüsse jeder Art in dem Sinne zu verarbeiten, als sei die Welt erschreckend, als sei es gefährlich, sich ihr zu sehr zu nähern, zu überlassen. Auch scheint die Tendenz zum Rückzug in sich selbst auch von der Anlage her bei solchen Kindern näher zu liegen, die sich in Richtung der schizoiden Persönlichkeit entwickelt haben.

Zum vorläufigen Abschluß der Darstellung der schizoiden Entwicklung möchte ich jetzt nur noch darauf hinweisen, daß es zwischen den einzelnen schizoiden Persönlichkeiten auch wieder große Unterschiede gibt, und ich will dazu jetzt nur noch auf das sehr gegensätzliche Bild hinweisen, welches entstehen kann, je nachdem, ob die intellektuelle Entwicklung von der Gehemmtheit stark mit beeinträchtigt worden ist oder nicht. Es gibt schizoide, intentional durchgängig gehemmte Kinder mit so schwerer Intelligenzbeeinträchtigung, daß sie wie schwachsinnig erscheinen können. Es gibt andererseits aber auch schizoide Kinder mit einer ausgeprägten Intelligenzentwicklung. Bei diesen Kindern wird die Unsicherheit der Gefühlswelt oft mit Hilfe der guten intellektuellen Möglichkeiten kompensiert. Bei der Entscheidung darüber, ob Intelligenzhemmung oder gesteigerte Intelligenzentwicklung eintritt, spielen mit großer Wahrscheinlichkeit wieder Anlagefaktoren eine Rolle, und zwar ist hier besonders die ursprünglich angelegte intellektuelle Begabung zu nennen. Bei gut bis sehr gut begabten Kindern scheint es selten zu ausgesprochen breiter Hemmung der Intelligenzentwicklung zu kommen. Intellektuell besonders schwach begabte Kinder scheinen dagegen besonders für eine solche Entwicklung gefährdet zu sein. Neben der Höhe der mitgebrachten intellektuellen Begabung ist andererseits natürlich das Ausmaß und die Art der schädigenden Einwirkungen auch zu berücksichtigen. Bei extrem ungünstigen Bedingungen ist auch bei guter Begabung eine deutliche Intelligenzschädigung denkbar.

In vieler Hinsicht besteht Verwandtschaft, Ähnlichkeit der Problematik der schizoiden Persönlichkeit und der depressiven Persönlichkeit. Das ist auch naheliegend bei dem zeitlich fast gleichen Ansatz dieser Fehlentwicklungen. Im Hinblick auf das Verhalten des schizoiden und des depressiven Menschen im Kontakt besteht dagegen beinahe eine Gegensätzlichkeit, wie im folgenden deutlich werden wird.

Die depressive Persönlichkeit

Zur depressiven Persönlichkeitsentwicklung kommt es besonders dann, wenn in der Entwicklung alles das behindert wird, was vorhin als Grundlagen der Wunschwelt erwähnt wurde. Hier betrifft die Schädigung besonders die bewegliche Aktivität, die zugreifende Aktivität. Sie betrifft die Entwicklung des Aufnehmens, des Nehmens, Begehrens, Wünschens. Die Gehemmtheit der kaptativen Regungen ist für die depressiven Persönlichkeiten besonders kennzeichnend. Aber wir finden auch bei der depressiven Persönlichkeit Kontaktauffälligkeiten, und zwar in gewisser Weise gegensätzliche Auffälligkeiten gegenüber den vorhin bei der schizoiden Persönlichkeit geschilderten.

Der depressiv Strukturierte sucht ängstlich die Nähe, die Verbundenheit zum anderen. Während der Schizoide zur Distanzierung aus Angst neigt, hat *der Depressive* dagegen *Angst vor Isolierung, vor Trennung, vor Verlust der Nähe, vor Verlust des anderen Menschen.* Diese Verlustangst kennzeichnet den Depressiven in besonderer Weise. Er sucht Halt und Sicherheit in der Nähe, in der engen Zugehörigkeit zum anderen Menschen.

Wir könnten uns vorstellen, daß er eigentlich ja dann daran leiden müßte, daß er durch dieses ständige Festhalten an naher Verbundenheit kaum dazu kommt, er selbst zu sein. Aber ein solches Leiden wird tatsächlich von dem Depressiven kaum deutlich erlebt.

Von dem Depressiven kann man auch sagen, daß er schon mehr Kontakt, mehr Vertrauen zum Du, zum anderen gefunden hat. Darin ist er weitergekommen in der Entwicklung als der Schizoide. Andererseits kann man auch sagen, daß er es nicht wagt, sich zu distanzieren, sich zurückzunehmen, sich dem anderen als ein Eigenwesen gegenüberzustellen, sich von ihm zu lösen. – Er wagt das alles nicht, weil er Angst hat. Er hat Angst, daß die anderen Menschen ihn verlassen oder für ihn bedrohlich werden könnten, sobald er wagen würde, auch ein Mensch für sich selbst allein zu sein: ein Mensch mit eigener Mitte, mit eigenen Regungen, eigenen Wünschen. So paßt er sich an, ist bereit zu übergroßer Gefügigkeit, zu Abhängigkeit bis zur

Selbstaufgabe und zur Aufgabe aller eigenen Wunschansprüche. Er ist bereit, das Recht auf ein Eigenleben aufzugeben, nur um nicht in die Isolierung, in die Vereinsamung zu geraten. Er ist dafür zu weitgehendem Verzicht und oft auch zu besonderen Leistungen bereit.

Betrachten wir nun zunächst die *pathogene Situation* unter den Gesichtspunkten Härte und Verwöhnung.

A. Versagung, Mangel

Versagung und Mangel betreffen hier sowohl die liebevolle Zuwendung, die das Kind vom Erwachsenen erfährt, als auch die Ernährungssituation. Zu Versagungssituationen für die Kinder kommt es häufig im Zusammenhang mit persönlichen Problemen der Mütter. Hat die Mutter ein unerwünschtes Kind, so können sich aus ihrer Gefühlseinstellung Mängel in der Zuwendung zu dem kleinen Kind ergeben. Gestört kann die Beziehung der Mutter zum Kind und ihre Zuwendung aber auch dadurch werden, daß diese Mutter sich durch den Lebenshunger, die Gier des Säuglings schockiert fühlt oder auch geängstigt in dem Gefühl des „Ausgesaugtwerdens" durch das Kind. Weiter wären hier zu nennen eigene depressive Verfassung oder Krankheit der Mutter oder Überlastung der Mutter in dieser Zeit durch andere Aufgaben. Neben Gründen, die mehr in der Person oder Situation der Mutter liegen, können hier aber auch Pflegefehler eine Rolle spielen, die der Mutter aufgrund von Unwissenheit oder falschen Vorstellungen unterlaufen. Es kann dadurch zur Verabreichung zu geringer Nahrungsmengen, kommen oder zu für das Kind zu lange ausgedehnten Wartezeiten bis zur Fütterung.

Noch einmal seien kurz die Reaktionen des Kindes auf solche Versagungssituationen angedeutet. Es kommt hier zur Enttäuschung des Kindes, und es kann bei ihm Angst vor den heftigen eigenen Impulsen der Aktivität und des Habenwollens entstehen. Durch die Mangelsituation wird das Drängende der kaptativen Impulse, die Heftigkeit der oral-aggressiven Impulse gesteigert, und es entsteht in der Enttäuschung auch Wut. Wird bei dem Kind häufig und heftig gesteigerte Wut provoziert, so ist das sehr gravierend. Wenn das Kind von heftigen Wutgefühlen überflutet wird, so ist das eine gefährliche, bedrohliche Situation, denn der heftige Wutaffekt gefährdet den Kontakt, soweit er schon vorhanden ist. Das aber muß zu starker Angst führen, und damit ist die Verdrängungsgefahr besonders gegeben. Die Gefahr, daß das Kind seine erwartende Einstellung, seine Wünsche, etwas zu bekommen, verdrängt, ist sehr groß. Es erlebt ja geliebt werden, bejaht werden und sich selbst sicher fühlen nur unter bestimmten Bedingungen: als abwartendes, stilles, passiv bleibendes, nicht heftig begehrendes Kind wird es akzeptiert. Durch das Erwerben der kaptativen, also oral-aktiven Gehemmtheit, kann es diese Bedingungen erfüllen und sein Auskommen mit der Welt finden.

Ehe es jedoch zu einer ausgeprägten Gehemmtheit kommt, erfolgt zunächst meist Auflehnung, Protest – und das führt zu gesteigerter Gier. Es kann dann auch sein, daß die Gehemmtheit bei einem Kind sozusagen nicht fertig wird oder nicht fest genug, so daß es zu unruhiger Gier und Hast im Verhalten kommt, die entweder ständig bei dem Kind zu beobachten ist oder doch häufig durchbricht. Sehr oft aber reagieren die Mütter gerade auf die zunächst gesteigerte Gier mit besonderer Beunruhigung und Ablehnung, so daß es schließlich doch zur ausgeprägten Gehemmtheit kommt. Züge von oraler Hast und Ungeduld bleiben dann oft auf anderen Gebieten, auf denen der Mensch etwas bekommen kann, bestehen.

B. Verwöhnung

Zu oraler Verwöhnung kommt es öfter bei Müttern, die im Füttern eines hilflosen Kindes selbst Befriedigung finden, die aber nicht gern wollen, daß das Kind groß und unabhängig wird. Materielles Verwöhnen und Überfüttern kommt bei Müttern öfter auch aus Schuldgefühl wegen gleichzeitiger mangelnder emotionaler Zuwendung. In solchen Fällen kommt es manchmal schon früh zu Störungen bei der Nahrungsaufnahme. Solche materielle Fütterung und oft Überfütterung bei mangelnder Zuwendung und Zärtlichkeit löst häufig bei Kindern Widerwillen und Ablehnung gegen Mutter und Nahrung aus. Die gleiche Situation kann aber auch zu einem Eingehen des Kindes auf die Überfütterung führen. Es stellt sich dann sozusagen auf das ein, was diese Mutter wenigstens zu bieten hat. Dann wird das Kind ein Vielfraß, der dennoch oft Angst hat, zu kurz zu kommen. Ein bißchen eingestreute Verwöhnung ist oft auch in der Vorgeschichte derjenigen depressiven Persönlichkeiten zu finden, bei denen das Mangelerleben im ganzen mehr im Vordergrund stand.

Nachzutragen ist, daß auch Verwöhnung mit übermäßiger Zärtlichkeit, übermäßiger Ängstlichkeit oder Betulichkeit in der Pflege eines

Kindes aus Schuldgefühlen einer Mutter erwachsen kann, weil sie auch ablehnende Gefühle gegenüber dem Kind hat, die sie aber bei sich selbst verdrängt.

Die mehr oder weniger starken Verwöhnungsmomente ermöglichen dem späteren Depressiven, daß er oft eine enge Kontaktsituation der kleinkindlichen Anlehnung und des passiven Gefüttertwerdens sucht. Dazu kann ihn seine alte ewige Unerfülltheit drängen. Bei ausgesprochener Verwöhnung kann er direkt auf das Übernehmen dieser Rolle gezüchtet worden sein. Da die allgemeine eigene Aktivität zusammen mit der Aktivität des Nehmens behindert zu sein pflegt, bietet sich dieser Weg der anhänglichen Anlehnung für den Depressiven noch besonders an. Oft aber finden wir dann auch bei depressiven Persönlichkeiten eine Umkehrung dieser Situation. Sie gehen oft selbst in die Rolle des fürsorglich Versorgenden, des Fütternden. Sie gönnen oft sich selbst nichts und opfern sich für andere auf. In diesen Fällen wirkt sich die eigene Gehemmtheit im Nehmen und Sicherfüllen noch stärker aus. Solche Menschen genießen die Befriedigung des Bekommens nur gerade auf dem Umweg der Identifizierung mit den von ihnen betreuten und gefütterten Personen. Diese Rolle des sich überfürsorglich für andere aufopfernden Menschen bietet sich für den Depressiven auch deshalb an, weil sie ihm Nähe und Anhänglichkeit der betreuten Personen sichert. Diese Rolle kann ihn also auch wieder vor der von ihm gefürchteten Vereinsamung bewahren.

Auch für die depressive Persönlichkeitsentwicklung spielen Anlagefaktoren vermutlich neben den pathogenen Einflüssen eine Rolle. Dieser Entwicklung scheinen solche Menschen entgegenzukommen, die auf eine besonders lebhafte Gefühlsentwicklung hin angelegt sind mit der Tendenz zur deutlichen Ausprägung der Gefühle von Freude und Heiterkeit einerseits und von Trauer und Bedrücktheit andererseits. Darauf, daß es für die empfindsame Ansprechbarkeit zwischen den Gefühlspolen von Freude und Trauer besonders veranlagte Menschen zu geben scheint, hat z. B. Kretschmer hingewiesen.

Zu den pathogenen Umwelteinflüssen möchte ich aber noch eine Bemerkung hinzufügen. Die Entstehung der zentralen kaptativen

Gehemmtheit der depressiven Persönlichkeiten läßt sich am besten verstehen von der Situation der Fütterung her; sie wird deshalb auch bevorzugt von dort her beschrieben. Auch ich habe bisher die Entstehung von kaptativer Gehemmtheit besonders an dieser Situation erläutert und auch die Folgeerscheinungen der Gehemmtheit im Nehmen dargestellt (Marlene). Es darf aber nicht übersehen werden, daß in Wirklichkeit nicht nur die Ernährungssituation allein entscheidend ist, sondern daß viel auf die Gesamtsituation der menschlichen Zuwendung und Pflege ankommt, die ein so kleines Kind erfährt. Die Situation des Stillens ist sozusagen eine „Modellsituation" für das Empfangen von Zärtlichkeit, Zuwendung, Liebe und das Empfangen von Nahrung. Etwas vereinfachend kann man sagen: Der Säugling wendet sich gerade in dieser Situation der Welt zu – auch mit seiner beginnenden Aktivität – um aufzunehmen. Im Zusammenhang mit der Nahrungsaufnahme – auch der mitmenschlichen Situation dabei – entfaltet sich sein gesamtes Antriebserleben, insbesondere sein Nehmen und sein Habenwollen. Aber es kommt auch darauf an, was das Kind in anderen Situationen in dieser Lebenszeit erfährt, wie die Welt ihm begegnet. Es kann auch in anderen Situationen verunsichert werden; und selbst Ernährungsstörungen in dieser Zeit, die sich dann wieder ungünstig auf die Entwicklung auswirken, brauchen nicht unbedingt in Versagungen im Zusammenhang mit der Nahrungsaufnahme ihren Grund zu haben.

Entwicklungsschädigungen in dieser Phase können eine allgemeine Lähmung der Impulse bewirken. Die spezielle Gehemmtheit, die hier ihre Ansatzstelle haben kann, betrifft zwar besonders das Habenwollen, und zwar den Zugriff, das Kaptative daran. Aber die Gesamtaktivität ist damit auch gekoppelt und, wie vorher schon angemerkt, auch das Lebensgefühl und auch das Gefühl vom Inordnungsein oder Wertvollsein der eigenen Person.

Deutlich lückenhaft wird also bei ungünstiger Frühsituation hier das Antriebserleben des Habenwollens mit allem was dazu gehört: Lückenhaft wird also das Wünschenkönnen, Nehmenkönnen; lückenhaft werden die Erwartungsvorstellungen und Wunschvorstellungen, die Gefühle des Hoffens, Begehrens und die erwartungsvolle Spannung, die Impulse des Mundaufsperrens, des Zuschnappens, des Handausstreckens, des Greifens – des dem Ziel von Wünschen bewegt Entgegenstrebens. Lückenhaft wird aber auch hier schon die Initiative und allgemeine motorische Aktivität und unsicher das Selbstwertgefühl. Die Unsicherheit des Selbstwertgefühls ist zum Teil auch unmittelbare Reaktion auf menschliches Nichtangenommensein.

Diese Unsicherheit wird aber noch verstärkt durch folgendes: Sowohl bei Enttäuschung der auf den Menschen bezogenen Gefühlsbedürfnisse und des Zärtlichkeitsbedürfnisses als auch beim Entstehen der beschriebenen oral-kaptativen Gehemmtheit kommt es in der Entwicklung zu tiefen Enttäuschungsgefühlen und lebhaftem, wütendem Protest des enttäuschten Säuglings. Von der Heftigkeit der hier geweckten Wutgefühle bekommt man vielleicht eine Vorstellung, wenn man einmal ernsthaft darüber nachdenkt, was es heißt, wenn wir auch von einem „mörderischen" Wutschreien des enttäuschten Säuglings sprechen. Wie bezüglich der Enttäuschung der kaptativen Regungen schon erwähnt, werden die Regungen dieses Wutprotests in der weiteren Entwicklung aber auch mit gehemmt. Solche Regungen müssen auch unterdrückt werden – sonst wäre das Kind ja verloren! Denn es fühlt, daß man es gerade so nicht haben will, daß es gerade so nicht geliebt wird. Außerdem hat das Kind wahrscheinlich eine dunkle gefühlsmäßige Ahnung davon, daß solche heftige Wut die Welt zerstören und die Mutter beschädigen könnte. (Auf diese Zusammenhänge und ihre schwerwiegende Bedeutung hat besonders Melanie Klein in ihren Arbeiten hingewiesen.)

Unterdrückt wird durch die Gehemmtheit also auch die durch die Versagung gesteigerte heftige zerstörende und „fressende" Aggression. Regen sich dann später die verdrängten, als verboten erlebten Wünsche, besonders auch die Impulse des Habenwollens, so klingt auch diese unterdrückte Wut und orale Feindseligkeit mit an; aber das ist, später dann auch im Erleben des erwachsenen Menschen, äußerst bedrohlich – mutet als so entsetzliche Gefahr an, daß es nicht ertragen werden kann. Die verdrängte reaktive Wut und Feindseligkeit kann nicht im Erleben zugelassen werden. Was davon im Erleben noch spürbar wird, sind dann meist nur die dazu gehörenden massiven *Schuldgefühle.* Diese Gefühle der Bedrücktheit und Schuld unterliegen zwar auch meist der Verdrängung. Sie können aber als Symptom, das dann als Depression in Erscheinung tritt, wieder durchbrechen. Schwere Depressionen oder leichtere zeitweilige depressive Verstimmungen treten als Symptomatik öfter bei depressiv Strukturierten in Erscheinung, auch wenn diese sonst als stimmungsmäßig ausgeglichene Menschen erschienen sind oder sogar im Einzelfall bisher als „sonniges Gemüt" gegolten haben. Aus den eben dargestellten Zusammenhängen wird auch verständlich, daß die Depressiven allgemein auch oft zu einer besonders starken Schuldgefühlsentwicklung neigen. – Oft ist von außen gesehen gar nicht zu erkennen, worauf sich eigentlich diese Schuldgefühle beziehen bzw. warum sie so groß sind. Bei geringfügigen Anlässen neigen Depressive oft zu heftigen Selbstvorwürfen und Selbstanklagen, manchmal auch ohne daß überhaupt ein Grund dafür zu sehen ist.

Damit kann dann noch etwas weiteres zusammenhängen: Tendenzen der Selbstbestrafung und Selbstbeschädigung. Depressive richten es sich oft im Leben so ein, daß sie selbst schlecht wegkommen. Sie scheinen eine Beruhigung für ihr Schuldgefühl in diesem oft unbewußten Arrangement zu finden. Diese Neigung, sich selbst schlecht zu behandeln, findet dann eine äußerste Steigerung in Suicidneigungen.

In den häufigen Suicidtendenzen der stark depressiven Persönlichkeiten (die als bloße Suicidgedanken oder als Suicidhandlungen in Erscheinung treten) ist wohl beides enthalten: der Mangel an Sicherheit des Gefühls, selbst wertvoll und liebesfähig und von anderen geliebt zu sein, und die Schuldgefühle, die sich auf die nicht bewußte mörderische Wut gegenüber den anderen beziehen, von denen sie so schwer enttäuscht worden sind. Zu Recht wird oft darauf hingewiesen, daß jeder Selbstmord im Grunde auch ein auf die eigene Person zurückgewandter Mord ist, der eigentlich anderen hätte gelten können.

Ich möchte jetzt noch einmal versuchen, das Bild des Depressiv-Strukturierten zu skizzieren.

Im *äußeren Erscheinungsbild* ergibt sich oft schon eine Körperhaltung die etwas gebeugt, niedergedrückt, „kopfhängerisch" wirkt. Manchmal findet sich eine Schlaffheit in der Körperhaltung und den Bewegungen; in den Bewegungen sehen wir auch oft Lahmheit, Bewegungsarmut, verlangsamte Motorik. Es entsteht ein allgemeiner Eindruck von Passivität oder „Phlegma".

Im *Gefühlsleben* finden wir oft die Neigung zu Niedergeschlagenheit, trüber Stimmung, ängstlicher Besorgtheit, Hoffnungslosigkeit, Enttäuschtheit und Resignation – oft auch verbunden mit Schuldgefühlen und Selbstabwertung. Wir finden die Neigung, bei geringfügigen Anlässen mit übermäßiger Traurigkeit zu reagieren, gelegentlich auch Züge von dem Humor, der trotzdem lacht oder doch wenigstens lächelt. Diesen Gefühlen würde die Lebensansicht entsprechen, daß die Welt ein „Jammertal" sei, nichts biete, dürftig sei, keine Fülle habe. So finden wir auch häufig Gefühle von Leere, Langeweile im Sinne der Unerfülltheit und bedrückten Ausweglosigkeit. Auch finden wir viel ängstliche Gefühle. Der Depressive fühlt, daß er bei seinen eingeschränkten Möglichkeiten der Welt oft nicht gewachsen ist. Unter Umständen wird die Welt von ihm auch als gefährlich und überwältigend erlebt. Wenn der Antrieb, zu bekommen, mit Angst aufgrund unterdrückter Wutregungen gekoppelt ist, wird die Welt von ihm auch oft als verschlingend, fressend erlebt. (Hier haben wir es wieder mit dem Vorgang der Projektion zu tun: die Welt scheint die Absichten zu haben, die der Mensch in sich selbst ablehnt und unterdrückt hat. Es scheint von außen auf ihn zuzukommen, was eigentlich seine eigene innere Regung ist, ihm aber unbewußt bleibt.)

Auf dem Gebiet des *Vorstellens* und *Denkens* finden wir den Depressiven oft verlangsamt, zäh, schwerfällig. Er scheint oft an Vorstellungsarmut zu leiden. Durch das Übergreifen der kaptativen Gehemmtheit auch auf den geistigen Ablauf bestehen bei ihm „Denkhemmungen". So finden wir oft bei depressiv Strukturierten Schwierigkeiten im Aufnehmen und Aneignen von Wissensstoff. In Verbindung mit niedergeschlagener hoffnungsloser Stimmung kann sich auch Interesselosigkeit ziegen. Wir finden aber gelegentlich auch – der gesteigerten Gier und den unbewußten kaptativen Haltungen entsprechend – im übertragenen Sinne orale Hast beim Ergreifen von Vorstellungen oder Wissensstoff, ohne daß es zu einer rechten Erfülltheit kommt. In diese Linie gehört auch „süchtiges" Lesen, verschlingende Lesewut, wie wir sie oft bei Kindern aber gelegentlich auch bei Erwachsenen finden.

Im *Verhalten* sind die Depressiven oft überbescheiden, still, passiv, nachgiebig, weich. Sie neigen zu gefügigem Sichabfinden, zu betonter Verzichtsbereitschaft und Schicksalsergebenheit. Erwähnt sei noch einmal die häufige Bereitschaft, sich aufzuopfern und durch übermäßiges Verausgaben in Leistung um andere Menschen zu werben und damit das eigene Selbstgefühl aufzubessern. Im Erleben und Verhalten speziell im mitmenschlichen Kontakt zeigen Depressive sich auch oft ängstlich; hier ist es die Angst, enttäuscht zu werden, verlassen zu werden, die eine besondere Rolle spielt. Sie neigen dazu, sich einsam und isoliert zu fühlen, und sie haben Angst vor der Einsamkeit. Manchmal wagen sie nicht, sich Freunde zu erobern, haben aber unterschwellig einen sehnsüchtigen Kontakthunger, den man auch als Haltung spüren kann. Manchmal zeigt sich bei ihnen auch ein manifestes süchtiges ständiges Verlangen nach Zärtlichkeit; sie klammern sich an ihre Freunde an und saugen sie, ohne dies selbst zu bemerken, trotz aller bewußten Bescheidenheit aus.

Bis hierher habe ich das Bild des Depressiven überwiegend von den Beobachtungen aus beschrieben, die wir an ihm machen können. Für die weitere Beschreibung gehe ich jetzt mehr von den theoretischen Vorstellungen der Neurosenlehre aus. Spezielle Lücken im Erleben bestehen beim Depressiven besonders insofern, als er seine Antriebsregungen, sich in der Welt etwas zu holen, oft nicht oder zu wenig erlebt. Chancen, die er hat, um etwas zu bekommen, werden von ihm oft übersehen. Als weitere Folgeerscheinungen verstehen wir es, wenn ein Depressiver infolge seines lückenhaften Antriebserlebens nicht oder nur eingeschränkt nehmen, wünschen, bitten, fordern, erobern kann. Oft finden wir bei ihm sogar einen Mangel an Wunschvorstellungen. Als direkte Folge seiner Gehemmtheit verstehen wir es, wenn wir sehr häufig bei ihm Insuffizienz- und Minderwertigkeitsgefühle finden. Außerdem hat er aber wegen der andrängenden, als böse und verboten gefühlten Regungen auch oft krankhafte Schuldgefühle. Von der Neurosentheorie her erwarten wir, daß die ursprüngliche Gehemmtheit, d.h. hier besonders die kaptative Gehemmtheit mit ihren Ansätzen im ersten Jahr, sich weiter verstärkt und ausbreitet. Wie haben wir uns dies vorzustellen? Das Kind mit der kaptativen Gehemmtheit macht keine (bzw. zu wenige) weiteren Erfahrungen im Nehmen, es entwickelt keine altersentsprechenden Formen des Nehmens und Bekommens. Soweit doch Versuche dazu unternommen werden, bleiben sie zu matt. Deshalb bleibt auch der Erfolg oft aus, und das verstärkt die Hoffnungslosigkeit. Latent bleiben die Antriebsregungen in der frühkindlichen Form bestehen. Wenn davon dann etwas zutage tritt, dann geschieht das in einer primitiven, unentwickelten, ungeformten, kleinkindlich-dranghaften Weise. Damit stößt das Kind dann auch wiederholt auf Ablehnung – und es spürt selbst auch oft, daß diese Formen nicht mehr zu ihm passen. Es spürt, daß es so nicht gut geht, daß es mit seinem Verhalten abstoßend wirkt. Also muß die Abwehr gegen das ihm noch mögliche Verhalten auch noch verstärkt werden. Außerdem aber greift die kaptative Gehemmtheit vom ursprünglichen direkt oralen Gebiet dann auch auf alles mögliche andere über. Die kaptative Gehemmtheit zeigt sich im weiteren Verlauf nicht nur gegenüber eßbaren Dingen, sondern auch gegenüber allem, was der Mensch sonst begehren und haben kann. Erwähnt wurde z. B. vorhin bereits auch das Aufnehmen und Aneignen von geistigem Besitz.

Die neurotischen Haltungen zeigen sich beim Depressiven in folgender Weise: Da die Ausschaltung des Antriebserlebens nicht ganz vollständig ist, bleiben vage Sehnsuchts- und Erwartungshaltungen übrig, die dann allmählich oft ins Ungemessene wachsen und unrealistisch und illusionär sind. Mit diesen Fehlerwartungen wird ein Mensch natürlich im weiteren Verlauf seines Lebens immer wieder enttäuscht. Die Fehlerwartungen und sogenannten „Riesenerwartungen“ können auch zu Riesenansprüchen und Fehlansprüchen werden. Beim Depressiven beziehen sich die Fehlerwartungen und übermäßigen Ansprüche auf das, was man bekommen kann: Besitz, Zuwendung, Zeit, Hilfe. Als (anspruchliche) kaptative Haltung ist es z. B. zu verstehen, wenn ein depressiv Strukturierter äußerst bescheiden darum bittet, man möge ihm nur ein paar Minuten Zeit für eine kurze Frage einräumen. Er versichert, er wisse, wieviel man zu tun habe, und wolle einen auch nicht belästigen. Geht man dann auf seine Bitte ein, so breitet er sich im Gespräch aus, kommt auch nun oft mit Problemen oder Fragen heraus, für deren Besprechung mindestens eine Stunde erforderlich wäre. Dem Depressiven ist aber die Zumutung, die er damit stellt, und die Unbescheidenheit, die darin liegt, gar nicht bewußt. Enttäuscht man die Erwartungen eines solchen „bescheidenen“ Menschen, so reagiert er leicht mit einem vorwurfsvollen Ton, oft zeigt er auch von vornherein eine vorwurfsvolle Haltung, von der er wiederum meist nichts weiß.

Zu den weiteren Folgeerscheinungen der Gehemmtheit habe ich noch etwas zu ergänzen. Die Neigung zur Passivität, die eine direkte

Folge der Gehemmtheit darstellt, wurde bereits oben genannt. Die eigene Passivität kann nun aber im Erleben auch etwas Positives für den Menschen haben. Sie kann als Bequemlichkeit zum Ersatz für sonst entgangene Befriedigung genommen werden. Das geht umso besser, wenn die Passivität zusammen mit Anspruchslosigkeit, Bescheidenheit, weicher Fügsamkeit von der Umwelt anerkannt und belohnt wird. Auf diesem Wege kann es zur weiteren Ausbildung neurotischer Bequemlichkeit kommen, die zum Teil dann auch als Ersatz für entgangene sonstige Befriedigung genossen wird. Das ist nun schon eine Möglichkeit der Anpassung an die Gehemmtheit und der Anpassung an die Umwelt mit der Gehemmtheit. Es wird hier aus der Not ein Gewinn gezogen – man spricht bei solchen Vorkommnissen vom „sekundären Krankheitsgewinn". Aus der Not kann noch in einer anderen Weise Gewinn gezogen werden, nämlich dadurch, daß die Not zur Tugend gemacht wird. Bei unserem Depressiven finden wir, daß er aus seiner als Bescheidenheit imponierenden Gehemmtheit nun eine besondere Tugend macht. Unter Umständen entwickelt er eine pharisäerhafte Hochschätzung seiner eigenen Überbescheidenheit und neurotischen Opferbereitschaft. Er bildet eine Bescheidenheitsideologie aus. Bei passiv-bequemer Entwicklung kann auch noch eine weitere Ersatzbefriedigung zusätzlich ausgebildet werden: ein Ausweichen ins Träumen und Phantasieren – Tagträume werden nun genossen anstelle von Befriedigung und Erfolg im Handeln. Eine weitere Form der Anpassung an die neurotische Gehemmtheit kann auch so aussehen, daß der Depressive sich ganz bescheiden mit dem einrichtet, was er hat oder was ihm ohne eigene Aktivität im Nehmen zufällt. (Passives Empfangen ist oft nicht so angstbesetzt wie aktives Nehmen). Aber dies bescheidene Sicheinrichten ist beim Depressiven dann manchmal begleitet von einem ängstlichen Hüten und Festhalten dessen, was er hat. Das wäre schon ein Kompensationsversuch, ein Versuch, einen Ausgleich für die durch die Gehemmtheit gegebene Beeinträchtigung herzustellen. Es gibt zahlreiche Möglichkeiten für solche Kompensationsversuche, die dann sehr oft zur Überkompensation führen. Wenn z. B. die Gehemmtheit nicht vollständig ist, kann es dann beim Depressiven sich auch so verhalten, daß er im Essen besondere Bescheidenheit zeigt, im Trinken aber zur Übermäßigkeit neigt. Oder er ist in bezug auf das Essen oder auf materielle Wünsche überhaupt gehemmt, zeigt also als Charakterzug neurotische Bescheidenheit – aber in bezug auf Beanspruchung von Zeit und Zuwendung durch andere Menschen ist er verhältnismäßig anspruchsvoll (und zwar nicht unbedingt nur im Sinne der vorhin beschriebenen unbewußten kaptativen Haltung). Bei Kindern kann das z. B. so aussehen, daß ein Kind Unersättlichkeit in seinen Ansprüchen zeigt, die Mutter für sich zu beschäftigen, oder es zeigt Unersättlichkeit in seinem Zärtlichkeitsverlangen. Die Kompensationsversuche können auch auf anderen Gebieten erfolgen. So kann für die mangelnde Fähigkeit, etwas zu bekommen, auf dem Gebiet der Motorik Ersatzbefriedigung gesucht werden, wenn die Motorik nicht so stark von der Gehemmtheit mitbetroffen worden ist. Oder aber es wird Kompensation des Selbstwertgefühls durch besondere Leistungen angestrebt. Man findet nicht so selten überbescheidene Kinder mit einem krampfhaften Leistungsehrgeiz. Einen Versuch zur Kompensation der bedrückten Stimmung sehen wir dann, wenn die Stimmung des Depressiven umschlägt in laute Lustigkeit, Albernheit, Quatsch machen. Bei Kindern findet man häufig eine solche Neigung zur Clownerie. Depressive Hoffnungslosigkeit kann auch überkompensiert werden mit einem illusionären Optimismus. Ein Beispiel dafür wäre ein Schulkind, das noch immer auf eine Vier im Versetzungszeugnis hofft, obwohl dies aufgrund der geschriebenen Klassenarbeiten vollständig aussichtslos ist. Zu nennen wäre hier auch als Beispiel ein Schüler, der immer noch meint, bei der nächsten Arbeit werde ihm alles gelingen, obwohl er sich nicht aufraffen kann, aktiv zu lernen und seine Lücken zu füllen.

Ich möchte jetzt noch das Wichtigste zu der *Symptomatik* nennen, die in engerer Beziehung zur depressiven Strukturentwicklung und depressiven Grundform der Neurose steht:

1. Sehr charakteristisch für die depressive Struktur ist die Neigung zu *Gefühlsverstimmungen* von gedrückter Stimmungslage bis hin zu schweren Depressionen mit Suicidneigung.

2. Im *Verhalten* kann es zu Durchbrüchen des Verdrängten kommen, so daß sich Symptomhandlungen ergeben. Hier wären z. B. Naschen, und neurotisches Wegnehmen oder Stehlen zu nennen. (Nicht alle Diebstähle sind jedoch als neurotische Symptomatik zu verstehen!) Naschen und neurotisches Wegnehmen ist bei Kindern häufig. Bei Erwachsenen wäre noch süchtiges Verhalten zu nennen, besonders

wenn es sich um orale Formen der süchtigen Befriedigung handelt, z. B. Trunksucht, süchtiges Rauchen, oral aufgenommene Drogen. Im weiteren Sinne können auch neurotische Fehlverhaltensweisen, wenn es sich um ausgeprägte Persönlichkeitszüge handelt, mit unter der Überschrift Symptomatik angeführt werden. Hier wären im Falle des Depressiven zu nennen die erwähnte Überbescheidenheit, Stille, bequeme Passivität, Verzichtsbereitschaft, gefügige Anhänglichkeit, resignierendes Verhalten und Ängstlichkeit mit Anklammerungstendenzen, ausgedehntes Tagträumen, Clownerien etc. Eine besondere Form von Ersatzbefriedigungsverhalten bei Kindern ist auch süchtiges Fingerlutschen bei älteren Kindern. (Bis zum Alter von drei bis vier Jahren ist häufigeres Fingerlutschen durchaus normal, und gelegentliches Lutschen, besonders beim Einschlafen und ähnlichen Situationen, ist auch noch während der ersten Schuljahre durchaus häufig.)

3. Als *körperliche Symptomatik* wären zur depressiven Struktur besonders Appetitstörungen zu nennen sowie Magen- und Darmstörungen. (Ein Symptom, das bei Kindern mit depressivem Strukturansatz häufig ist, ist das Einnässen. Es kommt aber auch in Zusammenhang mit andersartigen Strukturentwicklungen vor.)

Abschließend möchte ich noch einmal darauf hinweisen, daß während der Entwicklung im ersten Lebensjahr alle belastenden Einflüsse so wirken können, daß diese spezielle Form der Gehemmtheit und Persönlichkeitsentwicklung entsteht. Der Grund dafür ist, daß in dieser frühen Lebenszeit gerade die entsprechenden Antriebsregungen und Bedürfnisse in der Entwicklung eine besondere Rolle spielen. Dazu kommt der Einfluß von im ersten Jahr und evtl. auch noch später wirksamen speziellen Einwirkungen, die gerade diese Bedürfnisse in ihrer Entwicklung entscheidend behindern. Wie bereits erwähnt, kann es aber auch durch Störungen der Entwicklung im ersten Jahr zur schizoiden Strukturentwicklung kommen. Sehr häufig sind Mischungen zwischen der schizoiden und der depressiven Strukturentwicklung. Obwohl es zwischen diesen beiden Entwicklungsformen, wie im Eingang dieses Kapitels geschildert, auch gegensätzliche Tendenzen gibt, gibt es doch andererseits auch viele Ähnlichkeiten, und auch deshalb kommt es leicht zu Mischungen zwischen den Persönlichkeitszügen, die diesen beiden Entwicklungsmöglichkeiten entsprechen. Was für beide neurotischen Entwicklungslinien – die schizoide und die depressive – gemeinsam gilt, ist die der Störung zugrundeliegende schwere Verletzung, tiefgehende Kränkung durch die Erfahrung des Unerfülltbleibens und der Zurückweisung mit den entscheidenden menschlichen Gefühlsbedürfnissen.

Thema:
Das Wagnis des Nehmens und das Wagnis des Liebens

2. Die zwangsneurotische Struktur

(Entwicklung und Erscheinungsformen)

Zum Verständnis der zwangsneurotischen Grundstruktur der Persönlichkeitsentwicklung möchte ich wieder von der frühkindlichen Entwicklung ausgehen. Die Zeit, in der die ersten grundlegenden Gehemmtheiten entstehen, die zur zwangsneurotischen Strukturentwicklung führen, ist das zweite und dritte Lebensjahr. (Vergleiche zu diesem Kapitel auch Teil I, Abschnitt A, 2. Kapitel.)

Wir erinnern uns: das Kind hat im Laufe des ersten Lebensjahres die Verfügung über die Bewegungsmöglichkeiten seines Körpers erworben. Es tritt gegen Ende des ersten Jahres nun in eine Phase ein, in der es von einem starken Drang erfüllt ist, die gewonnene eigene Bewegungsfreiheit zu nützen. Es steht im zweiten und dritten Jahr dann in einer Zeit der lebhaften Entfaltung, Übung und Differenzierung seiner motorischen Aktivität. Es entwickelt mehr Unabhängigkeit in seiner Bewegungsfreiheit, es hat lebhafte Antriebsregungen, die es zur selbständigen Bewegung und selbständigen Aktion drängen. Es tritt nun in die Entwicklungsphase ein, die Kroh als die Phase der „handelnden Weltbewältigung“ bezeichnet hat. Die zu diesem Alter gehörende aktive Auseinandersetzung mit der Welt ist verbunden mit einer Reihe von Bedürfnissen und Befriedigungsmöglichkeiten, die jetzt entwickelt werden. Von diesen Bedürfnissen soll jetzt zuerst noch einmal die Rede sein.

1. Das Kind kann und will jetzt zunehmend seine *willkürliche Bewegungsfreiheit*, die gewonnene Unabhängigkeit genießen. Es hat in diesem Alter viel Freude an Bewegung, auch an „reinen Be-

wegungsspielen“ – es ist z. B. lustvoll für das Kind, auf einen Stuhl hinaufzuklettern, weil es so schön ist, daß es ganz allein hinaufgelangen kann, wenn es das gerade möchte. Bei solchen und ähnlichen Gelegenheiten gibt es aber auch häufig Mißverständnisse zwischen Kindern und Erwachsenen, weil die Erwachsenen nicht verstehen, was das einem Kind bedeuten kann. Sie finden z. B., daß das Kind nun auch oben sitzen bleiben soll, wenn es auf den Stuhl geklettert ist; wenn es das nicht will, soll es das Klettern bleiben lassen. Für das ständige Hinauf und Herunter haben sie kein Verständnis, diese ständige Aktion stört sie. Das Kind aber kann die gewonnenen Möglichkeiten seiner Willkür dabei sehr lustvoll genießen.

„Willkür“ ist an sich nichts Negatives, die Möglichkeit, aus eigenem Willen etwas zu wählen ist im Gegenteil etwas sehr Schönes. Wenn wir von Willkür meist in einem negativen Bewertungssinne sprechen, so denken wir an rücksichtslose oder unbeherrschte Willkür oder an Willkürlichkeit, wo sie gerade nicht hingehört. Die kindliche Willkür, die die Entfaltung sehr wertvoller Möglichkeiten enthält, stößt bei den Erwachsenen sehr oft auf Ablehnung, weil sie sich gestört fühlen und weil sie darin den Anfang einer ungezügelten und störenden Willkürlichkeit befürchten. Die Tendenzen des kleinen Kindes zu Willkür und freier Beweglichkeit werden daher sehr oft gehemmt.

2. Mit der zunehmenden Beherrschung der Motorik kann das Kind nun auch an die Dinge herangehen, es kann ihnen auf den Leib rücken. Das *Herangehen* (lat. adgredi) können wir auch Aggression nennen – *Aggression in einem ganz weiten Sinn.* Dieses „Drangehen“ muß den Kindern in diesem Alter wohl sehr viel bedeuten. Sonst käme es wohl auch kaum zu so vielen Verboten wie: „Nicht anfassen!“ „Nicht drangehen!“ „Bleib schön davon weg!“ Wir sehen also, daß es auch hier wieder vermehrt zu Konflikten kommt zwischen dem, was die Erwachsenen wollen, und den Bedürfnissen des Kindes. Die Bedürfnisse des „Herangehens“, der Aggression im weiten Sinne werden infolgedessen auch häufig gehemmt.

Mit dieser Fähigkeit des Herangehens, des adgredi wollen wir uns nun noch etwas eingehender befassen und uns fragen: Was liegt alles im Herangehen als Möglichkeit?

a) Im Herangehen kann das Kind die eigene Kraft an den Gegenständen betätigen. Das enthält auch die Möglichkeit, *sich stark zu fühlen,* und die Möglichkeit, *sich stolz zu fühlen.* Kraftgefühl, Machtgefühl, Stolz gehören zum Erlebensbereich des Geltungsstrebens. Sich stark und stolz fühlen heißt auch, daß man sich sehen lassen kann, daß man Ansehen und Geltung erwarten kann.

b) Die eigene Kraft an den Gegenständen einsetzen heißt aber auch, daß man mit und an ihnen etwas *bewirken* kann. Man kann sie *verändern* – man kann die Welt nach seiner Willkür und mit seiner eigenen Kraft verändern. Wenn z. B. das Kind die Kissen vom Sofa wirft, sie durchs Zimmer schleppt, verändert es die Welt. In den Augen der Erwachsenen aber ist das Unordnung machen, Ordnung zerstören. Wenn das Kind mit dem Finger ein Loch in das Kissen bohrt und die Federn herumfliegen läßt, dann fühlt es sich vielleicht auch als ein mächtiger Schöpfer, der es schneien läßt. Aber die Erwachsenen sagen dazu „Unheil anrichten" und „kaputtmachen". Es kommt jetzt öfter vor, daß ein Kind bei Spiel und Forschung einen Gegenstand in seine Bestandteile zerlegt. Etwas *zerlegen,* das ist für das Kind verändern, bewirken, bearbeiten – vom Standpunkt der Erwachsenen aus gesehen aber ist das *Destruktion.* Vom Standpunkt des Kindes und seiner Entwicklung her betrachtet ist es eine notwendige Vorstufe. Zerlegen ist der Anfang zur Bearbeitung von Material. Damit ist Zerlegen, Material bearbeiten, eine notwendige Vorstufe für jede *Konstruktion.* Wer konstruktiv tätig sein will, muß auch zerlegen können!

c) An einen Gegenstand herangehen, mit ihm umgehen und hantieren, auch ihn zerlegen bedeutet aber zugleich auch, ihn *kennenlernen,* ihn *erforschen.* – Es bedeutet geistige Macht über ihn gewinnen, geistig über ihn verfügen, ihn sich zu eigen machen im *geistigen Erfassen.* Zum geistigen Erfassen einer Sache gehört ja auch später, sie zu durchdringen bis in ihre Einzelheiten, sie zu analysieren.

d) Außerdem ist das Drangehen aber auch ein *Inbesitznehmen.* Was das Kind sich so erobert hat, kann es auch haben und *festhalten.* Stellen wir uns z. B. ein Kleinkind vor, das aus dem Bücherregel ein Buch hat herausziehen können und sich nun beglückt auf seine Weise damit beschäftigt. Wenn jetzt ein Großer kommt und ihm das Buch einfach wegnimmt, fühlt das Kind sich sicherlich auch eines rechtmäßigen Besitzes beraubt. Für das Kind sieht es so aus, als wollten die Erwachsenen erreichen, daß es alles hergibt, nichts für sich behält. Sie selbst wollen über die Dinge verfügen – das Kind aber soll es nicht! Das Kind soll nicht haben. Aber das Kind will auch besitzen! Es entdeckt ja gerade in diesem Alter, wie lustvoll das Besitzen und Umgehen mit Besitz sein kann. Ich möchte Sie hier aufmerksam machen auf diesen sprachlichen Ausdruck „be-sitzen". Worauf ich sitze, das gehört mir. Erinnern Sie sich z. B. an Spiele, wie Kinder sie gern am Sonntagmorgen im Bett mit den Eltern machen: nicht selten sitzt ein Kleinkind auf Vater oder Mutter mit dem stolzen Ausdruck des Besitzergefühls.

Alle diese im Zusammenhang mit dem Herangehen erlebten Regungen, von denen jetzt die Rede war, können mit betroffen werden, wenn die Bewegungs- und Handlungsbedürfnisse des Kindes der Gehemmtheit erliegen.

Bis jetzt war vom Herangehen, von der spontanen Aktivität als Aggression im weitesten Sinne die Rede. Es gibt aber auch *aggressive Regungen im engeren Sinne.* Es ist bei den Psychologen eine umstrittene Frage, ob es beim Menschen primäre feindselige Aggressionen gibt. Mir scheint, daß doch viele Beobachtungen dafür sprechen, daß dies der Fall sein könnte. Auch die Ergebnisse der Verhaltensforschung geben in dieser Hinsicht zu denken. Aber aufgrund der Beobachtungen ist auch sicher, daß feindselige Regungen sehr häufig erst eine Reaktion des Menschen darstellen auf erlebten Angriff oder Frustration. Viele Psychologen meinen sogar, daß Feindseligkeit immer nur reaktiv auftrete. Vielleicht sind also ursprünglich nur die motorischen Tendenzen da und die Machttendenzen und die Tendenzen zu Freude an eigener Willkür. Wie immer es damit bestellt sein mag, ob es ursprüngliche Feindseligkeit gibt oder nicht – es ist ganz sicher falsch, die vorher genannten Tendenzen als Ausdruck und Beweis einer angeborenen Feindseligkeit zu verstehen und sie von vornherein zu bekämpfen. Geschieht das, so wird gerade dadurch Feindseligkeit erzeugt, denn auf schwerwiegende Behinderungen dieser Bedürfnisse reagiert das Kind jedenfalls dann mit Wut und heftiger Aggression von feindseligem Charakter.

Praktisch kommt es in diesem Alter sehr leicht zu Machtkämpfen und betont aggressiven Auseinandersetzungen. Denn mit all den genannten Antriebsregungen, die sich hier erst entfalten, kommt das Kind eben sehr leicht in Konflikt mit den Erwachsenen und erfährt dabei Ablehnung und Behinderung. Eine Neigung, mit lebhaftem Protest und heftiger Aggression auf Einschränkungen und Forderungen zu reagieren, gehört jedenfalls zu diesem Alter. Deshalb werden, wenn es hier zur Gehemmtheit kommt, auch die Tendenzen zur Selbstbehauptung und zur kämpferischen Durchsetzung mit betroffen und sehr häufig wird eine offene oder verdeckte Feindseligkeit durch die unglücklich verlaufenen Konflikte dieses Alters hervorgerufen.

Ich komme jetzt auf die *pathogenen Einflüsse,* die die bisher besprochenen Bedürfnisse des Kindes in der Entwicklung stören können, denn in all den Konflikten, in die das Kind aufgrund seiner sich in diesem Alter entfaltenden Bedürfnisse gerät, kann es nun wieder besonders leicht zur Entstehung von Angst und Schuldgefühlen und zum Entstehen von Gehemmtheiten in diesem Zusammenhang kommen.

Natürlich wird jedes Kind in diesem Alter auch Zusammenstöße mit den Erwachsenen erleben, aber es gibt nun doch Erwachsene, die besonders stark ablehnend gerade auf die hier besprochenen Regungen des Kindes reagieren, weil sie selbst besonders stark durch solche Bedürfnisse des Kindes beunruhigt werden. Deshalb soll bei dem Hinweis auf die pathogenen Einflüsse zuerst auf die Erwachsenen eingegangen werden, von denen besonders leicht gerade solche Einflüsse ausgehen können.

1. Da wären zunächst Erwachsene zu nennen, die besonders beont für Ruhe und Ordnung sind, um jeden Preis den Frieden wollen und jeden Kampf, jede Auseinandersetzung fürchten. Sie können die altersentsprechenden Bedürfnisse der Kinder im zweiten und dritten Jahr schwer aushalten und nachfühlen. Sie können die Kinder deshalb nicht mit Gelassenheit und Geduld eingrenzen, wo es notwendig ist – was gesund vertragen werden könnte. Vielmehr reagieren sie oft mit Heftigkeit oder mit moralischem Abscheu, oder sie sorgen von vornherein dafür, daß das Kind sich möglichst gar nicht erst viel weiter in dieser Art entfaltet. Sie engen

die Kinder leicht von vornherein ein, versuchen, schon im Ansatz zu ersticken, wozu es die Kinder dieses Alters doch drängt.

Die überordentliche, pedantisch saubere Hausfrau als Mutter wäre hier noch speziell hervorzuheben. Sie findet sich nicht selten unter den Müttern der Zwangsneurotiker. Das ist verständlich, denn ihr müssen die Bedürfnisse dieser Altersstufe besonders gegen den Strich gehen und sie ängstigen. Beim Typus dieser Mütter ist übrigens noch etwas weiteres charakteristisch. Diese Ordnungsfanatikerinnen machen oft jede Gemütlichkeit unmöglich. Es ist zwar bei ihnen alles gut eingeteilt, sauber geputzt und wohl geordnet, aber es fehlt „die Atmosphäre" – sie verbreiten kaum Wärme. Sie wirken eher nüchtern, kühl, betont sachlich. Die Gefühlsseite, das, was wir Gemüt nennen, ist in der Entwicklung solcher Mütter oft zu kurz gekommen. Deshalb kann es auch von ihnen bei den Kindern nicht gepflegt und entwickelt werden. Darum wirkt die Gefühlsseite bei den späteren Zwangsneurotikern dann oft unentwickelt. Weichere Gefühle und Wärme kommen bei ihnen schwer auf. Wo es um Gefühle geht, wirken sie oft zu nüchtern. Die hier erwähnten pedantischen Mütter gehören selbst zum zwangsneurotischen Typus. Sie „vererben" durch ihr Verhalten oft die eigenen zwangsneurotischen Züge auf ihre Kinder. Wenn hier die Mütter auch zuerst erwähnt wurden, so soll damit nicht verschwiegen werden, daß auch zwangsneurotische Väter sich oft sehr nachteilig auf die gesamte Familie und insbesondere auf die Entwicklung ihrer Kinder auswirken. Nicht nur Zimmerpflanzen, sondern auch Kinder gedeihen nun einmal besser in warmem Mief als in kühlem Ozon. Das muß allzusachlichen und überordentlichen Eltern gesagt sein.

2. Bei einem anderen Elterntyp, der hier ebenfalls zu nennen wäre, handelt es sich um Menschen, die mit ihren eigenen Willkürregungen nicht gut umzugehen gelernt haben. Es sind solche Menschen, die entweder ständig im unangenehmen Sinne willkürlich sind oder die zwischen strengen Regelungen und plötzlichen Durchbrüchen von Willkür schwanken. Sie neigen dann häufig dazu, von den Kindern die Einhaltung strenger Regeln zu fordern, leben aber selbst mit ihren willkürlichen Durchbrüchen gegenüber Forderungen, deren Notwendigkeit sie predigen, den Kindern etwas ganz anderes vor. Sie erlauben und verbieten auch häufig, wie es ihnen gerade so paßt. Mit ihrem Verhalten wecken sie bei den Kindern viel Protest und Angst.

3. Bisher haben wir bei dem elterlichen Verhalten mehr an davon ausgehende Einengung und Bekämpfung der kindlichen Bedürfnisse gedacht. Aber auch hier ist Verwöhnung von Nachteil. Nehmen wir z. B. die motorischen Bedürfnisse. Ihre Einengung ist für dieses Alter besonders nachteilig. Ebenso nachteilig wirkt aber oft auch eine zu weit gehende Großzügigkeit im Gewähren von Bewegungsfreiheit, die dann eben doch ab und zu durchbrochen werden muß, weil sie sich gar nicht durchhalten läßt. Häufig wird auch ein zu weitgehendes Gewährenlassen, weil die betreffenden Erzieher es auf die Dauer selbst nicht ohne Verstimmung aushalten, dann ab und zu plötzlich durchbrochen mit heftigen, durchgreifenden, einschränkenden Maßnahmen.

4. Bei den einengenden Verhaltensweisen von Erwachsenen handelt es sich oft um die motorischen Bedürfnisse. Aber es gibt auch Erwachsene, die besonders etwas dagegen haben, daß Kinder überhaupt eine gewisse Eigenwilligkeit zeigen, Tendenzen zur Durchsetzung und Unabhängigkeit, oder die speziell etwas gegen alle Äußerungen des Kindes haben, die ihnen aggressiv oder destruktiv erscheinen. Auch wenn dadurch verstärkt Konflikte für das Kind heraufbeschworen werden, kommt es zu ähnlichen Ergebnissen wie bei der motorischen Einengung.

5. Außer pathogenen Persönlichkeitszügen und Verhaltensweisen der Eltern können aber auch äußere Verhältnisse sich ungünstig auswirken. Eng bedrängte Wohnverhältnisse oder sonstige äußere Bedingungen, die wenig Spielraum ermöglichen, können natürlich auch mit dazu beitragen, daß Kinder in diesem Alter nicht die ihnen entsprechenden Spiel- und Auslaufmöglichkeiten finden und so nicht zu den altersgemäßen Betätigungen und Befriedigungen kommen können. Zu diesem Alter gehört nun einmal ein Stück Bewegungsraum, gehört die Gelegenheit auch zu lebhafter motorischer Aktion. Die in unserer Gesellschaft oft zum Ausdruck kommende Kinderfeindlichkeit macht es den Eltern auch oft schwer, ihren Kindern den erforderlichen Spielraum im wörtlichen und im übertragenen Sinn zu gewähren.

Wir können nun schon versuchen, eine *Übersicht der vielfältigen Gehemmtheiten* zusammenzustellen, die hier im Ansatz entstehen können – entsprechend den kindlichen Bedürfnissen, die besonders in dieser Entwicklungsphase zu Konflikten Anlaß geben.

Gehemmt werden besonders

die Motorik einschließlich des Herangehens,

die Willkürregungen,

die Tendenzen zur Selbständigkeit,

die Tendenzen zu Durchsetzung und Selbstbehauptung.

Wer späterhin diese Regungen nicht erleben und angemessen verwirklichen kann, der fühlt sich dann oft *„gezwungen"*, sein Grundgefühl ist nicht das der Freiheit, sondern des Zwanges. Das wird noch besser verständlich, wenn man sich vor Augen hält, daß bei früh einsetzender Gehemmtheit der Regungen nach Selbständigkeit und Selbstbehauptung dann oft das Eintreten einer Trotzphase fehlt, wie wir sie sonst im dritten oder vierten Jahr erwarten würden.

In engem Zusammenhang mit dem schon oben Erwähnten stehen auch die speziellen Gehemmtheiten

der Antriebsregungen der Kraft- und Machtäußerungen, der Aggression und des Geltungsstrebens,

der Tendenzen zum Hantieren und aktiven Handeln,

der Tendenzen zum Zerlegen (und in der Folge auch der Möglichkeiten zum „Machen", zum Konstruktiv- und Produktivsein),

der Antriebsregungen der Aktivität allgemein,

der Antriebsregungen zum Besitzen- und Behaltenwollen,

der Regungen zum Erforschen, Erkennen, Einordnen.

Zusammenfassend können wir dies alles benennen als Gehemmtheit der Aggression im engeren und im weitesten Sinn (einschließlich des Geltungs- und Machtstrebens) und als Gehemmtheit des Besitzstrebens.

Es läßt sich nun schon einiges darüber sagen, *welche Züge wir bei den zwangsneurotisch strukturierten Persönlichkeiten später finden:*

Wenn die Gehemmtheit im Vordergrund steht, dann sind sie oft auffällig gefügig, handeln wenig aus eigener selbständiger Initiative, halten sich streng an die Vorschriften, bemühen sich, die vorgeschriebene Ordnung peinlich einzuhalten. Sie ordnen sich unter, machen keine Versuche, sich gegen die Ansichten anderer, gegen Anordnungen von Vorgesetzten durchzusetzen. Sie sind ganz darauf aus, jeden Kampf zu vermeiden. Sie beanspruchen persönlich kein besonderes Ansehen, sie verlangen keine besondere Geltung – sie sind in dieser Hinsicht auffällig bescheiden, sind zufrieden mit untergeordneten Stellungen, in denen sie auf Weisung anderer arbeiten können, ohne selbst die Verantwortung zu tragen. Oft sind sie auch in ihren Bewegungen sparsam, wirken in der Bewegung etwas starr, unharmonisch verkrampft. Manche haben ausgesprochene Ängste, etwas zu beschädigen, jemand zu verletzen, etwas wegzuwerfen. Oft sind ihre Aktionsweisen unfruchtbar: sie ordnen, sichten und schaffen sich Schemata und kommen zu nichts oder es kommt nichts dabei heraus. (Das führt oft geradezu zu Arbeitsstörungen!) Sie können nicht gut „nein" sagen, lassen sich ausnützen – geben alles her, was gefordert wird: Geld, Besitz, Zeit, Kraft. Man kann also zusammenfassend sagen: Sie sind übertrieben gefügig, hergabebereit, ordentlich.

Zu dem Vorigen noch ein Anmerkung: Die Züge von übermäßiger Hergabebereitschaft und übermäßiger Ordentlichkeit sind vielleicht aus dem Bisherigen noch nicht genügend verständlich. Dazu muß nachher noch etwas nachgetragen werden über die möglichen Auswirkungen der Sauberkeitsgewöhnung, die ebenfalls in dem besprochenen Alter stattfindet. Noch eine zweite Anmerkung ist notwendig: Die Unfähigkeit, nein zu sagen und für sich zu behalten, wenn andere etwas fordern, bezeichnen wir mit Schultz-Hencke auch als Gehemmtheit des *retentiven* Antriebserlebens. (Von lat. retinere = behalten, zurückhalten). Gehemmt werden nämlich auch die Bedürfnisse, für sich selbst zurückzuhalten, retentiv zu sein. Wie es zu dieser Gehemmtheit kommt, werde ich nachher noch erläutern.

Das bisher gezeichnete Bild ergibt sich, wenn die Gehemmtheit und ihre direkten Folgen unmittelbar im Erscheinungsbild später zum Ausdruck kommen. *Es können aber* im Erscheinungsbild und Verhalten später auch ganz andere *gegenteilig erscheinende Züge hervortreten.* Diese gegenteiligen Züge werden wieder verständlich dadurch, daß die Gehemmtheit nicht immer vollständig ist oder nicht immer wirklich zustandegekommen ist, in der Fehlentwicklung können sich gerade auch die Züge der Auflehnung gegenüber der Einschränkung bewahrt haben. So können also mehr Züge des Protests im Vordergrund stehen. Und es ist hinzuzufügen, daß auch bei weitgehend zustandegekommener Gehemmtheit sich doch oft Reste der ursprünglichen Tendenzen erhalten haben, die sich zäh neben den Lücken im Erleben erhalten. So kommt es auch zu gegensinnigen Haltungen, von denen die Gehemmtheit, ohne daß der betreffende Mensch dies merkt, durchsetzt ist. Außerdem finden wir bei den späteren zwangsneurotischen Persönlichkeiten manchmal auch Ergebnisse einer inzwischen erfolgten Überkompensation. Gerade die Gehemmtheit der retentiven Regungen, die dazu führt, daß zu viel hergegeben wird, wird oft überdeckt durch unbemerkte oder krampfhaft kompensierende Züge von Geiz, Verlustangst, Sichverschließen, Ablehnung jeder erbetenen Hilfeleistung. Ebenso ist auch die Aggressionsgehemmtheit, die sich direkt als Wehrlosigkeit oder Gefügigkeit zeigen müßte, oft mit aggressiven Haltungen oder aggressiven Durchbrüchen durchsetzt oder im Erscheinungsbild überdeckt durch überkompensierende aggressive Einstellungen.

Besonders bei Kindern, bei denen die zwangsneurotische Strukturentwicklung selten in einer schon abgeschlossenen Form vorliegt, finden wir recht häufig gegenteilige Züge zu dem Bild, das wir aufgrund der tragenden Gehemmtheiten erwarten würden. So finden wir bei Kindern mit einem zwangsneurotischen Entwicklungsansatz häufig besonderen Trotz und Einordnungsschwierigkeiten, Aggressivität, Unordentlichkeit und dergleichen. Das äußere Verhaltensbild läßt dann manchmal geradezu an Verwahrlosungsgefahr denken.

Ich muß nun aber zum besseren Verständnis der zwangsneurotischen Persönlichkeit noch etwas nachtragen *zum geistigen Entwicklungsstand im zweiten und dritten Lebensjahr.* Dadurch werden dann einige Auswirkungen störender Einflüsse in dieser Phase noch besser verständlich werden.

In diesem Alter erfolgt der eigentliche Erwerb und Ausbau der Sprache. Erst im Zusammenhang damit ergibt sich allmählich ein zusammenhängender Vorstellungsstrom, worauf besonders Dührssen hingewiesen hat. Störungen in dieser Phase können darum auch die Entwicklung der Vorstellungszusammenhänge beeinträchtigen. Die Folge kann dann sein, daß es nicht zu einem konsequenten Ausphantasieren beim Durchdenken von Problemen oder Handlungszusammenhängen kommt. Das Denken kann bruchstückhaft sein, Einzelheiten können aus dem Zusammenhang gerissen auftauchen. Das Denken kreist oft um einen Punkt, ohne weiterzukommen, es kommt zum unfruchtbaren Grübeln statt zum folgerichtigen Durchdenken eines Problems.

Erinnern wir uns zum Verständnis des geistigen Entwicklungsstandes des Kindes in diesem Alter nun auch noch einmal an früher Dargestelltes: Das kleine Kind erlebt zunächst die Dinge noch alle wie lebendige Wesen. Sie scheinen ihm über Kräfte und Absichten zu verfügen, wie es selbst sie hat. – Sie scheinen auch das Kind anzublicken und scheinen ein eigenes Leben zu haben. Das Kind selbst glaubt im zweiten und dritten Jahr noch weitgehend, daß die Dinge ihm etwas tun können, oder auch, daß seine Wünsche und Gedanken die Dinge beeinflussen können. Es ist nicht so schwer, sich in dieser Hinsicht in das Kind einzufühlen. Das Kind ruft z. B. „Mama", und die Mutter kommt – Mama ist ein Zauberwort. Auch das Wort „bitte" kann so ein Zauberwort sein – man spricht es aus, und das Zuckerstück macht sich auf den Weg und kommt in den Mund des Kindes. Freud hat schon besonders darauf hingewiesen, daß das kleine Kind eine besondere Macht der Gedanken, Wünsche und Worte erleben kann. Gerade in dem Alter, von dem wir sprechen, verändert sich nun aber das physiognomische und magische Weltbild des Kindes ganz allmählich durch das selbständige Herangehen an die Dinge. Durch das Hantieren mit ihnen, durch das selbständige Sich-bewegen in der Welt werden ihm die Dinge bekannter, und es durchschaut allmählich den Unterschied zwischen lebendigen Wesen und Gegenständen und gewinnt Anfänge des Verständnisses für den realen Zusammenhang von Ursachen und Wirkungen. Es beginnt zunehmend realitätsgerecht zu denken und zu handeln. Das ist auch gemeint mit dem Ausdruck, das Kind trete nun in die handelnde Weltbewältigung ein. Eben dabei *beginnt* es auch die sachlichen Zusammenhänge zu erfassen. Das magische Weltbild kann dann ganz langsam ersetzt werden durch ein rationales, sachlich bezogenes Weltbild. Es handelt sich dabei um sehr allmähliche Entwicklungsprozesse mit fließenden Übergängen. Die Reste der magischen Weltanschauung, selbst des physiognomischen Erlebens finden sich noch ziemlich lange Zeit, in Spuren auch noch bei allen Erwachsenen.

Ein dreijähriges Kind hat vielleicht schon begriffen: Man macht das Spielauto, dem ein Rad abgegangen ist, nicht einfach mit

„Heilesagen“ wieder ganz. Man holt den Hammer. Man muß es „heileklopfen“. Daß der Nagel, den man einschlägt, das Rad festhält, erfaßt es hier vielleicht noch nicht einmal. Vielleicht ist auch das Hantieren mit dem Hammer zunächst noch eine mehr oder weniger magische Handlung. Behindert man aber die „handelnde Weltbewältigung“, behindert man die Erfahrungen und die Erkenntnisse, die dem Kind in eigenständigen Aktionen zuwachsen, so wird man auch damit rechnen müssen, daß der Übergang zur Realerfassung im geistigen Welterleben nicht recht gelingt.

Bei den zwangsneurotisch strukturierten Persönlichkeiten, die in dieser Zeit in ihrer Entwicklung gestört wurden, finden wir nun regelmäßig die Reste aus dieser frühen Kinderzeit in ihrem geistigen Leben. Wir finden bei ihnen oft eine Inkohärenz des Denkens, wir finden ein isoliertes Auftauchen von Vorstellungen. Auffällig sind hier vor allem auch abergläubische Vorstellungen, die nicht recht zum sonstigen fortgeschrittenen Entwicklungsstand passen. Wenn von einem Unglück gesprochen wird, so muß ein Zwangsneurotiker z.B. oft dreimal klopfen – er muß die Welt wieder heilezaubern, das Böse wegzaubern. Er ist wirklich beunruhigt, wenn er nicht klopfen kann. An Holz zu klopfen, um Unglück zu verhüten, ist sehr verbreitet – nicht nur bei ausgesprochenen Neurotikern. Vielleicht wird dieses Beispiel Ihnen deshalb nicht sehr viel Eindruck gemacht haben. Was würden Sie aber dazu sagen, wenn ein Mensch die Schere nicht neben der Photographie eines Menschen liegen sehen kann? Bei einem Zwangsneurotiker, der das nicht erträgt, besteht die Furcht, dem Abgebildeten könnte ein Unglück dadurch zustoßen – er weiß nur nicht warum. So wie der Zwangsneurotiker hier Unheil befürchtet, scheint ihm oft überall Unheil zu lauern. Besonders wenn etwas nicht genau nach den vorgeschriebenen Regeln gemacht wird, kann „etwas Schlimmes“ geschehen. Was das sein könnte, kann oft gar nicht genau von ihm ausphantasiert werden. Aber „irgendein schlimmes Unheil“ wird als unverständlicherweise drohend erlebt. Dieses Erleben des Zwangsneurotikers ähnelt dem Erleben des kleinen Kindes, das sich in der Welt bewegen will und aktiv werden will – und ohne daß es verstehen kann, warum, ist plötzlich etwas ganz Schlimmes passiert. Das muß sich für ein Kind, das die Ursache – Wirkungszusammenhänge noch nicht erfaßt hat, ja häufig ereignen. In der gleichen Weise erlebt es wahrscheinlich auch dann, wenn es ohne Bedenken irgendetwas unternehmen will, und ganz plötzlich sind Vater oder Mutter böse – der gute Gott ist weg, und böse Götter dräuen. Das Kind lernt dann: Es ist besser, sich an die herkömmliche und vorgeschriebene Ordnung zu halten. Das erscheint sicher. Deshalb soll man nichts anders machen als gewohnt. Zwangsneurotiker schaffen sich deshalb zur Sicherheit oft sehr seltsame Gesetze. Sie meinen, wenn sie diese Gesetze befolgen, dann kann ihnen nichts Böses geschehen. (Wer die Berichte von Lorenz über seine Gans Martina kennt, wird hier auch die entsprechenden Parallelen zu den Beobachtungen des Verhaltensofrschers ziehen können.)

Zur Illustration der Eigenart zwangsneurotischen Erlebens will ich hier noch von einer kürzlich behandelten Patientin berichten. Es handelt sich um das 30jährige Fräulein Inge. Fräulein Inge hat ein kompliziertes Zwangszeremoniell beim Anziehen entwickelt. Sie hat allmählich eine festliegende Reihe von vielen Punkten zusammengestellt, die sie genau in gleicher Weise jedes Mal beim Anziehen berücksichtigen muß. So gehört z.B. Naseputzen nach Schuheanziehen. Wird es nun notwendig, sich zu schneuzen, bevor sie so weit ist, so sitzt sie geängstigt auf ihrem Bettrand und weiß nicht weiter. Sie weiß zwar dann nicht, wovor sie Angst hat – aber sie erwartet dunkel ein Unheil. Allein das Pudern des Gesichts war in mehrere Phasen eingeteilt. Zwischendurch mußte sie mehrfach zu ihrer Mutter gehen, um sich zu vergewissern, sich bestätigen zu lassen, ob sie es richtig gemacht hat. Unnötig zu sagen, daß das Ankleiden auf diese Weise Stunden in Anspruch nahm. Auch sonst war sie bei vielen Aktionen durch das Einschieben von Zwangshandlungen behindert. Sie kam überall zu spät und hatte bereits ihren Arbeitsplatz verloren. Auch zu Hause störte sie mit ihrem zwanghaften Verhalten, ihren ausgedehnten Ordnungszwängen tatsächlich jede Tagesordnung. Sie tyrannisiert auch, obwohl sie im ganzen ein gefügiges Mädchen ist, die Mutter mit ihren Zwängen, quält sie geradezu damit. Praktisch protestiert sie also mit ihren Zwängen gegen jede Ordnung und auch gegen jede Leistungsforderung. – Sie ist ja arbeitsunfähig, gerade weil sie alles richtig machen will. Sie stört, tyrannisiert, protestiert, obwohl sie per Gehemmtheit überordentlich, fügsam, abhängig und unselbständig ist. Wir sehen hier, wie die Symptomatik nebenbei auch dazu dient, das Gegenteil von dem zu erreichen, was sie vorgibt.

Zur weiteren Illustration des zwangsneurotischen Charakters nenne ich gleich noch einige andere Züge dieser Patientin. Sie hat auch eine große Sammelleidenschaft, sammelt ganze Haufen von Schauspielerbildern und ist ständig mit dem Ordnen und sauberen Ausschneiden dieser Bilder beschäftigt. Ihre Ordnungszwänge verhüten aber, daß sie je fertig wird, und führen dazu, daß große Haufen von diesen Bildern herumliegen.

Sie ist, wie erwähnt, sehr gefügig und unselbständig. In ihren Träumen kann es aber im Gegensatz dazu manchmal sehr turbulent zugehen. Einmal gab es in so einem Traum eine Prügelschlacht mit großen, harten, braunen Würsten. Mit diesem Hinweis greife ich schon etwas vor auf die noch zu besprechenden Beziehungen zwischen Sauberkeitserziehung und Zwangsneurose.

Fräulein Inge ist in ihrem Verhalten sehr bescheiden. Sie erwähnt einmal, sie sei froh, daß sie nicht zu denen gehört, die viel Geld erben. Ein Gespräch mit ihr darüber ergibt, daß sie fürchtet, Einbrecher könnten sie berauben. Neben ihrer Bescheidenheit und ihrer Angst, beraubt zu werden, steht aber praktisch ein Aufheben allen Besitzes, über den sie verfügt. So hat sie bereits einen Riesenstapel von Taschentüchern, die ihr nach und nach geschenkt worden sind. Diese Tücher benutzt sie aber nicht, sondern spart sie auf. Wenn sie einen Schnupfen hat, für den die von ihr zur Benutzung freigegebenen Tücher nicht ausreichen, so reißt sie sich von älteren Hemden Fetzen ab, die sie als Taschentuch benutzt.

Eine Trotzphase hat sie als Kind nie gehabt. Während der Behandlung – im Alter von etwa 30 Jahren – holte sie die entsprechende Entwicklung in einer sehr kindlichen Form nach. Sie wurde jetzt offen trotzig gegen die Mutter und merkte selbst, daß sie etwas gerade dann nicht tun mochte, wenn die Mutter es ihr gesagt hatte. So hatte sie sich einmal vorgenommen, neugekaufte Wolle zu wickeln. Weil die Mutter sie aber daran erinnerte, konnte sie es einfach nicht tun.

Zu Beginn ihrer Behandlung war es ihr praktisch nicht mehr möglich, irgendetwas Gescheites zu tun und zu Ende zu bringen. So wollte sie auch seit Wochen eine Bekannte anrufen, um sich mit dieser wieder zu treffen, aber sie kam niemals dazu, diesen Anruf auszuführen. Ein Gespräch darüber ergab dann, daß sie das Telefongespräch nicht führte, weil sie sich nicht vorweg ausphantasieren konnte, was sie tun würde, wenn die Freundin nicht selbst an den Apparat käme, wenn die Freundin zu ihrem Vorschlag sich zu treffen nicht gleich ja sagen würde, wenn sie nicht auf einen vorgeschlagenen Termin eingehen würde usw. Nachdem ich ihr geholfen hatte, alle Möglichkeiten wirklich in Gedanken durchzugehen, konnte sie dann ihr Vorhaben ausführen.

Ich füge nun gleich noch ein weiteres Beispiel von einem Patienten an, der ebenfalls an einer schweren Zwangsneurose litt. Es handelte sich um einen Studenten der Theologie mit schweren Arbeitsstörungen und einem Waschzwang, der es für ihn nötig machte, sich oft vielmals in kurzen Abständen hintereinander die Hände zu waschen. Seine Mitteilungen waren für mich oft schwer zu verstehen, weil er dabei die Zusammenhänge zerriß. Er lieferte praktisch immer nur voneinander getrennte Stückchen, so daß ich manchmal kaum erkennen konnte, worum es ihm eigentlich ging. Er litt auch an Zwangsgedanken. An allen möglichen Gegenständen fürchtete er sich zu verunreinigen. Auch bestimmte Worte und Gedanken waren für ihn gefährlich, verboten, sie waren „tabu“. Gegen die ihm verboten und gefährlich erscheinenden Worte hatte er ein „Gegendenken“ erfunden, das im Grunde eine Art Zauberpraktik darstellte. Er wählte dann andere erlaubte Worte, die er im Geiste den schlimmen Worten entgegenstellte, um sie unschädlich zu machen. Manchmal gelang das, manchmal machten aber auch die schädlichen Worte die bisher guten Worte schlimm. Dann mußte er neue Gegenworte suchen. Sehr ausgeprägt war bei ihm auch der Zwang, stundenlang über eine Entscheidung zu grübeln, statt sich für die eine oder die andere Lösung zu entscheiden.

Nach der Schilderung zwangsneurotischer Eigentümlichkeiten kehrte ich nun noch einmal zurück *zu der Frage der pathogenen Einwirkungen.* Ich habe vorhin hauptsächlich von der schädlichen Wirkung der Einengung oder Bekämpfung der motorischen Bedürfnisse des Kindes gesprochen. Das ist ein spezifischer ungünstiger Einfluß. Außerdem müssen wir aber auch daran denken, daß in dieser Phase der Entwicklung sich jede Belastung, die die Entwicklung erschwert, im gleichen Sinne störend auswirken kann. Es führt also zu den gleichen Ergebnissen, wenn störende Belastungssituationen anderer Art in diesem Alter eintreten. So können z. B. auch für die Ansätze zur Entstehung der zwangsneurotischen Struktur Ereignisse wie Geburt eines Geschwisterchens, Trennung von der Mutter, Tod eines Angehörigen (der als Strafe erlebt werden kann), schwere Krankheit des Kindes von Bedeutung sein. Unter Umständen wird die Wirkung solcher Ereignisse dadurch verstärkt, daß Mehreres zusammenkommt. So kann z. B. das Kind wegen der Geburt eines neuen Babys in der Familie nun in seiner Aktivität und seinem Bewegungsdrang eingeengt werden. Oder es kann aus dem gleichen Anlaß nun mit besonderem Nachdruck zur Sauberkeit gezwungen werden. Eine schwere Krankheit des Kindes kann zugleich auch eine erhebliche Einschränkung seines Bewegungs- und Aktionsdranges bedeuten. Besonders schwerwiegend kann es sein, wenn das Kind gerade in dieser Zeit in einen Gipsverband gelegt werden muß, der seine Bewegungsmöglichkeiten stark einschränkt. Eine Trennung von der Mutter kann vorübergehend notwendig werden wegen der Geburt eines Geschwisterchens. Es kann auch sein, daß dieses Ereignis Anlaß dazu gibt, daß das Kind nun in einen Kindergarten gegeben wird und sich also täglich für längere Zeit von der Mutter trennen muß.

Ich habe gerade vorhin gesagt, daß jede schwerwiegende Belastung in dieser Phase entsprechende Störungen hervorrufen kann. Außerdem aber gibt es in diesem Alter *noch eine spezielle problematische Situation.* In diesem Alter nämlich setzen nun besondere Erziehungsforderungen ein. Gerade weil das Kind nun selbständiger und verständiger wird, wird es nicht mehr nur gepflegt, sondern auch bewußter erzogen. Es wird an die Einhaltung bestimmter Ordnungen und Grenzen gewöhnt. Es werden ihm auch Verbote gesetzt, Forderungen ausgesprochen. Am prägnantesten ist dies in bezug auf die *Sauberkeitsgewöhnung.* Die Erziehung zur Sauberkeit ist deshalb eine besonders kritische Situation – und sie ist eine Modellsituation der beginnenden absichtlichen Erziehung überhaupt.

Besinnen wir uns zunächst darauf, was dabei von dem Kind gefordert wird, welche Leistung und Verzichtleistung es hier erbringen soll. Auch hier geht es wieder um einen Verzicht auf die eigene Willkür. Bei der Entleerung soll es sich Ordnungen fügen, sich Gesetzen unterwerfen. Es soll sauber, reinlich sein, ordentlich werden

– das bedeutet aber auch Verzicht auf Unbekümmertheit. Es soll eine Leistung vollbringen, nicht tun, wozu es gerade Lust hat. Es soll seine Ausscheidungen in bestimmter Weise abgeben, es soll hergeben.

Dieses Hergeben spielt eine besondere Rolle. Das Kind ist ja auch stolz auf seine „Produkte“. Es kann die Erwachsenen, die das Hergeben von Stuhl und Urin von ihm fordern und damit entschwinden, auch als Leute erleben, die immer von ihm haben wollen und ihm etwas Kostbares wegnehmen. Dabei können auch Verlustängste entstehen, weil das Kind das Wegnehmen seiner Produkte erleben kann als Beraubung um eigene Substanz.

Das Kind macht bei der Sauberkeitsgewöhnung auch noch eine besondere Erfahrung: Es erfährt, daß es geliebt wird, wenn es die geforderte Leistung vollbringt, daß ihm die Zuneigung aber entzogen wird, wenn es nicht leistet, was es soll. Überhaupt kommt das: „Du sollst!“ neu an das Kind heran. Wenn es nun tut, was es soll, dann ist es *gut* – wenn aber nicht, dann ist es *böse.* Die moralische Bewertung, die das Kind hier in seinem Verhalten erfährt, ist neu; und es verbindet sich in seinem Erleben sauber, reinlich sein und gut sein – gefügig, brav sein und gut sein. Böse ist dagegen, was gegen die Ordnung ist; böse ist die Eigenwilligkeit und böse ist alles Schmutzige. Einnässen und einkoten kann dann auch erlebt werden als böser, aggressiver Angriff. (Vergleiche hierzu die „Wurst“ als Waffe in dem Traum von Fräulein Inge!)

Der spätere Zwangsneurotiker „hat es“ mit den Problemen um sauber und schmutzig sein. Dazu ist noch auf weiteres in der kindlichen Entwicklung hinzuweisen. Kleine Kinder machen zunächst keinen Unterschied – ihnen ist alles interessant, ganz gleich, ob es sauber oder schmutzig ist. Sie wollen alles genau besehen und untersuchen, z. B. auch schmutziges Papier, das am Boden liegt, aber auch ihren eigenen Kot und Urin. Zum Erstaunen der Erwachsenen, die hier bereits einen Ekel entwickelt haben, geht das Kind auch hier unbekümmert heran. Es erlebt ja in diesem Alter auch sich selbst, seinen eigenen Körper deutlicher und interessiert sich dafür. Das Kind interessiert sich harmlos, aber die Erwachsenen benehmen sich so seltsam. Das Interesse für den Körper und die Exkremente erscheint den Erwachsenen offenbar verwerflich.

Alles, was die untere Körperhälfte betrifft, wird oft von ihnen mit einem Tabu belegt. Gerade dieses Verhalten des Erwachsenen ist geeignet, die Wünsche der Kinder anzureizen, sich nun gerade mit dem zu befassen, was verpönt ist. Aber die Unbefangenheit dabei wird zerstört. So wird das „Anale“ besonders interessant, und zugleich verbinden sich Ängste und Schuldgefühle mit allem, was die Ausscheidungsfunktion und die untere Körperpartie betrifft – Ängste und Schuldgefühle verbinden sich auch mit allen Regungen, sich dafür zu interessieren. Die spätere Sexualität kann davon im Keime mitbetroffen werden; sowohl Ängste als auch entsprechende Perversionen können hier ihren Ursprung haben.

Die Sauberkeitsgewöhnung wirkt sich besonders dann schädlich aus, wenn sie sehr rigoros, hart und ungeduldig durchgeführt wird; und sie kann sich ebenso schädlich auswirken, wenn sie zu früh durchgeführt wird. Hier muß noch angemerkt werden, daß insofern die Anfänge einer zwangsneurotischen Strukturentwicklung auch schon in das erste Jahr zurückreichen können. Es ist ja möglich, eine Sauberkeitsdressur hier schon durchzuführen, bevor das Kind so weit ist, die Zusammenhänge zu verstehen und selbst eine Entscheidung zu treffen. Auch aus solcher frühen unverstandenen Dressur oder aus einer mit viel Zwang ausgeübten Sauberkeitsgewöhnung kann sich das nachher permanente Gefühl des Gezwungenseins, des „Müssens“ ergeben. Zu strenge und zu frühe Sauberkeitserziehung wirken gleichsinnig. Es kommt zu einem unverstandenen Funktionieren, zum bloßen „Müssen“ – daß eine eigene Entscheidung möglich ist, kann dabei nicht erlebt werden. Es ist aber anzumerken, daß auch Versuche, gänzlich ohne jede Sauberkeitserziehung auszukommen, sich nicht bewährt haben. In unserer Kultur jedenfalls ergeben sich daraus so viele Schwierigkeiten, daß die Eltern und auch das Kind selbst dabei sehr irritiert werden. Das völlige Vermeiden jeder Sauberkeitsforderung verhindert jedenfalls nicht das Entstehen neurotischer Störungen. Wo es versucht wurde, stellte es offenbar auch einerseits eine Verwöhnung dar, die dann gleichzeitig doch wieder das Kind mit Härten belastete; Kinder, die man in dieser Hinsicht absichtlich bis zum Alter von 5 oder 6 Jahren völlig unerzogen ließ, zeigten teilweise auch Tendenzen gerade zu einer zwangsneurotischen Entwicklung. Der Ausweg ist also auch hier nicht, jede Erziehung völlig zu unterlassen, sondern sie so einzurichten, daß das Kind nicht durch zu frühe oder zu strenge Erziehungsversuche überfordert wird und sich auch selbst zum Sauberwerden entschließen kann.

Ich komme nun zu den *Protestversuchen des Kindes gegen die Einschränkung seiner Bedürfnisse.* Bei einer ungeschickten Sauberkeitserziehung reagiert das Kind ebenso wie bei einer unverträglichen Einschränkung seiner motorischen Bedürfnisse zunächst einmal in der Regel mit Protestversuchen. Es lehnt sich heftig gegen die ihm unverträglichen Forderungen und Einschränkungen auf. Sein Bewegungsdrang steigert sich zur Unruhe, seine Selbstbehauptungswünsche zu feindseliger Wut, sein Behaltenwollen zu trotzigem Festhalten, dazu, um keinen Preis etwas herauszurücken. Seine harmlose Willkür bei der Entleerung steigert sich zum Protest gegen jede Regulierung, gegen jedes Sicheinfügen in Ordnungen. Sein Interesse am Urethralen und Analen wird im Protest zur zäh verteidigten verbotenen Lust, das Anale wird besonders wichtig und reizvoll. Der Protest selbst bekommt dann analen Charakter. (Wenn in der Wut geschimpft wird, so bieten sich als Schimpfwörter gerade anale Ausdrücke wie Scheiße besonders an.)

Gerade in diesem Alter kommt es so oft zu heftigen Kämpfen zwischen dem Kind und dem Erwachsenen. Das Ergebnis, wie dieser Kampf ausgeht, ist recht verschieden.

1. Es kann sein, daß von da an die Protesthaltungen sich erhalten und das Bild der Persönlichkeit bestimmen. Wir hätten dann einen Menschen vor uns, der gesteigert eigenwillig, trotzig, aggressiv ist, der dazu neigt, willkürlich und rücksichtslos auf die Dinge loszugehen, eine zähe Tendenz zu Unordnung und Schmutz behält und der so wenig wie möglich herausrückt. Wenn alle diese Protesthaltungen sich für später erhalten, hätten wir dann einen Menschen, der zu besonderem Trotz, Geiz und Unordentlichsein neigt.

2. Es kann aber im Gegensatz dazu schließlich auch die Gehemmtheit das Bild bestimmen. Dann ergeben sich gegensätzliche Züge: Übergefügigkeit, übermäßige Hergabebereitschaft, Überordentlichkeit bis zur Pedanterie.

3. In den meisten Fällen aber vermischen sich die Züge von Gehemmtheit mit Resten der ursprünglichen Antriebsregungen und mit Protest – ja, bei demselben Menschen bestehen z. B. nebeneinander retentive Gehemmtheit (also gefügiges Hergeben) und daneben Züge von Geiz, betonter Zurückhaltung und Verschlossenheit.

Es ist nun gerade für die zwangsneurotische Charakterstruktur besonders kennzeichnend, daß solche Gegensätzlichkeiten im Widerspruch zueinander bestehen. Auch selbst in den Zwangssymptomen stehen oft deutlich solche schroff gegensätzliche Tendenzen nebeneinander. Wir sahen z. B. bei Fräulein Inge, wie sie gerade durch ihre Überordentlichkeit alle Ordnung durcheinanderbringt. Bei ihr sind auch die Protestregungen verdrängt, sie setzen sich aber doch in ihren Symptomen mit durch.

Tendenzen zu Wut, Protest, heftiger Aggression und zu einem Durchbrechen jeder Ordnung sind bei allen zwangsneurotisch Strukturierten im Grunde auch vorhanden. Es ist nur verschieden, ob sie noch offen zutage treten – ständig oder in gelegentlichen Durchbrüchen – oder ob sie nur latent, verborgen wirksam sind. (Bei einer psychotherapeutischen Behandlung kommt es deshalb auch bei zunächst überwiegend gehemmt wirkenden Zwangsneurotikern oft zu einer Phase von „Verwahrlosung“ im Verhalten.)

Zum Verständnis der bei Zwangsneurotikern offen oder latent wirksamen Aggressivität soll nun noch eine wichtige Anmerkung zur Entwicklung nachgeholt werden. Eine besondere Komponente verzweifelter Wut ergibt sich sehr oft auch daraus, daß das kleine Kind erlebt hat, daß man es wie ein Ding behandelt hat ohne Rücksicht auf seine Gefühle. Ich habe von dem Typ der überordentlichen, gefühlskühlen Mutter gesprochen; bei ihr besteht besonders die Gefahr, daß ihr Kind überhaupt – und speziell bei der Sauberkeitsgewöhnung – leicht den Eindruck bekommen kann, daß es selbst der Mutter lange nicht so wichtig ist wie die Sachen. *Menschen aber sind wichtiger als Sachen!* Wenn dagegen verstoßen wird, so ist das für jeden Menschen eine schwerke Kränkung.

Ich versuche jetzt noch einmal *zusammenfassend* in Stichworten *das Bild der zwangsneurotischen Persönlichkeit* zu kennzeichnen.

In ihren Bewegungen und in der Mimik haben diese Persönlichkeiten oft etwas Unlebendiges. Bei ihnen wirken aber Haltung und

Bewegungen nicht schlaff – wie bei dem Depressiven – sondern eher körperlich verspannt: steif und etwas starr, hölzern. Die Bewegungsabläufe sind bei ihnen oft gerade nicht flüssig, sondern sie wirken etwas verkrampft, abrupt, stockend.

Zwangsneurotische Persönlichkeiten fallen manchmal auf durch eine Undifferenziertheit des Gefühls- und Phantasielebens. Charakteristisch ist für sie auch das Auseinanderreißen und Unterbrechen von Zusammenhängen: Das Gefühl scheint isoliert zu sein oder ausgeschaltet von zugehörigen Vorstellungen und Erlebnissen. Aber es gibt auch „falsche" Beziehungen – es ist dann so, als ob Wünsche oder Gedanken direkt etwas bewirken könnten. Wir finden bei diesen Persönlichkeiten Züge von magischem Denken und Aberglauben und entsprechende Ängste. Oft finden wir bei zwangsneurotisch Strukturierten moralisch betonte überstrenge Frömmigkeit, buchstabengetreuen Glauben, stark ausgeprägte sittliche Prinzipien. Wir finden oft strenge Beurteilung anderer, aber auch der eigenen Wünsche und Taten – ihr Gewissen erscheint als besonders streng und zur Verurteilung geneigt. Auch bei ihnen finden wir deshalb oft Neigung zu Schuldgefühlen und zur Selbstbestrafung. (Schuldgefühle sind bei ihnen stärker bezogen auf die eigene Sündigkeit; sie haben bevorzugt ein schlechtes Gewissen wegen böser Taten oder Gedanken, – das ist ein etwas anderer Akzent als beim Depressiven, der sich seiner Wertlosigkeit wegen anklagt.) Wir finden weiter oft die Neigung zu unfruchtbarem Grübeln, zu Zweifeln, zu Skrupeln.

Die Intelligenzentwicklung ist bei Zwangsneurotikern häufig gut, aber stark rational akzentuiert, nüchtern und oft etwas unproduktiv. Allerdings können die zwangsneurotischen Gehemmtheiten auch die Intelligenzleistung stark behindern. Unter den Schülern mit entsprechendem Strukturansatz finden sich oft solche, unter deren Aufsätzen Hinweise stehen auf Dürftigkeit, Phantasiearmut, Mangel an Lebendigkeit. (Dabei gleich eine Anmerkung zur Schrift: sie ist beim zwangsneurotisch Strukturierten oft überordentlich, eng, verkrampft – oder ganz im Gegenteil ungezügelt, ausfahrend, unordentlich, verkleckst, verschmiert, verschrieben.)

Im Verhalten finden wir beim Zwangsneurotiker widerspruchsvolle Züge: Züge von Pingeligkeit, Korrektheit – aber auch von Unordentlichkeit, betonter Willkür. Wir finden sowohl Neigung zum Sauberkeitsfimmel als auch ausgesprochene Unsauberkeit. Es finden sich ebenso beim Zwangsneurotiker einerseits Fügsamkeit und Inaktivität, Wehrlosigkeit – aber auch andererseits Aggressivität, Unruhe, Stören und Zügellosigkeit. (So schildert z. B. eine Mutter ihre jugendliche Tochter: Zu Hause sei sie ein „Engelchen“ in der Schule dagegen werde über ihr störendes Verhalten geklagt. Teils störe sie mit Absicht, teils falle ihr immer gerade im unrechten Moment ein Stuhl um oder passiere ihr ein anderes Mißgeschick.) Wir finden weiter einerseits große Hilfsbereitschaft, Opferbereitschaft und Leistungsbereitschaft – aber wir finden auch Geiz, Angst, sich zu verausgaben, Verschlossenheit, sowie Versuche, mit möglichst wenig Aktivität und Anstrengung auszukommen, oder z. B. auch zähes Trödeln.

Zur Hilfsbereitschaft und Leistungsbereitschaft wäre noch anzufügen: Wir finden gelegentlich masochistische Züge der Aufopferung, des Einsatzes in dieser Hinsicht und auch eine allgemeine masochistische Tönung; andererseits finden sich bei Zwangsneurotikern auch relativ häufig sadistische Züge in ihrem Verhalten. Die Ausprägung sadistischer und masochistischer Tendenzen ist bei dieser Strukturentwicklung zu verstehen als in der entsprechenden Entwicklungsphase naheliegende Reaktion auf die erwähnten Kränkungen des Liebesverlanges, besonders wenn diese mit harten, strafenden Erziehungsmethoden verbunden waren.

Freud hat zu den Charakterzügen des Zwangsneurotikers die häufig wiederkehrende Verbindung von besonderem Trotz, Geiz und Pedanterie hervorgehoben. Wir erinnern uns, daß dem Protest gegen Einengungen entsprechen würden Trotz, Geiz und Unsauberkeit bzw. Unordnung. Dem Zusammenbruch des Protests, der Gehemmtheit würden entsprechen: Übergefügigkeit, übergroße Hergabebereitschaft bzw. Verschwendung und Pedanterie. Bei der von Freud hervorgehobenen Trias verbinden sich also Züge, die dem Protest entsprechen, mit solchen, die der Gehemmtheit entsprechen. Diese Widersprüchlichkeit ist charakteristisch für den Zwangsneurotiker. Es besteht bei ihm eigentlich immer eine starke innere Ambivalenz – z. B. von Trotz und Gefügigkeit, Geiz und Verschwendung, Pedanterie und Unordentlichkeit. Deshalb haben auch Sadisten regelmäßig daneben auch masochistische und Masochisten auch sadistische Tendenzen.
Häufig ist die Verbindung zwanghafter und schizoider Züge.

Ich gebe nun ebenfalls in Stichworten noch Hinweise zu im Zusammenhang mit der zwangsneurotischen Struktur häufiger *Symptomatik*:

Als *körperliche* Symptomatik finden wir häufig Darmstörungen – Obstipationen, aber auch Durchfälle. Ferner hat psychogenes Asthma eine besondere Beziehung zur zwangsneurotischen Struktur (die Lunge ist ja ein Organ des Aufnehmens und Hergebens). Relativ häufig sind bei zwangsneurotisch Strukturierten außerdem Verkrampfungserscheinungen: Schreibkrampf, Tics, Stottern.

Auch Störungen der Sexualfunktion können eine Beziehung zur zwangsneurotischen Struktur haben. So kann z. B. bei Impotenz die Verlustangst auch eine besondere Rolle spielen. Zu Störungen in der Einstellung zur Sexualität, die die Sexualfunktion beeinträchtigen können, kann auch die Angst vor der Sexualität als etwas Schmutzigem oder Gewalttätigem führen. Obwohl dies schon zur Verhaltenssymptomatik gehört, sei hier gleich angefügt, daß für den zwangsneurotisch Strukturierten sadistische und masochistische Perversionen sowie anale Perversionen naheliegen können.

Zu den *seelischen* Störungen und sonstigen *Verhaltensstörungen* sei darauf hingewiesen, daß Symptomatik in diesen Bereichen bei den Zwangsneurotikern das Übergewicht gegenüber körperlicher Symptomatik zu haben pflegt.

Die klassische Symptomatik besteht im Vorkommen von

Zwangsvorstellungen, Zwangsgedanken, Zwangsgrübeln,

Zwangsimpulsen, Zwangsbefürchtungen,

Zwangshandlungen (z. B. Wasch- und Zählzwänge, Gebetszwänge, Ordnungszwänge bis zu Zeremoniellen).

(Die larvierten „kleinen" Zwänge und das Gefühl des Müssens finden sich auch bei den nicht manifest Erkrankten und in Spuren auch bei Gesunden.)

In den sich aufdrängenden Zwangs*vorstellungen* und Impulsen ist zum Teil der Durchbruch der gehemmten, verdrängten Impulse deutlich – vor allem aggressiver und analer Impulse. In den Zwangs*handlungen,* den Ordnungszwängen etc. ist dagegen meist die Abwehr der gefürchteten Impulse stärker maßgebend.

Eine weitere bei Zwangsneurotikern häufige Verhaltenssymptomatik stellen Arbeitsstörungen dar (oft wird auch über „Konzentrationsstörungen“ geklagt.) Die Arbeitsstörungen sind besonders teils durch unfruchtbare Ordnungszwänge oder durchbrechende störende Willkür bedingt und teils durch Leistungsprotest.

Erste ausgesprochen zwangsneurotische Symptome bei Kindern finden sich manchmal schon um sechs Jahre. Hier handelt es sich öfter um zwanghafte Vermeidungshandlungen, um Wasch-, Zähl- und Gebetszwänge. Ausgeprägte Zwangsneurosen sind zwar bei Kindern verhältnismäßig selten, aber Verhaltensweisen, die auf eine sich entwickelnde zwangsneurotische Struktur schließen lassen, sind bei Kindern doch oft schon sehr deutlich. Wir finden dabei sowohl übermäßig brave, sehr ruhige und inaktive und sehr ordentliche Kinder als auch störende, unruhige, unordentliche, destruktive und aggressive Kinder. Wir finden übermäßig hergabe- und leistungsbemühte Kinder wie solche mit übermäßiger Sparsamkeit oder aktivem oder passivem Leistungswiderstand. Wir finden sowohl ausgesprochen Wehrlose und übermäßig Friedliebende als auch Streithähne und Stänkerer.

Ein Spezialtypus – bei Kindern wie bei Erwachsenen – ist der Jähzornige, der wehrlose Gutmütigkeit verbindet mit immer wiederkehrenden Durchbrüchen heftiger Aggression.

Sehr ausgeprägte zwanghafte Persönlichkeiten sind naturgemäß mehr unter Erwachsenen als bei Kindern zu finden. Gerade die zwangsneurotische Struktur prägt sich erst durch die weiteren Fortentwicklungen aufgrund der neurotischen Gehemmtheiten allmählich voll aus.

Thema:
Das Wagnis der Aktivität

3. Die hysterische Struktur

Entwicklung und Problematik

In diesem Kapitel soll die hysterische Struktur abgehandelt werden, und das folgende Kapitel ist dann der schizoiden Struktur vorbehalten. Ich habe gefunden, daß eine einigermaßen übersichtliche

Darstellung bei der hysterischen Struktur am schwierigsten ist. Ich glaube, das liegt daran, daß der innere Zusammenhang der vielfältigen Erscheinungen bei der hysterischen Struktur am schwierigsten zu fassen ist und bei den meisten bisherigen Darstellungen auch nicht ganz einleuchtend wird. Ich habe mich bemüht, ihm vor allem von der kindlichen Entwicklung aus nachzugehen. Mir scheint, daß dabei manches verständlicher wird, daß es aber wegen der vielseitigen Entwicklungsvorgänge in den in Frage stehenden Kindheitsjahren schwer ist, die Darstellung noch einigermaßen übersichtlich zu halten. Wenn man die hysterische Struktur allein von der sexuellen Entwicklung und Problematik her beschreibt, ist das einfacher. Es schien mir jedoch der Sache nach nicht gerechtfertigt, dies zu tun. Von dieser Seite her hat Freud zuerst die Entwicklung des Hysterikers verstanden. Sie ist aber sicher mit der Betrachtung dieser Seite noch nicht voll erfaßt. Gerade die Hysterie, die zuerst verständlich zu sein schien, gibt uns heute noch viele Rätsel auf. Ich muß Sie daher für die Unvollkommenheit in diesem Kapitel um besondere Geduld und Nachsicht bitten. Zu vergleichen ist zu dem Folgenden das 3. Kapitel aus dem Abschnitt A des I. Teils; zum Teil wird dort Ausgeführtes auch hier noch einmal wiederholt.

Bevor ich zu dem eigentlichen Inhalt dieses Kapitels komme, gebe ich Ihnen jetzt noch eine kurze vergleichende Übersicht zu den vier hier besprochenen neurotischen Grundstrukturen. Dabei und auch bei den dann folgenden Vergleichen zwischen der zwangsneurotischen und der hysterischen Entwicklung beziehe ich mich zum Teil auf die Charakteristik der vier Strukturen bei Riemann in seinem Buch über die Grundformen der Angst. (Dieses Buch kann ich Ihnen zum weiteren Studium der vier Strukturen sehr empfehlen.) In der nachfolgenden Übersicht hebe ich jeweils nur die zentralen Gehemmtheiten und die zentralen Ängste (nach Riemann) hervor.

Überblick über die 4 Grundstrukturen

Schizoide Struktur	– intentionale Gehemmtheit (Gehemmtheit der Zuwendungsimpulse, auch Gehemmtheit der hingebenden Zuwendung.) Angst vor der Nähe, weil Gefahr des Verlustes der Eigenständigkeit.

Depressive Struktur	– kaptative Gehemmtheit (orale und oral-aggressive Gehemmtheit und Gehemmtheit im Nehmen im weiteren Sinn.) Angst vor Alleinsein, Isolierung, weil Gefahr des Verlustes der Beziehung zum anderen.
Zwangsneurotische Struktur	– 1. Gehemmtheit der Motorik und Aggression (mit allen im vorigen Kapitel angedeuteten verschiedenen Akzenten) 2. Gehemmtheit der retentiven Impulse (also der Tendenzen zum Festhalten, Bewahren) 3. Eine Auffälligkeit, die nicht aus Gehemmtheit ursprünglicher Tendenzen und Bedürfnisse resultieren muß: anale Stigmatisierung. (Auffälligkeiten im Erleben und Verhalten in der Einstellung zur eigenen Körperlichkeit und zum Bereich des Intimen sowie Auffälligkeiten in der Einstellung zum Analen im engeren Sinn.) Die Ängste des Zwangsneurotikers: es sind vielerlei Ängste. Als zentrale Angst wird von Riemann hervorgehoben die Angst vor dem Wandel, aus der sich ein zähes Festhalten am Gewohnten ergibt: Im guten Sinne das Bewahrende, Konservative – im ungünstigen Sinne das Starre, Unfruchtbar-Unbewegliche. Die Gefahr, die hinter der Angst vor dem Wandel steht, ist die Unsicherheit der Freiheit und die Vergänglichkeit.
Hysterische Struktur	– sexuelle Gehemmtheit einschließlich Hingabegehemmtheit. Geltungs- und Selbstwertproblematik, gestörter Realitätsbezug. (Das sind zentrale Störungen. Näheres zur vielfältigen Problematik und zum Erscheinungsbild wird nachher ausgeführt.) Die Ängste sind wiederum vielfältig. Zentrale Angst nach Riemann ist für den Hysteriker die Angst vor der Notwendigkeit, Festlegung, Angst vor dem Unausweichlichen. Die dahinterstehende Gefahr: Stillstand, Erstarrung, Verlust der Freiheit und Lebendigkeit. Tod durch Stillstand, Erstarrung.

Nun lasse ich noch eine *Gegenüberstellung des Zwangsneurotikers und des Hysterikers* nach Riemann folgen:

Der *Zwangsneurotiker* hat Angst vor dem Wechsel, dem Neuen. Entsprechend zeigt er eine starke Tendenz zum Festhalten am Alten, Gewohnten, durch Sitte und Ordnung Festgelegten. Ihm liegt an der Sicherung durch Erhaltung des jetzt Bestehenden. So hat er eine Tendenz, sich ein für allemal festzulegen. Man könnte auch sagen, er habe Angst bekommen vor der Freiheit, den unbegrenzten Möglichkeiten.

Vom *Hysteriker* gilt das Gegenteil. Seine Angst ist die Angst vor dem Festgelegtsein, die Angst vor Verlust der Freiheit, die Angst vor Eingeengtwerden durch Notwendigkeit und unausweichliche Folgen der Realität. Er will seine Freiheit, seine Lebendigkeit, die Möglichkeit zu neuen Entwicklungen behalten. Er will gern jede neue Möglichkeit ergreifen, wendet sich allem Neuen intensiv zu, ist oft geradezu hungrig nach Neuem. Dadurch wirkt er leicht unbeständig, manchmal auch unzuverlässig und treulos. Er ändert seine Meinung mit den neuen Eindrücken, paßt sich an das Augenblickliche jeweils an, so daß man oft nicht weiß, wie man mit ihm dran ist und was er selbst denn wirklich meint – ja manchmal kann man zweifeln, ob er selbst überhaupt eine eigene Meinung hat.

Ich will in diesem Kapitel anders vorgehen als in den beiden vorigen und voranstellen, *wodurch der Hysteriker* in seiner Persönlichkeit besonders *auffällt:*

Bei der kurzen Angabe zu Riemanns Gegenüberstellung des Zwangsneurotikers und des Hysterikers wurde schon hingewiesen auf die hysterische Tendenz zur *Bewegtheit,* zum begierigen Aufgreifen von Neuem. Im günstigen Fall kann der Hysteriker damit anregend wirken und Anstöße zum Fortschritt geben. Ausgeprägte Hysteriker sind dabei aber oft unstet, wechseln häufig und unmotiviert ihre Interessen und Ansichten. Sie lassen plötzlich fallen, wovon sie eben noch erfüllt waren, sie werden deshalb auch oft als unzuverlässig und *launisch* erlebt. Launischsein steht schon in enger Beziehung zur ungezügelten Willkürlichkeit. Hysterische Persönlichkeiten sind oft in hohem Maße unangepaßt *willkürlich,* was ihre Kontakte und ihre Beteiligung an konstruktiven Leistungen beeinträchtigen kann.

Die jetzt eben besprochenen Züge stehen wieder in Verbindung mit weiteren: Bei den Hysterikern mangelt es oft an einem folgerichtigen Planen und entsprechenden Handeln. Ihre *Planlosigkeit,* oft auch planlose *motorische Bewegtheit* fallen auf. Ihre mangelhafte Fähigkeit zum Planen und realitätsgerechten Durchhalten von Plänen gehört zu einem auch sonst bei ihnen bestehenden *mangelhaften Realitätsbezug.* Sie sind außerordentlich *subjektiv* in der Wahrnehmung und Behandlung der Realität. Was ihnen störend und unwillkommen ist, wird häufig einfach *nicht zur Kenntnis genommen, verleugnet* oder in dem gewünschten Sinne *umgedeutet.* Dies hat wieder eine Beziehung zu Auffälligkeiten, für die die Hysteriker vor allem bekannt sind: Sie zeigen oft ein außerordentlich *unbeherrschtes affektives Verhalten,* ihre Einstellung ist von dem momentanen Affekt mehr geprägt als von sachlicher Wahrnehmung und Beurteilung. Auch anderen Menschen können sie sich mit heftiger Zuneigung zuwenden und sie dann oft abrupt fallen lassen in Gleichgültigkeit oder kränkender Ablehnung oder maßloser Aggressivität.

Mit ihrem affektiv betonten, Realitäten oft überspringenden Verhalten wirken die Hysteriker häufig etwas *infantil.* Die betont kindlichen Züge machen zwar einen gewissen Reiz der hysterischen Persönlichkeiten aus, tragen ihnen aber letzten Endes doch auch oft Ablehnung und Kritik ein. Besonders ist das dann der Fall, wenn sie sich – und darin sind sie oft große Könner – *an Notwendigkeiten vorbeizuschummeln* versuchen. Außerdem wirken hysterische Persönlichkeiten oft nicht nur unangemessen kindlich, sondern sie rufen auch bei ihren Mitmenschen leicht das Gefühl hervor, eigentlich *nicht ganz echt* zu sein in ihrem Verhalten, sondern diese oder jene *Rolle zu spielen.* Auch auf diese Rollenhaftigkeit im Erleben und Verhalten von Hysterikern ist immer wieder hingewiesen worden.

Zu erwähnen ist weiter, daß wir bei Hysterikern auch oft *Auffälligkeiten im Geltungsstreben* finden, sie wirken leicht geltungssüchtig, sind aber dabei im Grunde unsicher. Ebenso ist es bei den schon früh bei den Hysterikern erkannten *Auffälligkeiten im Bereich der Sexualität* sowie im Bereich der *Zärtlichkeit und Hingabe.* Ausgeprägte Hysteriker stehen oft nicht auf gutem Fuße mit ihrer jeweiligen Rolle als Mann oder Frau. Wir finden hier verhältnismäßig häufig etwas feminin wirkende Männer und neben den betont kindlichen auch inadäquat propulsive, sogenannte „phallische“ Frauen.

Nun möchte ich versuchen, *die Entstehung der hysterischen Struktur von der kindlichen Entwicklung her* verständlicher zu machen. Dabei möchte ich nun noch einmal einen Vergleich zwischen der zwangsneurotischen und der hysterischen Entwicklung voranstellen, aus dem sich ableiten läßt, worin die entscheidende Kränkung bei der hysterischen Entwicklung zu bestehen scheint.

Das Kind, das im zweiten und dritten Jahr beginnend eine zwangsneurotische Struktur entwickelt, fühlt sich abgelehnt mit seinen Aktivitätswünschen – mit seiner Motorik und Kraft, mit seinen Selbstbehauptungs- und Selbständigkeitswünschen. Es fühlt sich weiter abgelehnt mit seiner Körperlichkeit, speziell in bezug auf seine Ausscheidungsorgane und Ausscheidungsprodukte. – Das bedeutet zugleich auch Ablehnung seiner gefühlsmäßigen Intimsphäre. Das Kind wird nicht mehr bedingungslos mit allem, was zu ihm gehört, geliebt. Es wird nur bedingt geliebt – nur als das saubere, ordentliche, brave und leistungsbereite Kind. Dagegen richtet sich der Protest ganz besonders. Das Kind kämpft darum, wieder (oder endlich) *ganz* geliebt zu werden – d. h. auch als das schmutzige Kind geliebt zu werden, heißt überhaupt geliebt werden. Als tiefgehende Kränkung habe ich bereits erwähnt, daß das Kind den Eindruck bekommen kann, die Sache oder die Sachen seien den Erwachsenen wichtiger als es selbst und was es fühlt. Aus dieser Kränkung verstehen wir die feindselige Aggression, die gerade in dieser Phase der Entwicklung – und besonders im Zusammenhang mit der Sauberkeitserziehung – geweckt werden kann.

Auf eine kurze Formel gebracht kann man es für die zwangsneurotische Entwicklung vielleicht so formulieren: Das Kind fühlt sich besonders abgelehnt mit dem, *was es macht.*

Dagegen fühlt das Kind, das im vierten und fünften Jahr beginnt, sich in Richtung einer hysterisch strukturierten Persönlichkeit zu entwickeln, sich abgelehnt mit dem, *was es ist.*

Auch dieses Kind erfährt eine schwerwiegende Kränkung, weil es fühlt, daß es so, wie es ist, nicht angenommen wird, daß die anderen nicht nach ihm als einer menschlichen Person fragen und daß ihnen nichts daran liegt, was es ihnen eigentlich entgegenbringen will. Es will jetzt mit seiner eigenen Person nicht nur geliebt werden, sondern auch selbst mit seiner Liebesfähigkeit auf die anderen zugehen.

Die schwerste Kränkung, die ein Mensch erfahren kann, ist wohl die, damit nicht angenommen zu werden.

Das Kind fühlt sich also abgelehnt, mit dem, was es ist, mit seinem individuellen Wesen, seiner persönlichen Eigenart, seinem persönlichen seelischen Eigenleben. Es fühlt sich abgelehnt mit seinem Wunsch, eigenständig, erwachsen, unabhängig sein zu wollen und mit seinem reifer werdenden Denken und Fragen – mit seiner persönlichen Art zu denken, zu fühlen, zu planen und zu handeln. Dazu gehört auch das Sichabgelehntfühlen mit dem, was zu ihm selbst gehört – mit seinen Wünschen, seinen Interessen und Gefühlen. Dabei ist von besonderer Bedeutung, daß es sich abgelehnt fühlt mit seinem Wunsch, zu lieben – und damit zusammen oder auch speziell oft abgelehnt mit seiner Sexualität und häufig auch mit seiner Geschlechtsrolle.

Von der traumatischen Beeinträchtigung der Sexualität und der Entwicklung der Geschlechtsrolle her gelang Freud zuerst das Verständnis der hysterischen Problematik. Als Zeitpunkt der entsprechenden pathogenen Einwirkungen erfaßte er das dritte bis fünfte Lebensjahr. In der Folgezeit wurde diese Zeit der kindlichen Entwicklung dann auch bis heute immer als die entscheidende Phase für den Beginn der hysterischen Fehlentwicklung angenommen. Ich habe zwar schon Hysteriker gesehen mit all den für sie als charakteristisch beschriebenen Auffälligkeiten, aber ich habe darunter noch keinen gefunden, der nicht auch deutliche Beeinträchtigungen seiner Entwicklung schon in viel früherer Zeit aufzuweisen gehabt hätte – und sie waren alle im Grunde keine ganz reinen Hysteriker, sondern hatten immer auch schizoide und depressive Züge in verschieden starker Ausprägung. Ich glaube nach meinen Erfahrungen – und den Erfahrungen, die ich mit anderen ausgetauscht habe – heute nicht mehr, daß es eine hysterische Entwicklung ohne vorausgehenden Ansatz einer Fehlentwicklung im ersten Jahr und ohne das Vorhandensein von schizoiden und depressiven Komponenten gibt. (Zwangsneurotische Komponenten können dabei auch vorhanden sein, können aber auch fehlen.)

Die oben herausgehobene besondere Kränkung, die zur hysterischen Entwicklung führt, muß meiner Ansicht nach auch in diesem Zusammenhang gesehen werden. Eine so tiefe Verunsicherung im eigenen Selbstwertgefühl, wie wir sie trotz eines häufig zunächst ganz anderen Eindrucks, den viele Hysteriker hervorrufen, bei längeren Analysen immer wieder schließlich entdecken, entsteht sicher nicht erst vom dritten Jahr an oder gar erst im vierten oder fünften Jahr. Es kommt hier auch bei ungünstigen Bedingungen wahrscheinlich nicht mehr zu einer so schwer zu überstehenden Kränkung, wenn nicht aus entsprechenden traumatischen Vorerfahrungen im ersten Jahr hier bereits eine – vielleicht inzwischen vernarbte – alte Wunde besteht. (Mit traumatischen Erfahrungen meine ich hier nicht einmalige Ereignisse, sondern die pathogenen Einwirkungen wie in den entsprechenden Kapiteln beschrieben.) Ich denke, jetzt zurückgewiesene Liebeswünsche und Liebesangebote des Kindes verunsichern es wahrscheinlich nur dann so stark, wenn es bereits im Lebensanfang in seiner keimenden Zuwendung und Anhänglichkeit verunsichert worden ist.

Ähnlich scheint es sich mir mit dem schlechten Realitätsbezug des Hysterikers zu verhalten. Freud nahm an, daß die Barriere, auf die der Forscherdrang des Kindes zwischen drei und sechs Jahren stößt, die Realitätsprüfung und die Entwicklung des folgerichtigen Denkens so beeinträchtigt, daß der mangelhafte Realitätsbezug des Hysterikers dadurch begründet sei. Es ist aber die Frage, ob dies zur Erklärung allein ausreichend erscheint. Meine Ansicht ist: Das Herausstellen und Beschreiben einer besonderen schizoiden Struktur mit der zentralen Gehemmtheit im intentionalen Bereich durch Schultz-Hencke hat uns bessere Voraussetzungen gebracht, die erwähnten Auffälligkeiten beim Hysteriker zu verstehen. Ich möchte heute annehmen, daß die Entwicklung der hysterischen Struktur nicht denkbar ist ohne einen Vorläufer: eine vorausgegangene Beeinträchtigung der intentionalen Entwicklung, die aber nicht zur Ausprägung einer vollständigen schizoiden Struktur geführt hat. Bei den hysterischen Patienten, die ich gesehen habe, war jedenfalls eine feinere oder deutlichere Störung in der intentionalen Entwicklung immer ebenfalls zu erschließen. Ich nehme also an, daß bei den entsprechenden Einwirkungen zwischen drei und sechs Jahren so ausgeprägte Mängel im Realitätsbezug nur dann zustandekommen – und zwar dann in der für die Hysterie charakteristischen Form zustandekommen – wenn eine Schädigung der intentionalen Entwicklung bereits vorher vorliegt. Auch die Auffälligkeiten in der Hingabefähigkeit beim Hysteriker erscheinen mir besser verständlich, wenn man die vorausgegangene Frühschädigung im intentionalen Bereich unterstellt.

Insbesondere erscheinen mir also die Hingabestörungen und die Mängel im Realitätsbezug (auch die Möglichkeit zum Objektverlust bei Symptomatik wie Schwindel und Ohnmachtsanfälle) bei Hysterikern nur voll verständlich auf dem Hintergrund einer bereits vorausgegangenen Schädigung der intentionalen Entwicklung. Von Störungen der Hingabefähigkeit und des Realitätsbezuges wird im nächsten Kapitel bei der schizoiden Struktur auch wieder die Rede sein, und ich bitte Sie, dann das Entsprechende auch für das Verständnis der hysterischen Strukturentwicklung mit einzusetzen. Es bleibt zwar dabei zu berücksichtigen, daß die Erscheinungsformen der Hingabestörungen und des mangelhaften Realitätsbezuges bei diesen beiden Strukturen etwas voneinander abweichen, aber die innere Verwandtschaft ist meines Erachtens deutlich. So hoffe ich, daß Ihnen dann auch die Störungen des Realitätsbezuges beim Hysteriker noch besser verständlich werden, denn Sie werden wahrscheinlich beim Lesen des jetzigen Kapitels auch finden, daß sie noch nicht genügend verstehbar werden, wenn man ihre Entstehung nur von der Entwicklung vom dritten bis fünften Jahr aus betrachtet.

Wir wollen jetzt, um die *Vorgänge der hysterischen Strukturentwicklung* zu verstehen, uns zunächst noch einmal daran erinnern, welchen Entwicklungsstand das Kind im Alter von drei bis etwa fünf Jahren erreicht hat und welche Entwicklungsvorgänge sich in dieser Zeit normalerweise vollziehen.

Ich gebe dazu zunächst noch einmal einen kurzen *Gesamtüberblick über den Entwicklungsstand*:

Das Kind um drei Jahre kann sich den Erwachsenen gegenüberstellen. Es entwickelt nun in den folgenden Jahren sein persönliches Leben, seine individuelle Eigenart. Es entwickelt eigene Wünsche, eigenes Planen und Denken. Es möchte jetzt auch mit seiner Eigenart und seinen eigenen Vorstellungen und Wünschen geliebt und anerkannt werden. Es strebt jetzt auch nach Geltung als eigene besondere Person. Diese Entwicklung zu einer eigenständigen Persönlichkeit kann deshalb in diesen Jahren erheblich gestört werden. Wenn eine solche Störung erfolgt, kann es dabei zu einer starken Anpassung an fremde Vorstellungen und Erwartungen kommen, zur Übernahme dem Kind zugeschobener Rollen. Übernimmt es diese ihm zugeschobenen Rollen, so erntet es dafür oft Anerkennung; es kommt auf diesem Umweg also zur Befriedigung seiner Wünsche nach Anerkennung und Geltung, die ihm mit seiner individuellen Eigenart und um seiner selbst willen versagt wurde.

Außer diesen Tendenzen zur individuellen Selbstverwirklichung spielt in diesem Alter auch die aufkeimende Sexualität eine Rolle. Mit den kindlich-sexuellen Regungen erfährt das Kind aber in besonderer Weise oft Ablehnung und den Widerstand der Erwachsenen. Die im Ansatz der Entwicklung gestörte Sexualität ist deshalb bei der hysterisch strukturierten Persönlichkeit in besonderer Weise zu finden. Oft wirkt sich die gehemmte Sexualentwicklung dann auch wieder lähmend auf die gesamte übrige Entwicklung aus. Wir finden deshalb später oft neben unreifem oder infantilem Verhalten in bezug auf die Geschlechtsrolle auch eine allgemein mangelnde Persönlichkeitsreife, Züge von Retardiertheit und Infantilität. Im Persönlichkeitsbild bleiben bei hysterisch Strukturierten neben infantilen Formen im Ausleben der Geschlechtsrolle auch eine Reihe von sonstigen Erlebens- und Verhaltensweisen dieses kindlichen Alters bestehen. Hysteriker haben deshalb oft ausgesprochen kindlich wirkende, verspielte Züge, die sie einerseits liebenswert erscheinen lassen, andererseits aber doch oft auch als störend, als mangelnde Persönlichkeitsreife auffallen.

In den Zusammenhang des Entwicklungsschubs in diesen Jahren gehört auch eine reiche Gefühlsentwicklung. Insbesondere werden Gefühle der persönlichen Zuneigung jetzt ausgeprägter. Das Kind entwickelt nun mehr persönliche Liebesbedürfnisse und Regungen seiner Zuneigung. Es möchte in persönlicherer Weise lieben und geliebt werden. Die Antriebsregungen dieser gefühlshaften Zuwendung, der vertrauensvollen Hingabe, die sich in diesem Alter in besonderer Weise entfalten, können ebenfalls gestört werden. Hingabegehemmtheit ist deshalb ein weiterer charakteristischer Zug der hysterischen Persönlichkeit.

Im folgenden gehe ich nun auf *einzelne Seiten der kindlichen Entwicklung* in diesem Alter noch einmal näher ein und versuche dabei, den *Zusammenhang dieser Entwicklungsstufe mit dem Ansatz der hysterischen Struktur* weiter zu verdeutlichen. Gelegentlich kehre ich dabei auch zu Vergleichen mit der zwangsneurotischen Struktur zurück und versuche dabei, noch etwas zum Verständnis der Letzteren nachzutragen.

Besinnen wir uns zuerst noch einmal auf die sogenannte Trotzphase. Die Anfänge dazu liegen meist schon im dritten Jahr. Dabei geht es zuerst um das Selber-Wollen überhaupt, das sich zunächst im Anders-Wollen im Neinsagen ausdrückt.

Bei einem ungünstigen Verlauf der Entwicklung schon im ersten Jahr oder im zweiten bis dritten Jahr kommt es oft gar nicht mehr zum Einsetzen einer solchen Trotzphase. Besonders ist das auch dann öfter der Fall, wenn im Zusammenhang mit der Sauberkeitserziehung die Kinder in ihrer Persönlichkeit gebrochen wurden. Ist das Kind schon im ersten Jahr so entmutigt worden, daß es die Kraft zum Widerstand nicht mehr aufbringt, kommt es mehr zur gefügigen Abhängigkeit des Depressiven. Setzt die Entmutigung oder Unterdrückung etwas später ein, kommt es mehr zur gefügigen Unterwerfung des Zwangsneurotikers. Aber auch, wenn im dritten Jahr die Anfänge einer Trotzphase aufgetreten sind und diese Anfänge dann unterdrückt werden, geht die Entwicklung oft noch mehr in die Richtung der zwangsneurotischen Struktur. Es prägen sich dann die dafür typischen Züge von Gefügigkeit und Unterordnung aus.

Die Trotzreaktionen reichen aber üblicherweise bis ins vierte – oft auch noch bis ins fünfte – Jahr hinein, und in diesem weiteren Verlauf der Trotzauseinandersetzung geht es zunehmend mehr um eine persönliche Verselbständigung. Es geht mehr um Eigenständigkeit, um eigene Wünsche und Ideen, um eigene Absichten – nicht mehr nur darum, ob das Kind überhaupt etwas selber zu wollen hat. Die Trotzneigung des Kindes entzündet sich im weiteren Verlauf des Trotzalters mehr daran, daß ihm eigene Vorstellungen, Ideen, Pläne und Wünsche durchkreuzt werden. Es geht dem Kind dann nicht mehr nur um das Neinsagen, sondern um seine eigenen Absichten.

Nun ist bekannt, wie häufig das Kind zuerst mit seinem Selberwollen, dann aber auch mit seinen eigenen Wünschen und Absichten in Konflikt mit den Erwachsenen gerät. Im ungünstigen Fall kommt es im Verlauf dieser Zusammenstöße und Konflikte zu einer Hemmung im Erleben und Durchhalten eigener Gefühle und Wünsche, eigener Ideen und Absichten, zu einer Hemmung der Tendenzen zu eigener Planung des Handelns. Es kann also im ungünstigen Fall dazu kommen, daß ein Mensch seine eigenen Wünsche später gar nicht deutlich erlebt, daß er zwar einen unbestimmten Drang fühlt, aber nicht recht weiß und fühlt, was er eigentlich wünscht. Er greift dann u. U. wahllos und planlos nach dem, was ihm gerade im Augenblick einfällt. Er handelt planlos. Er ist nicht nur als Kind gehemmt worden, eigene Wünsche und Absichten zu erleben und durchzuhalten, sondern er hat auch in der folgenden Zeit keine Erfahrungen mehr im Plänemachen und Verwirklichen von Plänen erworben und hat also auch keine Erfahrungen damit gemacht, wann es sinnvoll ist, eigene Pläne zu verändern oder auf sie zu verzichten, und wann es sinnvoll ist, sich für die eigenen Absichten und Ideen aktiv, planmäßig und nachhaltig einzusetzen.

In der gleichen Zeit, in der die Trotzerscheinungen eine Rolle spielen, beginnt das Kind allmählich auch damit, von sich selbst „Ich" zu sagen. Diese beiden Phänomene stehen in Verbindung miteinander. Denn im Zusammenhang mit der Trotzphase geht das Kind auch dazu über, sich als eigene Person von anderen stärker als bisher zu unterscheiden. Vor allem lernt es, sich von der Mutter und deren Absichten zu unterscheiden. Dieses allmähliche Bewußtwerden der eigenen Person findet seinen Ausdruck darin, daß das Kind dazu übergeht, von sich selbst „Ich" zu sagen – allmählich festigt sich das Bewußtsein, eine eigene Person zu sein. Von der Betrachtung dieser Zusammenhänge aus wird verständlich, daß es den hysterischen Persönlichkeiten, die hier pathogenen Einflüssen erlegen sind, später oft daran fehlt, sich selbst wirklich als eigenes, selbständiges Ich zu erleben und von anderen zu unterscheiden. Hierin liegt auch schon eine Erklärung für die sogenannte Rollenhaftigkeit und Unechtheit des Hysterikers.

Daß das Kind etwa vom Alter von drei Jahren an als eigenes Ich zu erleben beginnen kann, hängt wahrscheinlich auch mit einer weiteren Tatsache zusammen, auf deren Bedeutung besonders Dührssen hingewiesen hat. Zur näheren Erläuterung muß ich hier wieder auf die vorausgehende Stufe zurückgreifen und an etwas anknüpfen, was ich bereits bei der Schilderung der zwangsneurotischen Strukturentwicklung erwähnt habe. Im zweiten und dritten Jahr beginnt das Kind, die Fähigkeit zu entwickeln, seinen eigenen Vorstellungsstrom, den Ablauf seiner geistigen Bewegtheit auch selbst willkürlich zu beeinflussen. Zuerst ist das Fühlen und Denken des kleinen Kindes ganz abhängig von den Reizen, den Eindrücken der Außenwelt und von den Vorstellungen, die ihm unwillkürlich aufsteigen. Im Verlaufe der Entwicklung des zweiten und dritten Jahres wird allmählich der Ablauf, der Strom des eigenen geistigen Lebens zusammenhängender und wird abgehobener erlebt, und das Kind beginnt, auch sein eigenes Vorstellen, Denken aktiver zu beeinflussen – ebenso wie es die aktive Beeinflussung der Außenwelt zu dieser Zeit übt und erlernt. Ein dreijähriges Kind kann oft schon ganz absichtlich an etwas denken, an seinen Vorstellungen festhalten oder etwas in seiner Erinnerung suchen. Etwa um das Alter von drei Jahren geschieht in der geistigen Entwicklung in dieser Hinsicht ein entscheidender Schritt voran.

Hier kann ich eine Ergänzung zur Zwangsneurose einfügen: Dührssen meint, daß die Besonderheit der Zwangssymptome auch wahrscheinlich mit darauf beruht, daß diese Entwicklungsvorgänge in ihren Anfängen im zweiten und dritten Jahr gestört worden sind. Die Zwangsvorstellungen und Zwangsgedanken tauchen ja unwillkürlich auf, und der Patient kann es nicht hindern. Die willentliche Steuerung seines Vorstellungsablaufes gelingt ihm nicht, sie versagt hier. Es geht dem Patienten mit der Zwangsneurose dann also wie dem kleinen Kind, das den isoliert aufsteigenden Vorstellungen ausgeliefert ist.

Das Kind um drei Jahre und darüber hält zwar die eigene Lenkung seiner Vorstellungen und Gedanken auch noch keineswegs ständig durch. Je jünger ein Kind ist, umso leichter kann man es z. B. auch von seinen eigenen Vorstellungen ablenken. Aber im Prinzip ist diese Möglichkeit jetzt doch da; das Kind kann nun auch denken, woran es will und was es will – es kann das auch schon denken im Gegensatz zu dem, was die Erwachsenen sagen und fordern. Es kann auch schon absichtlich an etwas nicht denken, kann ihm unangenehme Vorstellungen, Erinnerungen und Gedanken aus seinem Denken ausschalten, kann sie aus seinem Vorstellungsleben verbannen. Wenn ihm etwas unangenehm ist, wenn es damit lieber nichts zu schaffen haben will, dann kann es sich nun also auch mit dem Mittel helfen: Nicht mehr daran denken! Oder es kann auch den Ausweg wählen:

Lieber an etwas anderes denken – von da aus ergeben sich Möglichkeiten zum Ausweichen ins Phantasieren, Umdichten der Wirklichkeit, zum Nicht-bei-der-Wahrheit-Bleiben.

Im Zusammenhang mit den Konflikten dieser Altersstufe kann also gestört werden: Die Entwicklung zu einer eigenständigen Persönlichkeit und die weitere Entwicklung im Durchhalten eigener Gedanken, eigener Stellungnahmen. Andererseits sind aber die formalen Möglichkeiten der willentlichen Beeinflussung des eigenen bewußten Denkens so weit entwickelt, daß dem Kind in dieser Altersstufe bei auftretenden Konflikten eine innere Abwehrmöglichkeit zur Verfügung steht, die vorher in dieser Form noch nicht gegeben war: das Ausschalten angstbesetzten Erlebens durch die Verdrängung speziell der zugehörigen Vorstellungen aus dem Bewußtsein. Wir finden später bei den hysterisch strukturierten Persönlichkeiten häufig, daß sie die Vorstellung von ihnen verboten oder gefährlich erscheinenden Wünschen völlig verdrängt haben, von den zugehörigen Gefühlen jedoch stark bewegt sind und von ihnen getrieben werden. Das Ausmaß der Verdrängung von Vorstellungen aus dem Bewußtsein bei bestehenden Impulsen ist bei den hysterisch strukturierten Persönlichkeiten daher besonders groß. Sie erscheinen daher auch häufig motorisch lebhaft aktiv, und wir haben den Eindruck, als wüßten sie nur nicht, worauf ihre Aktivität eigentlich hinaus will. Bei manchen hysterisch strukturierten Frauen fällt z. B. besonders auf, daß sie sexuelle Vorstellungen weitgehend ausgeschaltet haben. In kokettierendem Verhalten sind sie zwar von ihren sexuellen Wünschen mit bewegt, ohne sie jedoch wirklich zu registrieren. So verhalten sie sich mitunter sexuell anreizend auf Männer, sind dann aber höchst überrascht, wenn der Mann auf diese Signale hin nun mit deutlichen sexuellen Wünschen seinerseits reagiert. Man kann hier auch sagen, diese Frauen seien sexuell aktiv, ohne es zu bemerken und ohne Vorstellung der möglichen Konsequenzen. Dies stellt einen Sonderfall der Auswirkung des mangelhaften Realitätsbezuges und der Verkennung der Realität dar.

Lassen Sie uns nun überlegen, wie es mit der Entwicklung der Motorik in diesem Alter steht! Die Motorik ist bei dem Kind mit drei Jahren etwa voll entwickelt. Es geht in der weiteren Entwicklung dann nur noch um Verfeinerung und Gewandtheit, und es geht darum, die Motorik zur Verwirklichung von eigenen Absichten, Wünschen und Plänen zielgerichtet und angemessen einzusetzen. Diese Einordnung der Motorik wird von den Kindern in den folgenden Jahren zu einem großen Teil im Spiel entwickelt, aber auch sonst bei allen Versuchen des Kindes, sein Leben selbständig zu meistern und es den Erwachsenen gleichzutun. Konflikte und Einengungen, die das Kind in dieser Altersstufe erlebt und nicht verarbeiten kann, können also nicht mehr zu einer so grundlegenden Gehemmtheit der Motorik führen, wie in den früheren Jahren. Aber die Einordnung der Motorik in sinnvolle Planung kann verhindert werden. Einengung der Motorik hat nun auch oft zur Folge, daß der motorische Drang sich in der Gegenwehr steigert – unruhige, überschießende Motorik ist dann die Folge, und wir sehen deshalb bei den hysterischen Persönlichkeiten später oft eine planlose motorische Bewegtheit, eine planlose Aktivität. Gerade wenn etwas schwierig wird und Überblick nötig wäre, handelt der hysterisch Strukturierte oft voreilig, sucht der Gefahr beunruhigt aktiv zu begegnen, bringt sich aber durch sein unvernünftiges und planloses Handeln und sein oft ganz willkürlich wirkendes Verhalten häufig erst recht in Schwierigkeiten.

In diesem Zusammenhang möchte ich nun noch einmal auf das Spiel in den Jahren zwischen drei und sechs eingehen. Die Art, wie das Kind spielt, verändert sich ja in diesen Jahren allmählich. Das Kind geht mehr und mehr dazu über, im Spiel anstelle lustbetonter Aktivität als Selbstzweck ein planvolles Tätigsein zu genießen. Es geht über zu mehr inhaltlich bestimmten Spielen, zu zielgerichteter Tätigkeit in seinen Spielen. Es findet in seinen Spielen zu planvoller Darstellung und geplanter Herstellung und Veränderung. Sein Spiel dient der Verwirklichung eigener Ideen und Wünsche, der Klärung eigener Gefühle und Vorstellungen. Auch das Spiel dient also dem Finden der eigenen Persönlichkeit, der Klärung des eigenen seelisch-geistigen Lebens. Zugleich dient das Spiel u. a. auch der Entwicklung des planvollen Handelns, des Zielen und Zwecken angemessenen und zugeordneten Handelns. Besonders deutlich zeigt sich dies bei den herstellenden Spielen. Wenn das Kind baut, bastelt, malt, geht es ganz allmählich dazu über, seine eigene affektive Bewegtheit und seine Motorik auch in den Dienst einer Sache zu stellen. Es geht dazu über, störende neue Impulse zurückzustellen und seine gesamte Aktivität auf ein erstrebtes Ziel zu richten. Dabei findet also ein Übergang vom rein willkürlichen, aus dem Augenblick kommenden Verhalten zum gesteuerten, planentsprechenden Verhalten statt. Das Kind lernt, Pläne zu entwickeln und zu verfolgen, aber es lernt auch, Pläne zu verändern oder aufzugeben, auf sie zu verzichten, wenn sie sich als nicht haltbar erweisen.

Was vorhin über die Eigenwilligkeitsregungen überhaupt gesagt wurde, gilt auch hier. Die Zusammenstöße mit den Erwachsenen beziehen sich ja häufig auf Spielwünsche und sonstige Wünsche des Kindes nach aktiver Betätigung. Unlösbare Konflikte in dieser Beziehung können sich also schädigend in der gleichen Weise auswirken: Auch hier kann die Entwicklung zur eigenständigen Persönlichkeit behindert werden und es kann die Entwicklung zur planvollen, vernünftigen Steuerung der Aktivität behindert werden.

Aus dem Spiel dieser Altersstufe können wir uns noch weitere Züge deutlich machen, die den Entwicklungsstand in diesen Jahren kennzeichnen. Man hat oft hervorgehoben, daß für dieses Alter die Form des Rollenspiels typisch wird. Das Kind kann jetzt leicht alle möglichen Rollen annehmen, und es hat erstaunliche Fähigkeiten, sich in sie einzuleben und sie überzeugend auszuspielen. Diese alterstypische und für die Entwicklung dieser Zeit wertvolle Fähigkeit ist sicher auch von großer Bedeutung für die hysterische Charakterentwicklung. Ein Kind, das keine sicher ausgeprägte individuelle Eigenart entwickeln kann, bleibt auf diese Fähigkeit angewiesen und muß oft auf sie zurückgreifen. Der Hysteriker scheint dann oft später eine Rolle zu spielen, manchmal auch wechselnd verschiedene Rollen – nur scheint er eigentlich nirgends er selbst zu sein.

Hier möchte ich einiges Weitere zur Entstehung der hysterischen Rollenhaftigkeit einschalten. Ich habe eingangs gesagt, daß das Kind in diesem Alter oft eine spezielle Ablehnung in seiner persönlichen Eigenart, in seinem Wesen erfährt. Kinder können ja auch in früheren Phasen abgelehnt werden. Vielleicht wollten die Eltern überhaupt kein Kind, oder sie wollten keinen Jungen oder kein Mädchen. Das wirkt auf die ganz kleinen Kinder als eine generelle Ablehnung.

Kinder können dann ihrem Entwicklungsstand entsprechend die Situation auch so akzentuiert erleben, daß sie abgelehnt werden, weil sie so viel brauchen, so viel haben möchten. Tatsächlich kann ja auch dies ein Grund für ablehnende Einstellungen der Eltern sein. Etwas später, im zweiten und dritten Jahr, können Kinder sich dann vielleicht mehr deshalb abgelehnt fühlen, weil sie so viel Arbeit, Unruhe, Unordnung, Schmutz machen. Im Alter zwischen drei und sechs Jahren erlebt das Kind nun Ablehnung, die ihm überhaupt begegnet, betonter so, daß es sie empfindet als eine Ablehnung seiner sich entwickelnden persönlichen Eigenart, seines individuellen Wesens. Das Kind neigt dazu, verspürte Ablehnung der Eltern so zu verstehen. Andererseits haben aber auch die Eltern besondere Wünsche, wie ihr Kind sein sollte. Sie haben Vorstellungen, wie sie es sich in seinem Temperament, in seinen Interessen, in seinen Begabungen, in seiner äußeren Erscheinung wünschen. Und in diesem Alter, in dem die Kinder nun nicht mehr so klein sind, wird es für die Eltern auch deutlicher, ob ihre Kinder ihren bewußten oder geheimen Wünschen entsprechen. Jetzt, wo sich die individuelle Eigenart ihres Kindes deutlicher zu zeigen beginnt, kommt auch von seiten der Eltern oft tatsächlich Enttäuschung zum Ausdruck, daß das Kind anders ist, als sie es sich gewünscht hätten. Sie versuchen deshalb auch oft, jetzt mit einem gewissen Nachdruck aus ihrem Kind das zu machen, was es ihren Erwartungen nach sein sollte. Die Gefahr eines solchen elterlichen Druckes ist besonders groß bei Kindern, die tatsächlich von vornherein überhaupt nicht ganz bejaht wurden; sie sollen nun wenigstens bestimmte Wünsche der Eltern erfüllen.

Da trifft nun etwas zusammen: In diesem Alter ist das Kind mit seiner Fähigkeit zum Rollenspiel tatsächlich auch in der Lage, sich praktisch darauf einzustellen, wie es den Eltern wohl am liebsten ist, wie es am meisten Liebe, Anerkennung und Zustimmung finden kann. Teilweise kann das Kind nun sogar schon bewußt merken, welche Rolle, die es spielt, am besten zu diesem Erfolgt führt. Teilweise vollzieht sich dies freilich auch noch mehr unmerklich, unbeabsichtigt. Unter Umständen lernt ein Kind jetzt sogar verschiedene Rollen nebeneinander gut beherrschen – eine für den Vater, eine für die Mutter, eine z. B. für den Großvater.

Seine Tendenz zum fortgesetzten Rollenspiel wird dem Hysteriker später oft als unechtes Theater angekreidet. Aber damit tut man ihm auch unrecht. Kein Mensch kann schließlich leben, ohne ein Minimum an Liebe, Zuwendung und Anerkennung zu erlangen. Eine Möglichkeit für das Kind in dem von uns betrachteten Alter, sich dieses lebensnotwendige Minimum zu verschaffen, kann das Aufgeben seines eigenen Wesens sein, mit dem es sich abgelehnt fühlt. Das Kind stellt sich dann darauf ein, die Rollen zu spielen, die ihm wenigstens etwas Zuwendung und Liebe einbringen und manchmal auch – besonders bei selbst hysterisch strukturierten Eltern – betonten Beifall, der als Ersatzbefriedigung genossen werden kann. Da eine partielle Verwöhnung in materieller Hinsicht und besonders in bezug auf äußere Geltung eben durch Beifallsbezeugungen und Belohnungen für gutes Rollenspiel nicht selten ist, entwickeln Hysteriker dann auch öfter entsprechende Ansprüchlichkeiten und Fehlerwartungen. Dabei bleibt es freilich zutiefst doch eine schwere Kränkung, ein Leid, nicht gewollt und angenommen zu sein, nicht ernstgenommen zu werden, als der, der man eigentlich ist. Und wenn man so lebt, dann muß man auch immer auf der Hut sein, kann nicht bedingungslos den Menschen vertrauen, mit denen man auf diese Weise ein Auskommen als Notbehelf gefunden hat. Von da aus werden die Kontakt- und Hingabestörungen der Hysteriker verständlich. Besonders mißtrauisch wirken sie in ihrem Verhalten freilich meist nicht. Das kommt daher, daß sie sich das Bedrückende ihrer Situation nicht zum Bewußtsein kommen lassen. Sie verdrängen entsprechende Vorstellungen, sie dichten die Realität nach ihrem Wunsche um. Sie erklären die Welt in ihren Gedanken als vertrauenswürdig. Es kommt vor, daß ein solches Kind bewußt in der Vorstellung lebt, alle Menschen seien nett zu ihm und mögen es gern. Der Hysteriker ist in der Lage, die Realität, wo sie ihm beängstigend oder bedrückend ist, nicht nur zu verleugnen, sondern sie geradezu umzudichten bis zur Behauptung des Gegenteils.

Anmerken möchte ich noch, daß es besondere Gefahren enthält, wenn ein Kind nur in der Rolle des schönen Kindes angenommen wird. Auf die Gefahren der Entwicklung solcher Kinder hat besonders Dührssen aufmerksam gemacht. Sie schildert eindrucksvoll, wie ein Kind, das auf diese Rolle eingestellt wird, dadurch oft unfähig werden kann, durch eigene Leistung und Bemühung zu einem Erfolg zu kommen. Daraus ergeben sich besondere Insuffizienzgefühle und oft auch späterhin eine sehr schwierige Lage, wenn die Umwelt einmal nicht mehr bereit ist, das Kind nur um seiner Niedlichkeit oder Schönheit willen zu bewundern, und wenn sie dann Leistungen von ihm fordert.

Auch sonst ist der Weg des hysterischen Rollenspiels nicht ohne Gefahr. Das Kind, das – zum Rollenspiel gedrängt – sein eigenes Wesen in stärkerem Maße aufgibt, wirkt auf die Mitmenschen dann später leicht „unecht“. Es wird solchen Kindern – und später auch den entsprechenden Erwachsenen – oft zum Vorwurf gemacht, sie spielten ja doch nur Theater. Ihre Tränen werden als „Krokodilstränen“ nicht ernst genommen. Es ist tragisch, daß die von den anderen gespürte „Unechtheit“ wieder Ablehnung und Kritik hervorrufen kann, denn durch das Rollenspiel wird ja gerade der Kontakt mit anderen Menschen gesucht – und hier, bei der Ablehnung der Unechtheit wird er gerade durch das Rollenspiel wieder erschwert.

Nun kehre ich wieder zurück zu den Spielen in dieser Altersstufe. Wir können uns daran noch etwas Weiteres deutlich machen. Das Kind geht in seinen darstellenden Spielen in diesem Alter auch allmählich von phantasiebetonten Formen zu wirklichkeitsbetonten Formen des Spiels über. Das physiognomische und magische Welterleben klingt langsam noch weiter ab und macht einer mehr sachlichen, realitätsbetonten Einstellung Platz. Trotzdem besteht gerade in diesen Jahren selbst doch noch eine ausgeprägte Fähigkeit zu symbolischer Darstellung und Symbolerleben, vor allem im Spiel und in der spielerischen Phantasie. Die Gegenstände können dabei einander symbolisch vertreten – ein Anmutungsmerkmal, ein Teil kann das Ganze in seiner Bedeutung vertreten. Solche symbolische Darstellung hat im Spiel dieses Alters noch ihren besonderen Raum. Aber bei solchen Spielen weiß das Kind in diesem Alter doch schon zunehmend, daß es spielt. Beim Phantasieren von Geschichten weiß es zunehmend, daß dies nur ausgedacht ist – zunehmend heißt: mit drei und oft noch mit vier Jahren, manchmal sogar noch mit fünf ist das Kind sich nicht durchgängig darüber klar. Das ist altersentsprechend. Aber bei den Kindern, die sich in Richtung der hysterischen Struktur entwickeln, gelingt der Übergang zu realitätsgerechtem Denken oft nur mangelhaft. Daß das symbolische Erleben für sie auch über das übliche Alter hinaus immer noch eine besondere Rolle spielt, zeigt sich oft in der Art der späteren hysterischen Symptome, von denen ein Teil ein direkter symbolischer Ausdruck der unterdrückten Regungen zu sein scheint. Ich erinnere hierzu an das früher gebrachte Beispiel der Büroangestellten mit verdrängten Hingabewünschen, die sich symbolisch in Ohnmachtsanfällen darstellten. In ähnlicher Weise kann sich z. B. der Wunsch, Probleme nicht zu sehen, in dem Symptom einer hysterischen Blindheit darstellen. Ein besonders schönes kleines Beispiel für die Fähigkeit der Symboldarstellung im Symptom verdanke ich einem Kollegen. Er hatte eine Patientin, die etwas von Herzkranzbeschwerden gehört hatte. Diese Patientin, hatte nun ein hysterisches Schmerzsymptom genau in der Form entwickelt, wie sie sich die Beschwerden eines Kranzes rund um ihr Herz vorstellte.

Beim Hysteriker bleiben also kindliche Formen des Denkens und Vorstellens in übermäßiger Weise bestehen. Das Bestehenbleiben des symbolischen Denkens auch da, wo es nicht hingehört, hängt auch mit weiterem zusammen, was die geistige Entwicklung und die Realitätsprüfung in diesem Alter behindern kann. Davon soll jetzt im folgenden die Rede sein. Zur geistigen Entwicklung ist schon einiges gesagt worden, anderes muß aber noch ergänzt werden. Die Möglichkeit, selbständig zu denken, sich eigene Gedanken zu machen, ist gegeben. Aber in diesen Jahren entwickelt sich die Fähigkeit, folgerichtig und realitätsgerecht zu denken und zu planen, doch erst nach und nach; sie kann deshalb auch noch in ihrer Entwicklung gestört werden. Es kommt dann auch zu Mängeln in der intellektuellen Entwicklung. Die hysterische Persönlichkeit wirkt auch deshalb oft infantil, weil in dieser Hinsicht keine Reife zustandegekommen ist. Es fehlt oft an vernünftigem Denken und Stellungnehmen, vernünftigen Wertgesichtspunkten. Die Entwicklung der Vernunft gibt aber wesentliche Möglichkeiten auch zur Steuerung der Impulse, zur sinnvollen Lenkung des Handelns. Aufgrund der gestörten Entwicklung in dieser Hinsicht hat es die hysterische Persönlichkeit auch deshalb oft schwer, sich zu lenken. Wir sehen oft bei ihr unbeherrschtes, den Affekten hilflos ausgeliefertes Verhalten, Ausbrüche, die nicht gesteuert werden können, und ungesteuerte Willkürlichkeit.

Es wurde vorhin ausgeführt, daß das Kind sich in der entsprechenden Entwicklungsstufe schon durchaus eigene Gedanken machen kann. Es erlebt auch in diesen Jahren sein eigenes Denken-, Erkennen- und Wissenkönnen deutlicher. Es entwickelt gesunderweise Stolz auf seine intellektuellen Möglichkeiten, auf sein Wissen, seine Klugheit. Wissen, erkennen, durchschauen wird jetzt für das Kind an sich reizvoll. Es will nun wissen – das ergibt den Übergang zur theoretischen Welterfassung. Je besser das Kind die Realität kennt, je besser ihm alle Dinge bekannt sind und je besser es ihre wirklichen Zusammenhänge durchschauen kann, ihren Ursprung kennt und je besser es weiß, wie sie funktionieren, umso sicherer und selbständiger steht es auch der Welt gegenüber. Umsomehr ist es schon groß und unabhängig von den Erwachsenen – und es ist ein Partner, den die Erwachsenen erst nehmen müssen.

Weil das so ist, darum fragt, forscht und denkt das Kind weiter und weiter, aber – so merkwürdig das ist – diesen Antriebsregungen setzen die Erwachsenen in mancher Hinsicht lebhaften Widerstand entgegen. Sie behindern oft den intellektuellen, rationalen Forscherdrang und Wissensdrang – obwohl sie doch eigentlich bewußt die Absicht haben, die Intelligenzentwicklung ihrer Kinder zu fördern. Freud hat bereits immer wieder darauf hingewiesen, wie nachteilig es ist, daß das kindliche Bedürfnis nach Erforschen und Wissen so besonders da auf Widerstand stößt, wo es dem Kind um geschlechtliche Fragen geht. An dieser Stelle begegnen auch heute noch sehr viele Kinder einem ausgesprochenen Denkverbot. Die Fragen, die mit der Sexualität zusammenhängen, sind aber keineswegs die einzigen, die das Kind nicht stellen darf. Es war Kindern von jeher nicht nur verboten, Fragen und Zweifel in bezug auf den Klapperstorch anzumelden, auch Christkind oder Weihnachtsmann und Osterhase sollten nicht angezweifelt werden. Die Aufklärung der Eltern, daß sie ihren Kindern hier Aufklärung zugestehen sollten, hat inzwischen große Fortschritte gemacht. Aber damit allein ist es sicher noch nicht getan. Es geht dem Kind auch noch um andere Fragen, die die Erwachsenen ihm oft schwer zugestehen konnten und auch heute noch schwer zugestehen mögen. Nicht nur die Fragen nach der Entstehung des Lebens, auch die Fragen nach dem Tod werden dem Kind oft nur ungern beantwortet und setzen die Erwachsenen in Verlegenheit. Es gibt noch weitere häufig verbotene oder doch nicht aufgegriffene und beantwortete Fragen. Es ist den

Erwachsenen oft nicht lieb, wenn Kinder fragen, warum der Vater sein Geschäft verkauft hat oder warum die Mutter weint oder warum sich die Eltern streiten. Es soll auch oft nicht fragen, warum ihm etwas verboten wird. Ob es den lieben Gott gibt und ob er auch etwas falsch gemacht hat und ob auch Erwachsene ungezogen sind, sind Fragen, die man von einem Kind nicht erwartet. Die ausgesprochen kritischen Fragen sind dem Kind also oft doch verboten, bzw. das Kind spürt, daß es solche Fragen nicht stellen und solche Gedanken nicht denken sollte. Die Erwachsenen finden eben doch oft, daß die Kinder noch nicht alles zu wissen brauchen, daß ihnen nicht alle Fragen und kritischen Äußerungen zustehen. Dadurch verhindern Eltern und Erzieher oft das Großwerden der Kinder und die Entwicklung ihres kritischen Denkens.

Die auf Geburt und Sexualität bezogenen Fragen des Kindes gehören einerseits zu der allgemeinen „Realitätsprüfung", die mit dem Entwicklungsschub in diesem Alter auf allen Beobachtungsgebieten einsetzt. Andererseits haben sie aber dabei auch einen speziellen Zusammenhang mit der in dieser Zeit erfolgenden geschlechtlichen Entwicklung des Kindes. Es wurde über die zugehörigen Erscheinungen, die gewissermaßen einen Vorläufer der Pubertätsentwicklung darstellen, schon berichtet (siehe S. 34/35, 44). Einiges soll dazu hier noch einmal aufgegriffen werden. Im vierten und fünften Jahr treten bei Kindern – bei vorurteilsfreier Einstellung ist dies regelmäßig zu beobachten – nun häufiger auch spontane genitale Empfindungen auf. Soweit sie nicht spontan auftreten, werden sie auch durch visuelle Reize und Berührungsreize ausgelöst (Kleidung, Körperpflege und – in Zusammenhang mit dem „Forscherdrang" dieses Alters stehend – auch durch Betasten und Spielen mit den Händen am eigenen Körper oder bei den bekannten „Doktorspielen"). Außer Tastreizen können auch körperliche Erschütterungen und Lageveränderungen dabei eine Rolle spielen z. B. beim Schaukeln, Rutschen, Hoppe-Reiter-Spielen. An der Lust, die bei diesen Spielen genossen wird, können solche sexuellen Empfindungen beteiligt sein. Die sexuellen Regungen dieses Alters sind noch nicht so prägnant wie beim Erwachsenen und sicher auch qualitativ davon noch verschieden, aber es sind eindeutig genitale Lustempfindungen vorhanden. Ziemlich regelmäßig kommt es in diesem Alter zur Entdeckung von Praktiken der Selbstbefriedigung. Diese sogenannte kindliche Onanie spielt dann meist eine Zeit lang eine deutlichere Rolle und klingt dann von selbst wieder ab oder bleibt nur in geringem Umfang bestehen. Bei gesunder Entwicklung des Kindes bleibt sie meist in Grenzen – das Kind hat auch noch so viel anderes zu tun, was lustvoll ist. Bei Entwicklungsstörungen, die zu stärkeren seelischen Dauerspannungen oder Verstimmungen führen, und bei Störungen der Entwicklung der Spielfähigkeit kann aber auch eine häufig gesuchte Ersatzbefriedigung u. U. mit etwas süchtigem Charakter daraus werden. Wir haben also zu unterscheiden zwischen der normalen kindlichen Selbstbefriedigung und der exzessiven Selbstbefriedigung, die dann schon symptomatischen Charakter für eine seelische Fehlentwicklung haben kann. (Es ist wohl kaum notwendig, darauf hinzuweisen, daß die Selbstbefriedigung ganz unschädlich ist. Wo sie Symptomwert hat, ist es freilich deshalb notwendig, sich Gedanken darüber zu machen, weil sie dann Ausdruck einer seelischen Störung ist, deren Ursachen zu erkennen und zu beheben wichtig ist.)

Sowohl in bezug auf das bewußtere Feststellen der Geschlechsunterschiede und die dazu gehörenden Fragen des Kindes als auch in bezug auf die Äußerung sexueller Impulse und Empfindungen des Kindes und dabei besonders der kindlichen Onanie reagieren die Erwachsenen nun häufig ablehnend – verbietend und gelegentlich auch drohend oder nur mit peinlichem Berührtsein und Schweigen. Es kommt deshalb bei den Kindern leicht zur Verdrängung der sexuellen Fragen und Vorstellungen, des Forscherdranges und auch zur Verdrängung der eigenen körperlichen Empfindungen und der Lustgefühle.

In letzter Zeit hat sich hier scheinbar eine Veränderung der Situation ergeben. Die Erwachsenen bejahen zum Teil bewußt eine frühzeitige Beantwortung der Fragen, die das Kind hier stellt. Kinder bekommen auch viel mehr Bilder zu sehen, die körperliche Nackheit darstellen. Es wird mehr von Sexualität gesprochen – ja in manchen Familien fürchtet man geradezu, rückständig zu sein, wenn man nicht über alles spricht, was mit der Sexualität zusammenhängt. In Wirklichkeit scheint sich für die Kinder jedoch auch dann noch nicht sehr viel geändert zu haben. Sie werden zwar einerseits mehr mit sexuellen Informationen konfrontiert, sie nehmen aber nach wie vor die Unsicherheit der Erwachsenen wahr, die trotz des Bemühens um freiere Äußerungen besteht, und die oft tragischerweise gerade dann besonders spürbar wird, wenn die Erwachsenen sich selbst in ihrer freien modernen Auffassung überfordern. Auch ist zum Thema „Aufklärung“ noch hinzuzufügen, daß auch die schon etwas moderner eingestellten Eltern sich noch meist damit begnügen, mitzuteilen, daß die Babys in den Müttern wachsen, und allenfalls, wie sie geboren werden. Daß das Kind auch in diesem Alter schon wissen will, was die Väter damit zu tun haben, glauben sehr viele Erwachsene einfach nicht, oder sie haben doch große Bedenken und ihre Schwierigkeiten, darüber etwas mitzuteilen. Das Kind fragt aber danach, wo denn der Ursprung des Lebens ist. Es will nicht nur wissen, daß ein Baby in der Mutter wächst, sondern woher es kommt, daß dies geschieht. Es fragt ja auch sonst in diesem Alter gern warum und immer noch einmal warum, bis es auf den Grund kommt. (Ständige Warum-Fragen in anderen Zusammenhängen haben ihren Grund oft auch darin, daß Kinder auf die Frage, woher die Kinder kommen, keine oder nur unzureichende Auskunft erhalten haben.) Für das Selbstgefühl des Jungen ist das Schweigen über seine Rolle und die männliche Zeugungsfähigkeit besonders problematisch. Es bestehen jedenfalls auch heute noch für viele Kinder hier deutliche Behinderungen in der Befriedigung ihres Interesses auf dem Gebiet der Sexualität.

Im Zusammenhang mit der kindlichen Onanie ergeben sich außerdem oft auch noch spezielle Ängste. Es gibt hier noch immer gelegentlich wirklich ausgesprochene Drohungen, das Glied solle dem kleinen Jungen abgeschnitten werden, wenn er das Spielen daran nicht läßt, häufiger noch die unsinnige Drohung an Jungen wie an Mädchen, sie könnten davon krank werden. Aber auch wo solche Drohungen nicht ausgesprochen werden, entstehen leicht aus der Phantasie des Kindes entsprechende Befürchtungen und Beschädigungs- und Verlustängste – in der Psychoanalyse unter dem Stichwort „Kastrationsangst“ zusammengefaßt – woran das Registrieren der Unfähigkeit der Erwachsenen, unbefangen von geschlechtlichen Themen zu sprechen, sicher auch oft seinen Anteil hat. Die Furcht, in genitaler Hinsicht beschädigt zu werden, liegt den Menschen anscheinend auch von Natur aus besonders nah. Kleine Jungen besonders haben leicht Angst, ihr Glied könne Schaden nehmen oder verlorengehen. (So phantasierte z.B. ein kleiner Junge einmal nach einem Spiel mit mir, bei dem er mir auf die Schultern geklettert war, eine Geschichte von einem Mann, der auf ein Haus steigt. Dabei kam ihm auch die Idee, der Mann könnte herunterfallen. Der Junge phantasiert nun weiter, daß ihm dann vielleicht ein Bein abbrechen könnte oder ein Arm. An dieser Stelle unterbrach er sich plötzlich und fragte mit veränderter, leiser – wie mir schien etwas ängstlicher – Stimme: „Kann auch das Schwänzchen abbrechen?“)

Nach Freud befindet sich das Kind jetzt in der „phallischen Phase“. Es geht anscheinend von der Voraussetzung aus, daß eigentlich alle Menschen ein Glied haben müßten. Mädchen haben deshalb manchmal Angst, daß sie kaputt seien (die Kastration also schon vollzogen sei); besonders als Strafbefürchtung im Zusammenhang mit Schuldgefühlen kann das der Fall sein. Mädchen können sich aber auch einfach benachteiligt fühlen, weil ihnen etwas zu fehlen scheint oder weil sie in bezug auf den von Jungen mit Stolz erlebten „großen Bogen“ beim Urinieren nicht mit ihnen wetteifern können. Ausgeprägte solche Minderwertigkeitsgefühle oder anhaltender „Penisneid“ bei Mädchen scheinen aber darauf hinzuweisen, daß das Mädchen sich auch in anderer Hinsicht benachteiligt oder weniger geliebt fühlt. Jungen genießen ja trotz aller proklamierten Gleichberechtigung der Geschlechter auch heute noch oft Vorrechte und größeres Ansehen in den Familien, ebenso wie praktisch der Mann in unserer Gesellschaft in mancher Hinsicht noch immer in besonderer Weise Vorrechte und Geltung hat. Es gibt freilich auch Vorrechte der Frau – und es kommt auch durchaus vor, daß Jungen auf Mädchen neidisch sind oder sogar direkt lieber ein Mädchen wären. Hat das Kind Schwierigkeiten in seiner Entwicklung, mit seiner eigenen Geschlechtsrolle einverstanden zu sein, so kann es auch bei Jungen zu einer im Verhalten mehr femininen Rolle kommen wie bei Mädchen zu einer „phallischen“ Entwicklung, bei der Geltungsehrgeiz und Propulsivität und Konkurrieren mit Männern eine betonte Rolle spielt.

Die kindliche Sexualentwicklung hat auch eine enge Beziehung zur individuellen Entwicklung der Persönlichkeit einerseits und zur Entwicklung der Beziehungen zu anderen Menschen andererseits. Es gehört auch zur Entfaltung der persönlichen Eigenart, wenn das Kind sich nun bewußter als Mädchen oder Junge erlebt. Ob ein Kind als Junge, als Mädchen angenommen und bestätigt oder mehr abgelehnt wird, hat deshalb in diesem Alter eine besondere Bedeutung. Auch hier können sich die Kinder notfalls in der Entwicklung ihres Verhaltensstils auf die von ihnen gewünschte Rolle einstellen. Auch deshalb folgen als Junge gewünschte Mädchen, die z. B. als „Papas Junge“ angesprochen werden, öfter einer männlichen Leitlinie und werden später betont propulsiv-energische, ihre Männer gern dirigierende Frauen, oder als Mädchen gewünschte Jungen, bei denen die Mutter vielleicht auf lange Locken und mädchenhafte Kleidung von klein auf Wert gelegt hat, vermeiden es, in eine deutlich männliche Rolle zu gehen.

Für das Finden der eigenen Geschlechtsrolle spielt nun die – jedenfalls in unserer Kultur – für dieses Alter charakteristische Ödipussituation (vergleiche S. 68) auch eine besondere Rolle. Das Kind lernt hier an Vater und Mutter als Mädchen und Junge lieben und sich auseinandersetzen. Die Wünsche, in persönlicher Weise zu lieben und geliebt zu werden, richten sich jetzt für eine gewisse Zeit besonders auf den gegengeschlechtlichen Elternteil. Am Vater als Mann und an der Mutter als Frau lieben zu lernen, hat eine spezielle Bedeutung für die sexuelle Entwicklung und gleichzeitig eine allgemein menschliche Bedeutung. Dies ist ein weiterer Schritt voran in der Entwicklung aktiven Liebens und in der Entwicklung der Hingabefähigkeit. Ob die Liebeswünsche des Kindes überhaupt angenommen und positiv beantwortet werden, ist wichtig. Aber es ist speziell wichtig, ob der Junge der Mutter mit seinen Liebesbeweisen willkommen ist und mit seinen Wünschen, geliebt zu werden, Antwort findet – und das Mädchen entsprechend beim Vater. Wichtig ist dabei freilich auch, was die zufälligen Eltern für ein Bild der Rolle der Frau und des Mannes darbieten. Die Mutter ist für den Jungen Vorbild der geliebten Frau und für das Mädchen Vorbild der Frau, die es selbst werden kann. Der Vater ist für die Tochter Vorbild des geliebten Mannes und für den Sohn Vorbild des Mannes, der er werden kann. Die zeitweilige eifersüchtige Ablehnung des Kindes gegenüber dem gleichgeschlechtlichen Elternteil kann die Situation komplizieren – die Erwachsenen antworten übrigens auch oft mit Eifersucht ihrerseits. Hier ergibt sich eine aggressive Spannung, die, wenn sie nicht verarbeitet werden kann, die Liebeswünsche mit Schuldgefühlen und Strafängsten belasten kann. Diese Situation enthält also in besonderem Maße auch Konfliktstoff und so ist sie auch besonders geeignet, Verdrängungsprozesse bei den Kindern in Gang zu setzen. (Eine spezielle Erschwerung der Entwicklung ergibt sich z. B. auch bei kühl abweisenden Müttern für die Söhne, bei grob zurückweisenden oder jähzornigen Vätern für die Töchter in bezug auf die Entfaltung von Liebes- und Hingabewünschen. Ebenso ist es bei eifersüchtigen und harten Vätern für die Söhne wie bei eifersüchtig feindseligen Müttern für die Töchter in bezug auf die Konkurrenz- und Geltungswünsche. Aber auch das bringt besondere Komplikationen, wenn Väter die Töchter oder Mütter die Söhne zu eng an sich binden und ihnen die Ablösung aus dieser kindlichen Liebeskonstellation fast unmöglich machen.)

Eine gute Verarbeitung des Ödipuskomplexes ergibt die Voraussetzung für das Finden der eigenen Geschlechtsrolle und für spätere reife Sexualität. Die Erledigung der ödipalen Konflikte durch übermäßige Verdrängung führt dagegen später leicht zu neurotischen Störungen hysterischer Prägung. Bei ungünstiger Entwicklung wird die eigene Rolle als Frau oder Mann oft nicht richtig gefunden. Zu den möglichen Folgen gehören Tendenzen zu späterer Homosexualität und zu späteren Schwierigkeiten in der menschlichen Beziehung zu heterosexuellen Partnern wie auch zu verschiedenartigen Störungen im sexuellen Kontakt.

Es soll noch erwähnt werden, daß die Verarbeitung des Ödipuskomplexes auch Vorgänge der Identifizierung mit der von den Eltern vertretenen Wertordnung und damit der Entwicklung des Gewissens einschließt. Wenn der hysterisch Strukturierte an den Konflikten in der ödipalen Situation scheitert, so kann dies also auch die Gewissensentwicklung beeinflussen. Ich meine, die in einzelnen Fällen recht weitgehende Unzuverlässigkeit des Hysterikers und seine manchmal fragwürdige Tendenz, zu schummeln und sich unter Umgehung der geltenden Forderungen und Regeln durchzuschwindeln, ist auch mit darauf zurückzuführen. (vgl. hierzu aber auch die Ausführungen im Schlußkapitel S. 248–255).

Kurzer Überblick über die bei der hysterischen Strukturentwicklung häufigen Gehemmtheiten:

Gehemmtheit sexueller Antriebsregungen,

Gehemmtheit der Liebes- und Hingaberegungen, oft auch der Zärtlichkeitsregungen (speziell Gehemmtheit männlich-propulsiver und stolzer Regungen oder weiblich-weicher anschmiegsamer Regungen).

Gehemmtheit der Eigenständigkeitsregungen und

Gehemmtheit im Geltungsstreben (bei Männern und bei Frauen).

Gehemmtheit im Denken, Forschen, Planen (zum Teil durch sexuelles Denkverbot),

dazu kommt die Behinderung im Aufbau einer vernünftigen Wertordnung. Die Steuerungsfähigkeit ist beeinträchtigt.

(Dazu kommen intentionale Gehemmtheit und Beeinträchtigung des Selbstwertgefühls als schizoide und depressive Komponenten).

Die pathogenen Einflüsse sind aus der vorangehenden ausführlichen Darstellung der Entwicklung wohl genügend deutlich geworden. Auch die *Persönlichkeitszüge,* die für Menschen mit einer hysterischen Struktur typisch sind, wurden bereits geschildert. Sie sollen hier, soweit sie als neurotische Auffälligkeiten erscheinen, nur noch einmal in kurzen Stichworten angedeutet werden. Da wäre noch einmal die planlose Aktivität zu nennen und das ungesteuert willkürliche Verhalten, die ungesteuerten Gefühlsausbrüche, manchmal begleitet auch von motorischen Ausbrüchen. Bei kleinen Anlässen oft heftige Erregung: Toben, Schreien, Weinen, Umsichschlagen und dergleichen. Hervorzuheben ist auch der mangelhafte Realitätsbezug mit der Neigung zum Verdrängen von Vorstellungen, zur Abwehr durch Nichthinsehen oder durch Verleugnen. Der mangelnde Überblick führt oft zu törichtem Verhalten und zu unklarem Denken bis zu Mängeln der intellektuellen Leistungsfähigkeit. Mangel an Beständigkeit und Sachlichkeit. Infantile Züge, Rollenhaftigkeit – „Unechtheit" bis zu theatralischem Verhalten oder zur Eulenspiegelei. Im Zusammenhang mit alledem stehen Kontaktschwierigkeiten. Obwohl äußerlich oft scheinbar angepaßt und rasch Kontakt gewinnend fehlt oft eine sichere Gefühlsverbundenheit. Schwierigkeiten in der Hingabefähigkeit. Gefühle überschwänglicher Zuneigung können leicht umschlagen in heftige Enttäuschung und Ablehnung. Die Infantilität dient dem Hysteriker oft als Abwehr gegenüber Forderungen bzw. als Abwehr- und Ausweichmöglichkeit vor gefürchteten Lebensaufgaben. Öfter auch infantiles Ausweichen vor der Sexualität, Unsicherheit in der Geschlechtsrolle. Im Zusammenhang mit der Infantilität stehen auch öfter Schwindeln und sich Durchschummeln. Es scheint manchmal, als wolle der Hysteriker nun auch klein bleiben, vorsichtshalber nicht groß und verantwortlich werden. Äußerlich öfter geltungsbetont, innerlich unsicher auch in bezug auf das eigene Selbstwertgefühl.

Überblick zu besonders charakteristischer *Symptomatik:*

Ausschaltung des Bewußtseins und Objektverlust in Ohnmachten, Schwindelanfällen, hysterischen Krampfanfällen (es gibt aber auch andere als hysterische Anfälle!). Die Anfälle des Hysterikers können zum Teil verstanden werden im Sinne durchbrechender Trotzreaktionen und völlig ungesteuerter Motorik, zum Teil im Sinne durchbrechender sexueller Impulse.

Anfallsartige Erregungszustände mit motorischer und affektiver Erregung.

Angstzustände und Angstanfälle. Außerdem situationsgebundene Ängste wie Platzangst (Agoraphobie). Es gibt auch Symptome, bei denen die Vermeidung der Angstsituationen und Angstobjekte im Vordergrund steht: Phobien (z. B. Hundephobie).

Auffallend sind bei den hysterischen Persönlichkeiten zahlreiche körperliche Funktionsstörungen wie hysterische Lähmungen, hysterische Blindheit, Genitalfunktionsstörungen, häufig Impotenz und Frigidität.

Auch sonst gibt es bei hysterisch Kranken reichhaltige körperliche Symptomatik: Erbrechen, Erröten und viele Formen von körperlichen Beschwerden und Schmerzzuständen wie z. B. Migräneanfälle. Ein Teil der körperlichen Symptomatik hat symbolischen Ausdruckswert (dazu das oben angeführte Beispiel von Schmerzen, die die Patientin als „Herzkranzbeschwerden" verstand). – Verdrängte Vorstellungen und Impulse setzen sich bei den hysterisch Strukturierten besonders leicht in körperliche Symptome um.

Ein Teil der bei Hysterikern auftretenden Symptome läßt sich leicht verstehen als auf Ziele ausgerichtet, die bewußt nicht angestrebt werden dürfen. So kann ein Hysteriker in Ohnmacht fallen, um einen Wunsch durchzusetzen. Dies ist ihm aber nicht bewußt! Den Hysterikern geschieht oft Unrecht, weil ihnen leicht unterstellt wird, sie spielten mit ihren Symptomen nur Theater, um etwas zu erreichen. Aber wir müssen festhalten: Auch wenn ein Unbeteiligter ein hysterisches Symptom als zweckgerichtet verstehen kann, darf dem Patienten nicht unterstellt werden, daß er nur simuliere.

Es sei noch erwähnt, daß mehr Frauen als Männer mit hysterischen Neurosen erkranken. Unter den Zwangsneurotikern findet man dagegen mehr Männer als Frauen.

Zum Abschluß möchte ich noch ein paar *Beispiele zu hysterisch strukturierten Persönlichkeiten* in Stichworten angeben:

Regina (18 Jahre):
Während des Untersuchungsgesprächs spielt sie wechselnd verschiedene Rollen, so daß man glaubt, nicht dasselbe Mädchen vor sich zu haben. Lachen schlägt bei ihr auch plötzlich um in Weinen, das an „Krokodilstränen" erinnert. Sie stammt aus einer Künstlerfamilie, und ihren Äußerungen ist zu entnehmen, daß sie die Rolle der Künstlerin braucht, um sich Halt zu geben. Ihr unreifes Verhalten fällt in vielen Schilderungen auf. Mit deutlichem Vergnügen berichtet sie, wie sie sich hier und dort durchgeschwindelt hat. Eindrucksvoll sind ihre ganz allgemeinen Kontaktstörungen. Speziell hat sie aber auch krankhafte Angst vor Männern. So berichtet sie z. B., daß sie in Gegenwart eines jungen Mannes nicht essen kann. Bei dieser Patientin bestanden Anfälle von Bewußtlosigkeit, nervöse Magenbeschwerden, Schlafstörungen und Menstruationsstörungen.

Anita (17 Jahre):
Sie spielt zu Hause die Rolle der überbraven Tochter. Bezüglich der Schulleistungen (Oberschule) ist sie in eine männliche Leistungslinie gegangen. Sie schaltet Hingabetendenzen und sexuelle Tendenzen völlig aus. Sie bekommt jedoch Schwindelanfälle beim Turnen am Reck, Angstgefühle beim Schwimmen und auch sonst gelegentlich Angstanfälle mit Herzbeschwerden.

Karl (ca. 30 Jahre):
Der Patient leidet an Magen- und Kopfschmerzen. Außerdem bekommt er gelegentlich Angstzustände. Er klagt über Potenzstörungen: es besteht bei ihm eine Ejaculatio praecox. In mancher Hinsicht zeigt er (er ist verheiratet) die Züge eines Pantoffelhelden.

Bei ihm besteht ein ausgeprägter Neid auf Frauen. Er meint, denen falle alles zu und sie brauchten sich nicht anzustrengen. Ein Kind wächst von allein in ihrem Bauch. Männer dagegen müssen sich plagen, und man verlangt von ihnen so viel anstrengende Leistung. Patient wurde öfter von Homosexuellen angesprochen, fand das auch ganz interessant, ohne näher darauf einzugehen.

August (ca. 10 Jahre):
fällt im allgemeinen durch seine Überangepaßtheit auf, bekommt jedoch häufige heftige Wutanfälle, bei denen er nach Aussage der Mutter „wie ein Irrer“ wirkt. Er schreit dann die Mutter z. B. an: „Hure“! A. war vor seiner Geburt als Mädchen gewünscht. Es bestand noch im jetzigen Alter eine übermäßige Mutterbindung. Die Mutter schirmt ihn gegen viele Schwierigkeiten ab und verwöhnt ihn in vieler Hinsicht. Sie war aber außerdem, besonders früher, oft plötzlich sehr hart und streng gegen ihn. Der Vater ist oft betont eifersüchtig und sehr jähzornig. Er hat A. häufig heftig geschlagen. Umso mehr band die Mutter ihn an sich, war aber zugleich im Umgang mit ihm dirigierend und überfürsorgend. Auf Sexualität zielende Fragen hat sie ihm immer nur halb beantwortet.

Annemarie (verheiratet, 3 Kinder, um 30 Jahre alt):
klagt über Erythrophobie (Errötungsfurcht) und häufige psychogene Anginen. Sie betont im Gespräch wiederholt, wie schlimm sie es findet, daß sie nicht die Möglichkeit gehabt habe und jetzt bekomme, alles zu entwickeln, was in ihr steckt. Sie kann sich nicht damit abfinden, auf irgendeine Möglichkeit zu verzichten. Sie übernimmt im Leben mit Erfolg die verschiedenartigsten Rollen, und es scheint oft, als fühle sie sich dabei ganz wohl, besonders wenn sie die Rolle der erfolgreichen Gastgeberin spielen kann, die interessante Gäste bewirtet und dabei auch in der Lage ist, auf allen Gebieten mitzureden. Aber es zeigt sich im Laufe fortlaufender Beratungen, daß sie sich in ihrer Rollenhaftigkeit doch nicht immer wohl fühlt. Sie klagt dann einmal, im Büro fühle sie sich als erfolgreiche Sekretärin, beim Schulaufgabenmachen mit den Kindern als Nachhilfelehrerin, in ihrer häuslichen Wirtschaft als tüchtige Putzfrau oder Kochfrau, aber, so meint sie traurig, sie habe doch

oft „das Gefühl, nicht eine halbe Stunde am Tage Annemarie N. gewesen zu sein."

Thema:
Das Wagnis der Selbstverwirklichung

4. Die schizoide Struktur

(Entwicklung und Erscheinungsformen)

Als erstes möchte ich auf die *zentrale Störung* und dann auf die *Bezeichnung* dieser Struktur eingehen. Für die Entwicklung der schizoiden Struktur mit der zentralen intentionalen Gehemmtheit ist – wie für die depressive Struktur – das erste Lebensjahr als Ansatzstelle der Fehlentwicklung anzusehen. Ganz besonders scheinen hier schädigende Einflüsse in den ersten Lebensmonaten bedeutsam zu sein. Darüber hinaus ist aber durchaus auch an weitere schädigende Einflüsse während des ganzen ersten Jahres zu denken. Ich erinnere dazu noch einmal an die Lebenssituation des neugeborenen Kindes. Es hat noch keine Vorstellung von sich selbst und der Welt. Vorstellungen und Gefühle von sich selbst, in bezug auf die anderen Menschen und die Gegenstände der Welt werden erst allmählich ausgebildet. Ein wichtiger Einschnitt liegt in dieser Entwicklung etwa um das Alter von zwei bis drei Monaten (erstes Lächeln). Aber Selbstfindung, soziale „Objektfindung" und gegenständliche Objektfindung sind damit nicht abgeschlossen. Bei gesunder Entwicklung sehen wir um die eben erwähnte Zeit – aber dann auch während des ganzen ersten Jahres fortschreitend – ein allmähliches geistiges Erwachen des Kindes. Wir sehen ein Erwachen des Interesses an Reizen, die die Sinnesorgane ansprechen, ein zunehmendes Interesse an den Gegenständen draußen, eine Zuwendung zur Welt – aber insbesondere auch eine Zuwendung zu den anderen Menschen. Bei genauer Beobachtung ist festzustellen, daß auch die Zuwendung zum eigenen Körper und eigenen Erleben sich daneben vollzieht.

Schädigend sind für die Entwicklung der Antriebsregungen der Zuwendung, der Intention alle solchen Einflüsse, die das Kind verhindern, Gefühle der Vertrautheit und Bekanntheit zu entwickeln

– Einflüsse, die die gefühlserfüllte, gefühlshaft positive Wahrnehmung und Beziehung auf Objekte stören. Werden die intentionalen Antriebsregungen in ihrer Entwicklung gehemmt, so bilden sich zu wenig Bekanntheits- und Vertrautheitsgefühle; die Objekte werden deshalb, wenn sie wahrgenommen werden, nicht so lebendig erfaßt, wie es sein könnte. Es fehlt ihnen im Erleben der lebendige Aufforderungscharakter. Die Wahrnehmung kann also allgemein blaß, undeutlich, lückenhaft bleiben. Wichtig ist aber, sich dabei klar zu machen, daß intentionale Zuwendung auch sehr wesentlich emotionale Zuwendung bedeutet. Mit einer Entwicklungshemmung der intentionalen Bedürfnisse ist eine emotionale Entwicklungshemmung regelmäßig verbunden.

Ein Grund dafür, weshalb ich die schizoide Strukturentwicklung erst jetzt am Schluß bespreche, ist, daß das Entstehen der Gehemmtheit aus einem Konflikt gerade an dieser Strukturentwicklung nicht gut zu beschreiben ist. Die intentionalen Bedürfnisse, die Zuwendungstendenzen des kleinen Kindes unterliegen kaum einem Verbot und nur selten einer gefühlsmäßigen Ablehnung der Erwachsenen. Das Entstehen von Gehemmtheit durch Angst, die im Konflikt ausgelöst wird, ist hier kaum zu konstatieren. Insofern bedeutet das Entstehen der intentionalen Gehemmtheit einen gewissen Sonderfall. Hier spielen nämlich, wenn man es vereinfacht zusammenfaßt, hauptsächlich Mängel im Angebot für die Bedürfnisbefriedigung eine Rolle oder Überschüttung mit unzuträglichen Reizen. Daß daraufhin die intentionale Entwicklung einer Hemmung unterliegt, ist weniger Auswirkung eines innerseelischen oder zwischenmenschlichen Konflikts als vielmehr Auswirkung der seelischen Unentwickeltheit beim Kind im Zusammenspiel mit für dieses Kind und für diese Altersstufe unzuträglichen Lebensbedingungen. Diese sind unmittelbar so ängstigend, daß intentionale Regungen sich nicht gut entfalten können und von vornherein mit Angst besetzt werden. Man kann allerdings hinzufügen, daß dann insofern doch ein innerseelischer Konflikt entsteht, als das intentionale Bedürfnis sich immer wieder dranghaft bemerkbar macht, zugleich aber auch mit Angst verbunden ist. Deutlicher als bei der Zuwendung zu sonstigen Gegenständen ist der Konflikt bei der Zuwendung zum Menschen. Hier entsteht tatsächlich schon im Lauf des ersten Jahres ein innerseelischer Konflikt, weil sich auf den Menschen beginnende Liebesbedürfnisse richten und diese in Konflikt geraten können mit den archaischen aggressiven Regungen, die durch von ihm ausgehende Versagung und Enttäuschung früh geweckt werden.

Ich möchte nun aber erst einmal auf die vielleicht befremdlich wirkende Bezeichnung „schizoide" Struktur eingehen. Dieser Name klingt an die Bezeichnung der Krankheit Schizophrenie an. Das ist eine Form der Psychose, die u. a. gekennzeichnet ist durch ein Zerreißen der Beziehung des Menschen zur Welt und eine auffällige Gespaltenheit im Erleben der Patienten. Schizophrenie kann man dem Worte nach übersetzen mit „Geistesspaltung". Die Bezeichnung schizoide Struktur soll nun hinweisen auf die Verwandtschaft, die Ähnlichkeit der Persönlichkeitszüge der so strukturierten Neurotiker mit der Persönlichkeit von solchen Personen, die an einer Schizophrenie erkrankt sind. Aber es ist wichtig, dabei festzuhalten, daß dieser Name nicht bedeuten soll, daß ein Mensch mit einer schizoiden Struktur psychotisch sei. Auch bei gesunden Menschen, die nicht mehr gefährdet sind als alle Menschen überhaupt, eine Neurose oder eine Psychose zu bekommen, finden wir solche Persönlichkeitszüge, die wir, wenn wir wollen, „schizoid" nennen können. Kretschmer, der sich eingehend mit der Frage beschäftigt hat, ob es bestimmte Konstitutionstypen gebe, die bevorzugt an speziellen Formen der Psychose erkranken, hat vorgeschlagen, beim gesunden Menschen, der dem entsprechenden Typus nahesteht, von schizothymen Zügen bzw. einer schizothymen Persönlichkeit zu sprechen. Von schizoid wollte er dann sprechen, wenn es sich bereits um auffälligere Züge handelt, jedoch keine Psychose vorliegt, während die Bezeichnung schizophren nur bei Psychotikern anzuwenden wäre. Dieser Vorschlag hat viel für sich; im tiefenpsychologischen Sprachgebrauch ist es jedoch üblich geworden, nicht zu unterscheiden zwischen schizoid und schizothym, sondern auch das, was bei Kretschmer schizothym heißt, als schizoid zu bezeichnen.

Nach Kretschmer soll nun für die schizoiden Charaktere eine verletztliche Übersensibilität, Störbarkeit, Reizbarkeit charakteristisch sein. Im Verhältnis zu anderen Menschen neigen sie mehr zur Isolierung, zum Rückzug in sich selbst. Sie werden mit anderen schwer warm. Bei Kretschmer ist auch eine anschauliche Beschreibung verschiedener Untertypen zu finden. Es gibt Schizoide, die mehr stumpf oder lahm wirken. Es gibt andere, die besonders dadurch auffallen, daß sie an einzelnen Ideen sehr festhalten und dabei sich entweder glühend fanatisch oder kalt „über Leichen gehend“ verhalten. Wieder andere fallen als besonders sensibel-feinsinnig auf, manchmal erscheinen sie als feinsinnige Ästheten. An der Grenze zur Psychose stehend findet man auch Sonderlinge mit irgendeinem mehr oder weniger harmlosen Spleen, zum Teil auch mit heimlichen Größenideen. Zur Emotionalität der schizoiden Charaktere sagt Kretschmer, sie seien wie römische Häuser: außen stumme Fassaden – im Inneren aber werden oft rauschende Feste gefeiert.

(Bei Kretschmers Beschreibung schizoider Persönlichkeiten* ist zu spüren, daß er für solche Menschen gefühlsmäßig selbst sehr viel übrig hat. Bei Fritz Riemanns Darstellung des Menschen mit einer schizoiden Struktur ist das dagegen anders. Hier werden mehr die erschreckenden Züge der schizoiden Persönlichkeit herausgestellt – daß es sehr reizvolle und liebenswerte Persönlichkeiten sein können, kommt dagegen in der Beschreibung bei ihm etwas zu kurz. Angemerkt sei noch, daß Kretschmer in seiner Darstellung nicht von einer Neurosentheorie ausgeht, während Riemann dies ausdrücklich tut. Er beschreibt die vier Strukturen von den für sie charakteristischen Ängsten her und bezieht die Erscheinungsformen bei den einzelnen Neurosenstrukturen jeweils auf eine zentrale Angst. Riemann hat seiner Darstellung die von Schultz-Hencke konzipierte Lehre von den Neurosenstrukturen mit zugrunde gelegt.)

Nach der Neurosentheorie Schultz-Henckes werden bei der schizoiden Strukturentwicklung in der frühesten Lebenszeit Gehemmtheiten im intentionalen Antriebserleben erworben. Das bedeutet Gehemmtheiten im Antriebserleben der gerichteten Zuwendung zu etwas, der Beziehungsaufnahme zu Gegenständen des Interesses, im Haften des Interesses an solchen Gegenständen – in der aktiv-gefühlshaften Zuwendung zur Welt mittels der Sinnesorgane. Gestört wird hier also die Entwicklung des kleinen Kindes in seinem Aufmerksamwerden auf etwas: in seinem Aufmerksamwerden auf die Welt draußen und seinem Aufmerksamwerden auf sich selbst. Das Kind kommt nicht zur Befriedigung seines Bedürfnisses, sich überhaupt ausgiebig mit emotionaler Beteiligung Reizen zuzuwenden und mit Gefühls-

* In E. Kretschmer: Körperbau und Charakter (1931).

beteiligung Bezug zu nehmen auf etwas und zu etwas. Insbesondere spielt dieser Mangel aber eine große Rolle hinsichtlich der gefühlshaften Zuwendung zum Menschen, zum Du. Hier besteht der Eindruck, daß der Schizoide diese Bezugnahme, diese Annäherung und Hingabe als gefährlich erlebt. Es scheint, als fürchte er, sich selbst völlig zu verlieren, wenn er sich auf diese emotionale Beziehung einlassen möchte. Er neigt deshalb mehr dazu, sich ganz auf sich selbst zu stellen und auf sich selbst zurückzuziehen und so sich selbst zu bewahren. Enge Gefühlsbeziehung, Nähe, Hingabe können beim Schizoiden aber auch direkte Angst auslösen. Er scheint auch zu fürchten, daß er den anderen verletzen oder von ihm verletzt werden könnte, wenn er ihm zu nahe kommt. (Vgl. hierzu auch Melanie Klein, auf deren Gesichtspunkte nachher noch eingegangen werden soll – S. 226/227.)

Ich komme nun auf die *pathogenen Einflüsse.* Zu der Frage, wie es überhaupt zur intentionalen Gehemmtheit kommt und wie die schädigenden Einflüsse aussehen können, ist festzustellen, daß hier wieder ganz verschiedene Konstellationen möglich sind:

1. Als besonders schädlich werden Situationen hervorgehoben, in denen ein allgemeiner Mangel an Reizen und Kontaktangebot und ein Mangel in der emotionalen Ansprache besteht. Dazu kann es besonders bei lieblosen oder uninteressierten Pflegepersonen kommen. Nicht selten findet sich in der Vorgeschichte von Schizoiden, daß sie nur herbeigeholt wurden zum Trockenlegen und Füttern, die übrige Zeit aber in einem entlegenen Raum abgeschieden und abgestellt waren. Begründet wird ein solches bloßes Abstellen des Kindes ohne Kontakt- und sonstiges Reizangebot meist rational damit, daß kleine Kinder ja viel Ruhe brauchen. Zu einer ähnlichen Mangelsituation kommt es häufig dann, wenn ganz kleine Kinder in größerer Zahl in Heimen von wechselnden und oft zu wenigen Pflegerinnen versorgt werden müssen. In allen solchen Mangelsituationen finden die suchenden intentionalen Tendenzen des Kindes keine Antwort, und intentionale Tendenzen werden auch von der Umwelt her nicht geweckt und angesprochen, wie es bei einem natürlichen Mutter-Kind-Kontakt der Fall wäre.

Eine gleichartige Wirkung wie solche Mangelsituationen können auch Unterernährung und schwere Krankheiten des Kindes in der allerersten Lebenszeit haben. Es besteht dann für das Kind eine solche Notsituation und es kommt zu einer so starken Auslösung von Schmerz-, Angst- und Bedrohtheitsgefühlen, daß eine aktive, positive Zuwendung zu Reizen nicht mehr erfolgen kann. Das Kind hat dann keine Kraft dafür frei, und Reize werden von ihm so allgemein bedrohlich erlebt, daß es sie möglichst ausblendet, ausschaltet, sich von ihnen abwendet. Solche Notsituationen können wir auch sehen unter dem Gesichtspunkt der Überflutung mit unangenehmen, das Interesse des Kindes abstoßenden Reizen. Dabei ist es dann leicht zu verstehen, daß im Zusammenhang mit ansatzweisen intentionalen Bedürfnissen Angst entsteht und das Kind sich der Wahrnehmung dieser Reize wenn irgend möglich entzieht.

2. Wir können aber auch dem vorhin besprochenen Mangel an Reizen und emotionalem Angebot auch allgemein ein Überangebot von Reizen und von verwirrenden, verunsichernden Kontaktangeboten, die Angst auslösen, gegenüberstellen. Zu Reizüberflutung kann es z.B. kommen, wenn das Kind allgemein zu wenig Ruhe und Gleichmaß findet. Das könnte z.B. der Fall sein im Trubel eines auf zu engen Raum beschränkten großen Familienlebens. Es könnte der Fall sein, wenn das Kind von den Erwachsenen jederzeit willkürlich aus dem Schlaf aufgenommen wird, bei Bekannten herumgereicht wird. So gibt es z.B. Mütter, die das ganz kleine Kind ständig mit sich in der Welt herumschleppen und es jederzeit Bekannten präsentieren. Auch häufiges Mitnehmen so kleiner Kinder auf Reisen könnte ähnliche Wirkungen haben.

So kleine Kinder brauchen eigentlich eine einigermaßen gleichmäßige und freundliche Atmosphäre, in der das Kind liebevoll angesprochen und nicht nur gerade eben versorgt wird – in der man ihm andererseits aber auch Zeit läßt, in sich selbst zu ruhen und zu sich selbst zu finden. Nur in einer sicher bergenden, zugleich liebevolle Anregung bietenden und doch Ruhe lassenden Umgebung kommt es zu einer ungestörten intentionalen Entfaltung.

Betrachten wir diese pathogenen Situationen noch einmal speziell im Hinblick auf die Mütter! Zu einem Mangel an Anregung und Zuwendung zum Kind kommt es leicht bei selbst erschöpften, kranken, überbeanspruchten Müttern und bei ausgesprochen depressiven oder selbst schizoiden Müttern. (Eine ähnliche Situation ergibt sich, wie erwähnt, leicht in Säuglingsheimen.) Ferner wären noch solche Mütter zu erwähnen, die aus irgendwelchen Gründen das Kind massiv ablehnen und es nur notdürftig oder ausgesprochen unfreundlich versorgen – sich ihm im übrigen aber möglichst entziehen.

Zu einer Reizüberflutung und verwirrenden Kontaktangeboten kommt es leicht bei sehr ausgeprägt hysterischen Müttern, ferner auch bei selbst psychotischen Müttern. In geringerem Maße trifft das auch zu in allzu lebhaften, zahlreichen und beengten Familien und bei ständig wechselnden Pflegepersonen. Das gleiche gilt bei sehr unausgeglichenen, überlebhaften und temperamentvollen Müttern. Zu erwähnen wären auch noch die Mütter, die aus eigener neurotischer Problematik das Kind allzusehr als Pflegeobjekt, Spielzeug, Ergänzung der als unvollständig erlebten eigenen Person betrachten und behandeln. Bei einem ständigen Bedrängen des Kindes mit Pflegemaßnahmen und Zärtlichkeiten wird das Kind auch geängstigt. (Eine Anmerkung dazu: Kinder bei primitiven Völkern werden zwar zum Teil auch oft mit herumgetragen. Aber sie werden dann von den Erwachsenen nicht bedrängt. Ohne überfordert zu werden, erfährt das Kind ein gleichmäßiges Angebot von Körpernähe und Wärme, wenn es eingebunden von der Mutter am Körper mit sich getragen wird. Dieses gleichmäßige Angebot von Nähe und Wärme ohne zudringliches Einwirken auf das Kind ist dagegen bei den Pflegebedingungen unserer Kultur nicht mehr gegeben.)

Bei der Beschreibung der pathogenen Situation, in der eine schizoide Strukturentwicklung ihren Anfang nehmen kann, ist das Reizangebot das, was man noch am deutlichsten fassen und schildern kann, und ebenso noch die massive Ablehnung des Kindes mit grob aggressiv-unfreundlicher Behandlung. Aber es genügt sicherlich nicht, nur von diesen Vorstellungen auszugehen. Viel feinere, „atmosphärische" Dinge in der Beziehung vor allem zwischen Mutter und Kind müssen hier eine Rolle spielen. Solche atmosphärischen emotionalen Mängel bilden sicherlich meist auch den Hintergrund dafür, daß ein Kind manchmal für die meiste Zeit des Tages einsam und entlegen irgendwo abgestellt wird. (Eine Mutter, die so vorgegangen war, sagte z.B.: „Ich wollte mich nicht in Versuchung führen", womit sie meinte, sie wollte sich nicht in Versuchung führen lassen, das Kind auf den Arm zu nehmen, wenn sie es hätte weinen hören.) Solche atmosphärischen emotionalen Störungen bilden sicher auch den Grund dafür, wenn ein Kind rücksichtslos und ohne Einfühlung für seine Lebensbedürfnisse ständig von der Mutter mitgeführt und im Bekanntenkreise herumgereicht wird. Ebenso sind feine Mängel in der emotionalen Beziehung der Mutter zum Kind sicherlich auch der Grund dafür, wenn das Kind zu wenig zärtlich angesprochen und zärtlich berührt wird. Das Kind hat offenbar von Anfang an einen Bedarf an Liebe und Zärtlichkeit, wenn es auch etwas problematisch ist, ob man dies in den ersten Lebenswochen schon als ein erlebtes Bedürfnis bezeichnen kann; es wäre vielleicht richtiger, hier von instinktiven Bedürfnissen zu reden.

Es soll jetzt vergleichend auf die Hinweise von *Melanie Klein* zur Entwicklung in der frühesten Lebenszeit und Schultz-Hencke eingegangen werden, und anschließend sollen die besonderen Gesichtspunkte von *Riemann* zur Entstehung der schizoiden Struktur erwähnt werden. Unter den bekannten Psychoanalytikern der Freudschen Richtung hat sich besonders auch Melanie Klein mit der Entwicklung in der frühesten Lebensstufe näher befaßt. Sie hebt hervor: neu ist nach der Geburt für das Kind die selbständige Atmung und Nahrungsaufnahme. Wenn das Kind Mangel in der Erfüllung dieser Lebensbedürfnisse verspürt, tauchen massive Ängste auf. Die nach außen erkennbare Reaktion ist Schreien und Bewegungssturm. Solche Mangel- und Angstsituationen versetzen das Kind in heftige Erregung, in archaische Aggressionen. Liebevolles Berührtwerden, Hautkontakt und Stimmkontakt mildern solche Ängste. Ein allgemeiner Mangel an liebevollem Berührtwerden, Zärtlichkeit in Stimme und Berührung verstärkt also Angstbereitschaft und erregtes Schreien – das Kind gerät leichter und häufiger in archaische, chaotische Wuterregung.

In der ersten Lebenszeit kann das Kind aber seine Innenbefindlichkeit noch nicht von der Außenwelt abgrenzen. Wird es selbst also so heftig erregt, so erscheint auch die ganze Welt chaotisch und bedrohlich. Wenn das Kind von chaotischen Gefühlen erfüllt ist, wird die Welt zum Chaos. (Umgekehrt wird auch durch eine chaotische Umwelt ein chaotischer Gefühlszustand im Kind hervorgerufen.) Schon bald aber gibt es beginnende Ansätze zu einer Unterscheidung von innen und außen. Wie kann ein Kind nun versuchen, als bedrohlich erlebte heftige eigene Erregungen zu bewältigen? Der einzige Abwehrversuch, den das Kind in dieser frühesten Lebenszeit bald schon machen kann, ist folgender: bei allmählich beginnender geahnter Unterscheidung von außen und innen alles Beängstigende, Bedrohliche in die Außenwelt zu verschieben und dann möglichst die Beziehung zu ihm abzubrechen bzw. sich nicht mehr mit dem gefährlichen „Draußen" einzulassen. Wenn das Kind dann freilich kaum Wege und Brücken dorthin hat, so erscheint ihm draußen auch nichts mehr erreichbar, und es kennt das Draußen nicht. Das verstärkt den Mangel an Reizen und emotionalem Angebot. Auch daraus werden spätere Gefühle der Leere und das Empfinden der Reizlosigkeit der Welt bei den späteren Schizoiden verständlich.

Melanie Klein sah also mehr die Bedeutung, die die Abwehrversuche gegenüber dem inneren Chaos in dieser frühen Lebenszeit haben. Schultz-Hencke hob dagegen mehr die Abwendung vom äußeren Chaos bzw. die Nicht-Zuwendung zur Außenwelt hervor. Übereinstimmend aber kommen beide Verfasser dazu, für die ersten Lebensmonate doch noch eine besondere Entwicklungssituation innerhalb des ersten Lebensjahres abzugrenzen. So gibt Melanie Klein an, daß das Kind sich in den ersten drei bis vier Monaten in der sogenannten „paranoid-schizoiden" Position befinde, während es in den folgenden Monaten die „depressive Position" erreiche. Für den Übergang von der paranoid-schizoiden zur depressiven Position wird die „Objektfindung" als maßgebend angesehen. Das soll heißen, es kommt darauf an, ob das Kind allmählich die Mutter als Person kennenlernt und Beziehung zu ihr gewinnt. Vor dem Gewinnen einer solchen Objektbeziehung zur Mutter ist die Angst noch viel überwältigender. Im Finden der Mutter als Objekt kann das kleine Kind allmählich auch eine innere Sicherung finden.

In seiner 1970 erschienen Arbeit „Über den Vorteil des Konzeptes einer präoralen Phase" schlägt Riemann ebenfalls vor, die erste Lebenszeit bis etwa zum ersten Lächeln als eine besondere Phase innerhalb des ersten Jahres abzugrenzen. Für das Erreichen der eigentlichen oralen Phase sieht auch er – wie Melanie Klein für die depressive Position – ein bereits erfolgtes Beziehungfinden zur Mutter als entscheidend an. In der voraufgehenden Phase sei das Kind in seinem Erleben noch überwiegend selbstzentriert, jetzt dagegen habe es einen Beziehungspunkt für sein Erleben auch im Du gefunden. Für die allerserste Lebenszeit schlägt er die Bezeichnung „sensorische Phase“ vor, da hier die zum Erkennen führende Erlebniswelt der Sinnesorgane vorherrschend sei. In dem üblicherweise unter dem Stichwort orale Phase beschriebenen Entwicklungszustand herrsche dagegen die Erlebniswelt der zur Liebe führenden Gefühlserlebnisse vor.

Daß für die orale Phase nicht dem wirklich „oralen“ Erleben allein Bedeutung zukommt, sondern noch mehr dem Erleben, das sich auf die Mutter-Kind-Beziehung, auf Liebe und Zärtlichkeit bezieht, ist im übrigen – worauf auch Riemann hinweist – in der Psychoanalyse schon seit längerer Zeit erkannt worden, wobei den Arbeiten von Spitz, einem Psychoanalytiker, der sich besonders der eingehenden Beobachtung und Erforschung des frühen Erlebens gewidmet hat, besondere Bedeutung zukommt. (Hier sei angemerkt, daß Klein und Spitz nicht von schizoider Strukturentwicklung sprechen. Wenn sie aber auch nicht im Sinne Schultz-Henckes von einer schizoiden Struktur sprechen, so beziehen ihre Forschungen sich doch auf die gleichen Sachverhalte.)

Wenn Klein von Objektfindung spricht, so kommt vielleicht dabei nicht ganz so deutlich das heraus, worauf Riemann in Übereinstimmung mit Spitz ganz besonderen Wert legt: Das Kind kennt und erkennt nicht nur die Mutter, sondern es gewinnt eine gefühlsmäßige Bindung an sie – es lebt nun in dieser gefühlserfüllten Verbundenheit zu zweit. Die präorale sensorische Phase, in der das Kind eine solche Bindung an die Mutter noch nicht erreicht hat, wird von Riemann als die Phase angegeben, in der die eigentliche, die primäre schizoide Fehlentwicklung ihren Anfang nimmt. Riemann weist aber darauf hin, daß es auch eine sekundäre Schizoidisierung gibt. Dabei spielt ein regressiver Prozeß eine Rolle. Bei den entsprechenden Kindern ist zwar eine erste menschliche Bindung zustandegekommen, aber die Beziehung zum anderen wurde dann als so enttäuschend oder bedrohlich erlebt, daß ein Ausweichen auf den bindungslosen Zustand der sensorischen Erlebniswelt notwendig wurde. Bei einer späteren Psychotherapie hat deshalb ein Patient mit einer primären Schizoidie noch viel mehr Grundlegendes, vor allem bezüglich der Bindungsfähigkeit, nachzuholen als ein Patient mit einer regressiven Schizoidie, obgleich auch dieser in seiner Fähigkeit, sich vertrauensvoll anderen zuzuwenden und sich an sie zu binden, schwer erschüttert ist.

Ich komme nun auf die Folgen der Verunsicherung in der frühesten Zeit. *Folgen der intentionalen Gehemmtheit* sind später erkennbar in verschiedenen Erscheinungen. Sie zeigen sich entweder mehr in der Beziehung zu den Dingen als Wahrnehmungsstörungen oder sie zeigen sich mehr in der Form von Kontaktstörungen zu Menschen oder schließlich auch in der Form von Gestörtheit der Beziehung zu sich selbst und den eigenen Gefühlen. (Man kann auch die Störung in der Beziehung zu anderen und die Störung in der Beziehung zu sich selbst gemeinsam unter der Bezeichnung Kontaktstörungen zusammenfassen.) Die Gefühlsentwicklung erscheint bei den Schizoiden oft als besonders weit in der Entwicklung zurückgeblieben. Dabei muß aber wieder unterschieden werden zwischen dem Fall, in dem die Gefühlswelt wirklich wenig entwickelt ist, und dem Fall, bei dem innerlich eine große Gefühlsbewegtheit besteht, Gefühle aber nicht nach außen gezeigt werden können.

Ich beginne die etwas detailliertere Darstellung mit den Kontaktstörungen, die vielleicht am häufigsten deutlich auffallen. Kontaktstörungen gibt es auch bei anderen Gehemmtheiten. Hier, beim Schizoiden, sehen sie folgendermaßen aus: der Mensch kann sich zu anderen nicht recht zugehörig fühlen, er fühlt sich fremd, er hat mißtrauische Angst vor emotionaler Nähe und engerem Kontakt. Manchmal scheinen Schizoide immer eine besondere Distanziertheit zu wahren. Man kommt ihnen nicht nahe, kommt trotz aller Versuche nicht an sie heran. Andererseits finden wir aber auch bei Schizoiden öfter eine besondere Distanzlosigkeit, Taktlosigkeit. Wenn sie nämlich Kontakt aufnehmen, fehlt ihnen dann oft das Gefühl für den richtigen nötigen Abstand. Weiter findet man oft Auffälligkeiten auf dem Gebiet der Zärtlichkeit. Meist sind die Schizoiden wenig zärtlich, oft zeigen sie geradezu Angst vor zärtlicher Berührung. (Es gibt allerdings – besonders bei Kindern – gelegentlich auch Schizoide mit einem fast süchtigen Zärtlichkeitsdrang ohne Aufnahme eines tieferen persönlichen Gefühlskontakts, mit dem sie sich bald diesem bald jenem zuwenden.) Manchmal findet sich bei Schizoiden auch die Eigenart, daß sie nur ganz wenige, einzelne Personen als Freunde annehmen können. Sie haben dann einen ausgewählten, engen kleinen Freundeskreis. Manchmal findet man aber auch, daß sie von einem zum anderen Menschen wechseln, ohne eine richtig feste Beziehung zu irgendjemandem zu gewinnen. Manchmal finden wir auch, daß Schizoide mitten im großen Gewühl Betrieb machen, aber keine eigentlich emotionalen Beziehungen zu den anderen dabei aufnehmen. Sie begeben sich auch manchmal gern in Gruppen und Vereine. Das täuscht dann über die Kontaktschwäche hinweg. Sie erscheinen u.U. dann sogar als besonders kontaktfreudig, obwohl sie keine festeren Gefühlsbeziehungen zu einzelnen oder mehreren Gruppenmitgliedern aufnehmen können.

Wir finden also solche Schizoide, die auch äußerlich so wirken, daß man sie als *kontaktscheu, schüchtern,* abweisend bezeichnet. Wir finden aber auch andere, die zunächst so beschrieben werden, als hätten sie *„viel Kontakt"* oder als würden sie besonders leicht Kontakt gewinnen, – aber *innerlich bleiben sie doch distanziert.* Schließlich kann mit oder ohne äußere Kontaktaufnahme eine ausgesprochene *innere Bindungslosigkeit* bestehen.

Charakteristisch ist für Schizoide auch oft ein tiefverwurzeltes *von vornherein* bestehendes *Mißtrauen.* Sie beobachten sozusagen von vornherein argwöhnisch die anderen, sind ständig auf der Hut, von seiten der anderen erwartete Angriffe abzuwehren.

Manchmal wirken sie auch weniger offensichtlich mißtrauisch, sondern mehr kalt, uninteressiert, gefühlslos. Schizoide werden überhaupt leicht für gefühlsschwach oder gefühllos gehalten. In Wirklichkeit bestehen hier große Unterschiede. Es gibt Schizoide, die wirklich wenig Gefühlsmöglichkeiten entwickelt haben – ein Rest von empfindlicher Kränkbarkeit besteht allerdings auch bei diesen. Andererseits gibt es auch solche Schizoide, die in sich selbst verschlossen sehr differenziert und sensibel fühlen, dies aber nach außen kaum zeigen.

Menschen mit einer solchen Gehemmtheit fühlen sich oft unter den anderen Menschen fremd. Darüber hinaus können sie aber auch allgemeine *Fremdheitsgefühle* haben, die sich nicht nur auf die anderen Personen beziehen. Wir kommen damit auch zum allgemeinen Bezug zur Außenwelt, auch zur dinglichen Außenwelt. Wenn der Schizoide hier Fremdheitsgefühle erlebt, so heißt das, daß die Welt überhaupt, auch die wahrgenommene dingliche Welt, in seinem Gefühl als fremd erlebt werden kann. Sie kann auch als unwirklich erscheinen, so als existiere sie gar nicht richtig oder gehe einen gar nichts an. Es fehlt dem Schizoiden hier also an Vertrautheits- und Bekanntheitsgefühlen, und wenn er die Welt so erlebt, dann hat sie keinen rechten Anreiz im Erleben. Diese Gefühle der Fremdheit klingen bei Schizoiden besonders leicht dann an, wenn neue Konflikte oder Enttäuschungen auf sie zukommen. Die zu dünnen Fäden der Beziehungsgefühle nach draußen können auch leicht einmal ganz abreißen – die Beziehung zur Welt wird dann vorübergehend ganz aufgegeben im Erleben. Es erfolgt dann ein *„Abschalten“* des Erlebens. Es wird nichts mehr erlebt – man spricht dann auch von einem *„Objektverlust“*.

Es besteht also zu wenig Bezug zur Welt, eine Abgespaltenheit des Menschen von der Welt, aber es besteht auch zu wenig Bezug zum eigenen Erleben. Wir kommen damit zur Beziehung der Schizoiden zu sich selbst. Sie haben leicht zu wenig Kontakt mit sich selbst – d.h. zu ihrem eigenen Erleben und ihrem eigenen Körper. Auch ihr eigenes Erleben und ihr Körper können ihnen fremd vorkommen, so, als gehörten sie gar nicht zu ihnen selbst. So schildert z.B. Max Frisch in seinem Roman „Gantenbein“ eine Szene, in der der Erzählende mit einer Frau zusammen ist, die ihn anzieht und der er deshalb seine Hand auf den Arm legt, folgendermaßen: Der fremde Herr legte seine Hand auf den warmen Arm der Frau, während ich ihn beobachte und es mich langweilt, was er tut und redet. – Auf diese Weise distanziert sich also der Schizoide von seinem eigenen Erleben, seinen eigenen Gefühlen und Wünschen nach Kontaktaufnahme. Ich gehe nun weiter auf häufige Formen der Abwehr bei Schizoiden ein. Eine weitere Abwehrform, die schizoiden Persönlichkeiten besonders zur Verfügung steht, ist die, daß die eigenen Regungen nicht als solche registriert werden, sondern erlebt werden als Regungen, Wünsche, Absichten von anderen Menschen. Wenn z.B. der Wunsch, hinzusehen, als gefährlich erlebt wird, so wird er nicht als eigener Wunsch wahrgenommen; dafür entsteht dann der Eindruck: Die anderen gucken so neugierig, gucken mich an etc. Wir haben dieses Hinausverlegen eigener Regungen in die Außenwelt, besonders in andere Personen schon kennengelernt – es ist der Abwehrvorgang der *Projektion.* Die Abwehrmöglichkeit durch Projektion findet man auch bei anderen Strukturen, der Schizoide macht aber von dieser Abwehrtechnik besonders reichlichen Gebrauch. Besonders häufig sind Projektionen von aggressiven und sexuellen Wünschen. Die anderen Menschen erscheinen dann als aggressiv bedrohlich oder sexuell zudringlich, der

Schizoide selbst fühlt sich dagegen von diesen Regungen frei. Er hat sich also auch hier von seinen eigenen Regungen zurückgezogen. Ein Rückzug gegenüber dem eigenen Erleben ist den schizoiden Persönlichkeiten überhaupt besonders leicht möglich. Teilweise bewältigen sie diesen Rückzug mit einem Ausblenden, Abschalten. Sie nennen es auch selbst manchmal „abschalten". Es gibt also auch *Wahrnehmungslücken* gegenüber dem eigenen Erleben.

Noch in einer etwas anderen Version ist eine Entschärfung, ein Ungefährlichmachen möglich gegenüber abgelehnten oder gefürchteten Eigenregungen. Wenn man sich auf den Standpunkt stellt: „Das bin ich ja gar nicht, der das denkt, fühlt, will", braucht man das Gefürchtete nicht abzuschalten oder zu verdrängen. Man kann dann auch *unvereinbare Gegensätze in seinem Bewußtsein bestehen lassen,* ohne sich wirklich mit diesen Gegensätzen auseinanderzusetzen. Man braucht sich dann nicht zu einer klaren Entscheidung, einem Verzicht auf die eine Seite, oder zu einem vernünftigen Kompromiß der eigenen gegensätzlichen Regungen durchzuarbeiten, der Abstriche auf beiden Seiten erfordern würde. Wenn einem eine solche Distanzierung von eigenen Regungen möglich ist, dann kann man auch eine extreme, unvereinbare Gegensätzlichkeit, eine extreme Ambivalenz im eigenen Inneren bestehenlassen. *Eigenes Erleben,* das in dieser Weise als nicht zur eigenen Person zugehörig in Distanz gehalten wird, *kann dann aber manchmal auch als fremd erscheinen,* als etwas, was ganz unmotiviert auftritt, *von außen zu kommen* scheint, von anderen gemacht wird, von anderen bewirkt wird. Im Extremfall meint der Schizoide dann: „Andere haben mir diese Gedanken eingegeben". „Fremde Stimmen haben mir das gesagt". Solche Symptome finden wir in der schizoiden Psychose. Grenzfälle solchen Erlebens findet man aber auch bei nichtpsychotischen Patienten. Als Beispiel für einen solchen Grenzfall möchte ich etwas von einem Jugendlichen berichten. Er befand sich im Wartezimmer, während der Untersucher mit seinen Eltern sprach. In dem Wartezimmer befand sich ein Aquarium, dessen Belüftungsanlage ein leises Geräusch verursachte. Der Jugendliche glaubte nun, wie er hinterher berichtete, in diesen Geräuschen die Stimmen seiner Eltern zu hören, wie sie mit ihm schimpften. Aufgrund der Untersuchungsergebnisse ist anzunehmen, daß das Hören der schimpfenden Stimmen der Eltern bei dem Jungen anstelle des Bewußtseins stand, daß er sich selbst wegen eigener störender aggressiver Regungen schuldig fühlte und vermutlich auch selbst den Wunsch hatte, auf seine Eltern zu schimpfen.

Ich komme nun zur Besprechung der verschiedenartigen – zum Teil gegensätzlichen – *Erscheinungsbilder schizoider Persönlichkeitsstrukturen:*

1. Bei schwerer und ausgebreiteter Frühschädigung der intentionalen Entwicklung kann es zu *Kümmerformen* der geistigen Entwicklung und der Gefühlsentwicklung kommen. Wir sehen dann öfter das Erscheinungsbild, das man als *„Hospitalismus"* bezeichnet hat. Bei Kindern mit starken Hospitalismusschäden ist gewöhnlich eine schwere intellektuelle Entwicklungshemmung festzustellen. Diese ist oft nicht wieder voll aufzuholen selbst bei später günstigen Pflegebedingungen und auch bei späterer psychotherapeutischer Behandlung. Bei rechtzeitiger Herstellung einer günstigeren Entwicklungssituation und frühzeitig einsetzenden Behandlungen sind aber doch oft noch eindrucksvolle und für die betreffenden Patienten hilfreiche Erfolge möglich. Bei Kindern mit Hospitalismusschäden muß aber auch berücksichtigt werden, daß bei intellektuell von vornherein schwächer begabten Kindern ausgeprägte intentionale Gehemmtheiten mit dürftiger Intelligenzentfaltung anscheinend leichter hervorzurufen sind als bei gut oder sehr gut begabten. Das gleiche gilt wahrscheinlich von Kindern mit angeborenen oder ganz früh erworbenen hirnorganischen Schädigungen. Unter den Heimsäuglingen, bei denen es häufiger zu Hospitalismusschäden kommt, sind nun sicher relativ häufig auch solche, die schwächer begabt oder früh hirngeschädigt sind. Hat man später ein solches hospitalisiertes Kind vor sich, so ist es oft kaum möglich, noch eine sichere Differentialdiagnose zu treffen. Daher ist auch die einwandfreie wissenschaftliche Feststellung schwierig, wie hoch der Prozentsatz der hirngeschädigten oder mäßig begabten Kinder unter den hospitalisierten oder sonstigen in dieser Hinsicht kümmernden Kindern ist. Der Eindruck, daß schwachbegabte Kinder für diese Form der Entwicklungsstörung anfälliger sind, besteht jedenfalls in der psychoanalytischen Praxis schon seit einer längeren Zeit.

2. Im Gegensatz dazu besteht der Eindruck, daß sehr begabte Kinder unter vergleichbaren Umständen zwar auch geschädigt werden, die Schädigung bei ihnen dann aber anders aussieht. Zumal wenn solche hochbegabten Kinder ausgesprochen sensibel

sind, können auch sie ausgeprägte intentionale Gehemmtheiten erwerben – aber eine solche intellektuelle Verkümmerung scheint bei ihnen kaum in der gleichen Weise einzutreten. Es kommt bei ihnen sogar oft zu einer zwar einseitigen und in vieler Hinsicht schlecht fundierten, aber doch akzentuierten intellektuellen Entwicklung. Gerade die bevorzugte Entwicklung ihres Intellekts macht es ihnen oft möglich, die Mängel der emotionalen Entwicklung teilweise auszugleichen, zu kompensieren. Es gelingt ihnen oft, sich in der Welt durch sehr bewußte scharfe Beobachtung und geschickte verstandesmäßige Anpassung zu behaupten und gerade mit der verstandesbetonten Handhabung der Probleme ihre sehr mangelhafte Gefühlssicherheit zu überbrücken. (Intellektuell mäßig ausgerüstete aber gefühlssichere Menschen verhalten sich ja oft gar nicht dumm! Der Durchschnittsmensch nimmt einen guten Teil seines „klugen" Verhaltens aus seiner Gefühlssicherheit! Die eben erwähnten Schizoiden müssen diese Gefühlsklugheit mit einer besonderen intellektuellen Leistung ausgleichen.)

Unter den Begabten mit ausgesprochen schizoiden Zügen findet man später manchmal mißtrauische, ungesellige Einzelgänger, begabte Sonderlinge, manchmal kluge, aber einseitige Fanatiker. Manchmal findet man auch Menschen, die einen äußerlich etwas stupiden, langweiligen Eindruck machen, aber in einer sehr differenzierten, manchmal komplizierten Ideenwelt leben, zu der sie anderen aber nur ungern Zugang gewähren. Manchmal findet man unter ihnen auch erfolgreiche Theoretiker oder Menschen mit einseitig philosophischen Neigungen, die aber „weltfremd" wirken, keine guten Beziehungen zur Realität des Lebens und zu seinen praktischen Seiten haben.

Zum Teil habe ich jetzt extreme Erscheinungsformen geschildert. Diese sind sicherlich nicht allzu häufig, aber sehr verbreitet findet man Anklänge davon in weniger auffälligen Formen. Es gibt viele Menschen, die keine so extremen intentionalen Gehemmtheiten haben, bei denen man aber bei genauem Hinsehen doch Behinderungen der emotionalen Sicherheit und Bezogenheit bemerken kann oder Behinderungen im Wahrnehmen der Welt und der eigenen inneren Regungen – auch der eigenen Körpersensationen. Wir finden auch bei ihnen Behinderungen der geistigen Lebendigkeit und Beweglichkeit, die sich auch in der Leistungsfähigkeit auswirken können. Häufig handelt es sich bei den Menschen, die in geringerem Ausmaß solche Züge aufweisen, nicht um eindeutig schizoid strukturierte Persönlichkeiten sondern um Personen, bei denen nur eine charakteristische Beimengung schizoider Anteile neben anderen besteht.

Zu den verschiedenen Erscheinungsformen bitte ich Sie auch den schon erwähnten Unterschied festzuhalten: bei Menschen mit intentionalen Erlebenslücken kann entweder der Bezug zu den Dingen stärker gestört sein oder der Bezug zu den Menschen. Ist mehr der Bezug zur dinglichen Welt betroffen, so mangelt es den Sinneswahrnehmungen oft an Fülle oder Lebendigkeit. Solche schizoiden Persönlichkeiten neigen zu Wahrnehmungslücken. Ist dagegen mehr die Beziehung zu den Menschen gestört, so finden wir Kontaktstörungen entweder mehr als auch äußerlich erkennbare Isolierung oder in der Form, daß zwar äußerliche Geselligkeit gegeben ist, aber ohne feste innere Bindung. Zu der gestörten Beziehung zu Menschen möchte ich Sie nun noch auf eine schwerwiegende besondere Möglichkeit aufmerksam machen: Wenn nicht nur Schwierigkeiten im Aufnehmen und Aufrechterhalten des Kontakts mit anderen bestehen, sondern eine tiefgehende innere Bindungslosigkeit, dann kann dies auch zu den Faktoren gehören, durch die ein Mensch zur Verwahrlosung disponiert ist. Solche schizoiden Züge stellen eine entscheidende Komponente der seelisch bedingten Verwahrlosung dar.

Ich unternehme jetzt noch einmal einen Versuch, zu beschreiben, wie schizoide Züge sich auch bei Kindern – z. B. auch bei Schülern – auswirken können.

1. Wir finden hier Kinder, die stumpf, lahm, interesselos wirken, mit nichts zu reizen sind. Sie leiden an Langeweile. Manchmal erscheinen sie gefühlsstumpf oder gefühllos, manchmal aber auch mimosenhaft verletzlich. Auch die nach außen gefühlskalt wirkenden Kinder sind oft innerlich sehr verletzlich; sie sind sehr kränkbar – aber sie zeigen es um Gottes willen nicht. Das würde ihnen im Gefühl lebensgefährlich erscheinen. Die langweilig-stumpfen, interesselosen Kerle leben dabei manchmal auch eingesponnen in geheime innere Welten. Man kann Schizoiden da sehr leicht unrecht tun. (Vergleiche hierzu auch die sehr anschaulichen Schilderungen schizoider Typen bei Kretschmer.)

2. Manchmal fallen Kinder noch dadurch auf, daß sie sich keinem Gegenstand, keiner Aufgabe, keinem Spiel richtig vertieft hingeben können. Ihre Aufmerksamkeit haftet nicht. Sie sind immer nur kurz von einer Sache angesprochen, ihr Interesse erlahmt aber bald wieder; sie gehen unmotiviert zu anderen Dingen, Fragen, Hantierungen über. Sie wirken dadurch unkonzentriert, daß sie unstet, wirbelig, flirrend sind in ihrem Interesse – manchmal auch in ihren Bewegungen. Jeder Gegenstand zieht sie nur flüchtig an und wird wieder fallengelassen. (Wenn dies extrem ausgeprägt ist, ist die Differentialdiagnose zu entsprechenden Schwachsinnsformen oft schwierig!)

3. Manche Kinder fallen auch dadurch auf, daß sie Eindrücke nur sehr ungenau aufnehmen. Ihre Wahrnehmung bleibt lückenhaft und undeutlich. Sie hören oder sehen manchmal auch nur Teile – anderes fehlt. Im verbalen Ausdruck sind sie häufig verschwommen, unklar, drücken sich zu allgemein aus. Sie bevorzugen z. B. die Wörter „irgendwie" „irgendjemand", „so ungefähr". Sie können manchmal Dinge und Vorgänge nicht konkret beschreiben, konkrete Zusammenhänge nicht erfassen, überraschen aber durch Abstraktionsleistungen. In der Mathematik haben sie z. B. manchmal die Lehrsätze und die allgemeinen Schlußfolgerungen gut verstanden, legen eine Aufgabe u. U. richtig an, verrechnen sich aber bei konkreten Aufgaben, einfache Additionen stimmen nicht etc. Auch sind sie u. U. sehr schlechte Aufsatzschreiber, weil sie nichts anschaulich und mit Beispielen schildern können.

Ich versuche nun, die schizoide Persönlichkeit noch einmal deutlicher werden zu lassen im Vergleich mit der depressiven Persönlichkeit:

Beim Schizoiden finden wir in der Entwicklung eine mangelhafte Beziehungsaufnahme, eine fehlende Gefühlszuwendung zur Welt. Daher kommt es später bei ihm oft zu einem Zustand der Leere, Langeweile. *Charakteristisch* ist dabei das Empfinden der *Leere.*

Beim Depressiven kam es zwar zur gefühlsmäßigen Beziehungsaufnahme und zu Erwartungen, aber auch oft zur Enttäuschung. Charakteristisch ist bei ihm die Neigung zu Enttäuschungsgefühlen, Traurigkeit, Hoffnungslosigkeit, Niedergeschlagenheit. Auch daraus kann Langeweile resultieren. Die Langeweile des Depressiven ist aber mehr traurig-hoffnungslose Initiativelosigkeit.

Der Schizoide erlebt die Welt mehr als leer, blaß, uninteressant, reizlos, langweilig – denn sie bietet überhaupt nichts, was ihn reizen könnte.

Der Depressive erlebt die Welt mehr als trübe, dunkel, dürftig, arm, enttäuschend – sie versagt das Gute, das sie doch geben könnte.

Beim Schizoiden finden wir mehr diffus-dysphorische Gestimmtheiten oder Leere.

Beim Depressiven finden wir mehr dysphorisch-depressive Gestimmtheit.

Der Schizoide ist Kontaktmöglichkeiten gegenüber auch von vornherein mißtrauisch. Er hat dann leicht Angst, schwer verletzt zu werden, vernichtet zu werden, wenn er die Gefühlsbeziehung aufnehmen würde. Wird er wirklich enttäuscht oder angegriffen, wo er vertrauen wollte, so führt dies zu einem vernichtenden Schmerz. Er ist übersensibel gegenüber Kränkungen und wittert sie auch da, wo der andere sie gar nicht gemeint hat. Seine hochgradige Kränkbarkeit charakterisiert ihn in besonderer Weise.

Der Depressive ersehnt und sucht den Gefühlskontakt, manchmal wagt er ihn aber auch real nicht anzuknüpfen, weil er neue Enttäuschung durch Verlassenwerden fürchtet und den traurigen Schmerz darüber unerträglich finden würde. Wenn er mißtrauisch ist, bezieht sich das viel mehr auf mögliche Enttäuschungen, allein gelassen zu werden. Manchmal nimmt der Depressive den Kontakt hungrig auf, resigniert aber schon bei winzigen Enttäuschungen, die er dann mit Mißtrauen beantwortet. Zum Kontaktverhalten bei beiden Strukturen ist noch einmal zu unterstreichen, daß die kindlichen Erfahrungen und früh erworbenen Gefühlseinstellungen sich eben auf alle späteren Beziehungen übertragen.

Wir entdecken bei Patienten, aber auch bei vielen Menschen, die uns sonst begegnen, heute immer mehr schizoide Züge im Erleben und Verhalten, und es drängt sich immer stärker der Eindruck auf, daß wir uns gegenwärtig in einem allgemeinen *Prozeß der zunehmenden Schizoidisierung* befinden. Gewiß, es hat sicher auch früher Störungen der Intentionalität gegeben, aber die feineren schizoiden Züge sind früher nicht als etwas Spezielles gesehen und verstanden worden und die gröberen hat man einfach dem psychotischen Erleben und Verhalten zugerechnet, das ohnehin nicht verständlich und ganz anders als das Normale zu sein schien. Heute haben wir erkannt, daß auch das psychotische Erleben nicht etwas so völlig anderes ist, und wir haben auch schon viele Möglichkeiten zum Verstehen des Psychotikers gewonnen. Wenn uns heute Schizoides überall in die Augen springt, so liegt das also auch zum Teil daran, daß wir jetzt etwas sehen und verstehen, was wir früher nicht registriert und verstanden haben – aber doch nur zum Teil! Die Anzeichen eines fortschreitenden Schizoidisierungsprozesses sind nicht mehr zu verkennen, und es ist eine notwendige Aufgabe, sich über die Gründe dafür klarer zu werden. An vieles wäre hier zu denken – an die Formen des Zusammenlebens in unserer Gesellschaft, die zunehmende Vermassung, die fortschreitende Technisierung und Automatisierung mit zunehmender Entseelung und Unüberschaubarkeit der Arbeitswelt, an die einseitige und auch so oft seelenlose Leistungsbetontheit in unserer Gesellschaft, an die Zusammenballung in großen Städten und die Art des Städtebaues, an die kriegs- und nachkriegsbedingten Umsiedlungsverschiebungen großer Menschenmengen und die allgemein größere räumliche Mobilität und an vieles mehr. Wir können dieses Thema hier nicht weiter verfolgen, und es muß auch festgestellt werden, daß wir weit davon entfernt sind, heute schon sagen zu können, was hier entscheidend ist, wie einzelnes sich auswirkt und welche Maßnahmen vordringlich getroffen werden sollten. Angesichts der sich ausbreitenden Schizoidisierung kommt uns aber jedenfalls auch die Frage, wohin diese Entwicklung in unserer Gesellschaft führen wird – zu Auflösung und Vernichtung jeder gesellschaftlichen Ordnung, zur Entladung selbstvernichtender Aggression in neuen Kriegen oder vielleicht auch zu neuen bisher nicht gekannten Formen der Bewältigung des menschlichen Lebens? Es ist nicht mehr möglich, die Gefahr und unmittelbare Bedrohlichkeit dieser Entwicklung zu verleugnen – aber vielleicht enthält sie doch außerdem auch Möglichkeiten zu einer Neuorientierung. Denken wir an die moderne Kunst! Auch hier sind viele schizoide Züge unverkennbar. Die häufig als Stilmittel verwendete Verfremdung und die Auflösung in Teile oder Elemente sind z. B. solche Züge. Vielleicht sind das aber auch die Mittel, mit denen ein neuer Bezug gesucht und wiedergefunden werden kann. In dem, was in der Kunst als Ergebnis von Auflösungsvorgängen erscheint, könnte man die Auswirkung der unterschwelligen aggressiven Tendenzen unserer Zeit sehen, letzten Endes der Tendenzen zur Weltvernichtung – aber es sind auch Versuche, die Welt in einer neuen Weise – einer neuen Weise des Sehens – wieder zu gewinnen.

Besonders deutlich ist die Zunahme schizoider Züge in vielen Erscheinungen in der heutigen Jugendgeneration zu sehen. Muchow hat schon seit längerem die Versuche in der Jugendgeneration herausgestellt, die Probleme der Partnerschaft durch Ausschaltung der Gefühle zu bewältigen. Manchmal wird die Partnerbeziehung dann auf bloße Sexualität ohne Emotionen beschränkt. Oder es wird jede Bindung an feste Partner vermieden. Zu den schizoiden Zügen läßt es sich auch rechnen, wenn manche Gruppen versuchen, durch Diskussionen allein die Welt in den Griff zu bekommen. Das Verhalten von Gammlern und ähnlichen Gruppen kann man auch verstehen als eine Darstellung der Leere, der Gleichgültigkeit gegen die Welt und die eigene Person. In anderen Gruppen besteht mehr die Neigung zu Exzessen mit plötzlicher Gewalttätigkeit und Zerstörung. Bei solchen Erscheinungen fragt man sich unwillkürlich, ob das heißt: Wenn innen Chaos ist, warum nicht auch draußen? Vielleicht heißt das auch: Diese Welt ist nicht wert zu bestehen, und nichts ist wichtig. Aber solche Einstellungsweisen zeigen dann auch die große Verlorenheit und lassen eine Ahnung zu von der tiefen Kränkung in den menschlichen Grundbedürfnissen. Manches, was wir mit Erschrecken beobachten, kann auch verstanden werden als die Frage: Hat denn irgendjemand ein Interesse daran gehabt, daß ich da war und ein Mensch werden wollte? Lohnt es denn, etwas zu fühlen – außer vielleicht für mich selbst ganz allein?

Letzten Endes besteht beim Schizoiden ein verzweifeltes Mißtrauen mit der verborgenen Hoffnung, endlich doch geliebt und verstanden zu werden – am liebsten verstanden zu werden auch ganz ohne Worte. Schizoide wirken deshalb oft maßlos in der Erwartung der Beweise der Vertrauenswürdigkeit anderer. Riemann hat eindrucksvolle Beispiele dafür gegeben, wie ein Schizoider einen Menschen, der ihm als „Gutgesinnter" begegnet und Hilfe anbietet, immer wieder auf die Probe stellt und ihn seinerseits enttäuscht. Bei diesen Belastungsversuchen des anderen hat er halb die Hoffnung, es werde sich bestätigen, daß er letzten Endes doch recht hatte mit seinem Mißtrauen – und halb die Hoffnung, einer Vertrauenswürdigkeit zu begegnen, die durch nichts zu zerstören ist, und endlich wirklich ganz angenommen zu werden. Ich gebe dazu noch ein Beispiel aus einer meiner Kinderbehandlungen.

Michael belastete mich häufig dadurch, daß er meinen Versuchen, ihm freundlich zu begegnen und sein Vertrauen zu gewinnen, kühle Gleichgültigkeit entgegensetzte. Er verabschiedete sich häufig gar nicht von mir am Ende einer Stunde oder er sah mich, wenn er es doch tat, dabei überhaupt nicht an. Einmal bin ich mit ihm zusammen in der Kinderküche. Michael hantiert bei den Vorbereitungen zum Kochen mit einem Messer. Dann kommt er mit dem Messer in der Hand auf mich zu und fuchtelt damit vor meiner Brust herum und phantasiert dabei aus, wie er mir mit dem Messer das Herz herausschneiden will und – so phantasiert er in einem kalt verhöhnenden Ton weiter – dann wird er es trocknen und pulverisieren. Das gibt eine gute Medizin! Aber er wird sie nicht selbst gebrauchen, sondern für teures Geld an andere verkaufen. Sie können sich wahrscheinlich vorstellen, daß der Junge es mir damit schwer machte, auch in diesem Moment meine freundlichen Gefühle und meine innere Bereitschaft für ihn aufrecht zu erhalten.

Ich komme nun zu Bemerkungen zur *Symptomatik* bei den schizoiden Persönlichkeiten:

Im wesentlichen manifestiert sich diese neurotische Entwicklung in den beschriebenen Besonderheiten des Erlebens und Verhaltens. Wenn bei Belastungssituationen die schizoiden Formen der Lebensbewältigung gut funktionieren, kommt es dann gar nicht zu einer sonstigen Symptomatik, nur zur Verstärkung der schizoiden Eigenarten. In der Versuchungs- und Versagungssituation wird einfach der Rückzug verstärkt.

Dabei können Kontakt-, Lern- und Arbeitsstörungen nun auffälliger werden. Eine Verhaltensweise, die gewissermaßen auch eine Verstärkung des schizoiden Rückzuges ist, aber doch schon deutlich als Symptomatik imponiert, ist völliges oder teilweises Verstummen. Solche mutistischen Reaktionen kommen öfter bei Schizoiden vor. Ebenso imponieren schon als ausgesprochene Symptomatik verstärkte und ausgebreitete Fremdheitsgefühle und Zustände von Objektverlust.

Als körperliche Reaktionen finden wir bei Schizoiden öfter Hautaffektionen. Bei Kindern mit schizoider Entwicklung sind psychogene Ekzeme verhältnismäßig häufig. Auch scheint eine Beziehung zwischen Asthma und schizoider Struktur gegeben zu sein. Dieses Symptom hat andererseits auch eine starke Beziehung zur zwangsneurotischen Entwicklung. Bei den Zwangsneurotikern mit Asthma als Symptomatik bestehen aber vermutlich immer auch schizoide Strukturanteile. (Auf die enge Beziehung zwischen Atemfunktion und sehr frühen Ängsten ist häufig hingewiesen worden, z. B. auch von Freud, Klein, Riemann.)

Wenn die schizoiden Mechanismen allein nicht mehr tragen, dann besteht die Gefahr des Ausbruchs einer Psychose. Es kommen auch häufig Grenzfälle vor, bei denen man im Zweifel sein kann, ob es sich noch um eine Neurose oder schon um einen psychotischen Zustand handelt.

Unter Umständen gibt es, wenn die schizoiden Abwehrformen versagen, dann auch massive Durchbrüche von archaischer Aggression – bis zum Mord oder Selbstmord.

Bei Versagen der schizoiden Abwehrformen kann die Entwicklung, *wenn* entsprechende Bahnungen in der Entwicklung dazukommen, auch in Verwahrlosung und / oder Kriminalität ausgehen.

Diese letzten Hinweise werden auf Sie wahrscheinlich erschreckend wirken. Ich fürchte nun, weil auch von Psychosen, Gewalttätigkeit und Kriminalität die Rede war, Sie könnten nun die schizoiden Persönlichkeiten überhaupt unheimlich finden und ablehnende Gefühle ihnen gegenüber haben. Ich bitte Sie dann aber zu bedenken, daß die Fälle, denen die letzten Hinweise galten, nur Extremfälle sind. In aller Regel sind die schizoiden Persönlichkeiten keineswegs unheimlich und meist sehr liebenswerte Menschen.

Abgesehen von den an Hospitalismusschäden leidenden Schizoiden, die unser Mitleid und unsere Zuwendung wecken, sind die übrigen schizoiden Patienten meist außerordentlich differenzierte, sehr eigenständige und interessante Persönlichkeiten, die überdies oft noch besonders intelligent sind. Deshalb macht es auch viel Freude, mit ihnen umzugehen. Eine psychotherapeutische Behandlung bei einem Schizoiden ist zwar oft eine langwierige Sache; es ist viel Geduld nötig, bis die hier bestehenden Lücken in der Entwicklung aufgefüllt sind. Aber es ist auch außerordentlich beglückend, zu erleben, wie allmählich ein Kontakt gewagt wird. So habe ich einen kleinen Patienten vom Alter von drei Jahren an über mehrere Jahre behandelt, der anfangs ganz in sich abgekapselt und wie verloren wirkte. Er war nicht nur im mitmenschlichen Kontakt schwer behindert, sein schlechter Kontakt zu sich selbst zeigte sich auch darin, daß er sich beim Spielen völlig rücksichtslos gegen seinen eigenen Körper verhielt. Er schien Schmerz nicht zu empfinden, zeigte ihn jedenfalls nicht. Er mußte die Sorge des anderen Menschen um ihn erfahren, um zu sich selbst eine bessere Beziehung zu gewinnen. Und ganz allmählich im Laufe mehrerer Jahre nahm er auch zunehmend Kontakt zu mir und anderen auf. Dabei hat es sehr lange gedauert, bis er auch den Blickkontakt wagte. Er blieb noch lange scheu darin, aber es war für uns beide eine große Freude, wenn unsere Augen sich dann begegneten. – Eine 7jährige Patientin wich anfangs jedem Streicheln und jeder Situation körperlicher Nähe mit deutlichen Bewegungen der Abwendung aus. Ganz allmählich begann sie, ebenso wie der vorher erwähnte Patient auch die körperliche Nähe zu suchen. Es war ein Ereignis, als sie zum ersten Mal für eine kurze Zeit auf meinem Schoß saß und dies genoß. Auch den Patienten Michael will ich hier noch einmal erwähnen. Gegen Ende seiner Behandlung brachte er mir einmal plötzlich einen dicken Strauß Maiglöckchen. Wenn er auch seine Gefühle noch scheu hinter der verbalen Begründung verbarg, er habe mir die Blumen bloß deshalb von einem Spaziergang mit den Eltern mitgebracht, weil da gerade so viele gewachsen wären, war dieser Strauß ein sehr kostbares Geschenk.

Man darf sich bei der Behandlung Schizoider und auch sonst im Umgang mit ihnen nur nicht verletzt fühlen von gelegentlichen mehr oder weniger brüsken Zurückweisungen – man muß hindurchspüren und verstehen, daß solche Abweisungen auf sehr großen Ängsten und früh erlebten schweren Kränkungen beruhen.

Thema:
Das Wagnis des Vertrauens

Abschließende Überlegungen

Wir sind nun am Ende des Weges angelangt, den ich mir mit Ihnen zu gehen vorgenommen hatte, und es bleibt nur noch Raum für ein abschließendes Kapitel.

Wir haben zuletzt – im Abschnitt III B – die vier Grundstrukturen der neurotischen Persönlichkeitsentwicklung betrachtet. Ich möchte Sie dazu noch auf zwei Dinge aufmerksam machen. Die erste Anmerkung: Selbst bei Menschen, die verhältnismäßig reine Vertreter eines solchen Strukturtypus sind, dürfen Sie nicht erwarten, nun alles vorzufinden, was hier beschrieben wurde – und andererseits dürfen Sie auch nicht meinen, daß ein Mensch damit ganz erfaßt wäre, daß Sie ihn einer bestimmten Struktur zuordnen können. Ein einzelner Mensch, dem Sie begegnen, ist immer doch auch wieder anders – er ist zugleich weniger und doch auch wieder mehr als nur der Vertreter einer bestimmten Neurosenstruktur bzw. neurotoiden Struktur. Die Kenntnisse über diese Grundstrukturen können Ihnen nur helfen, dies und jenes an einem Menschen besser zu verstehen, aber niemals, ihn als diesen besonderen Menschen zu erfassen und ihm gerecht zu werden. Fragen Sie also bei jedem einzelnen Menschen auch wieder als Unwissende danach, wer dieser besondere Mensch ist, und suchen Sie ihn neu als einen einmaligen zu verstehen. Die zweite Anmerkung dazu: Sie dürfen nicht erwarten, häufig Vertreter *eines* solchen Strukturtypus zu finden. Mischformen sind hier viel häufiger als verhältnismäßig reine Ausprägungen. Der Vollständigkeit halber sei angefügt, daß es bei Mischstrukturen üblich geworden ist, sie nach den hauptsächlichen Strukturanteilen zu kennzeichnen als depressiv-zwangsneurotische Struktur oder hysterisch-depressive usw., wobei jeweils die voranstehende Bezeichnung auf den stärker ausgeprägten Anteil hinweisen soll. Es gibt aber auch solche Mischstrukturen, die ziemlich gleichmäßig Anteile aller vier genannten Strukturen aufweisen. Schultz-Hencke hatte vorgeschlagen, in diesem Fall, wenn dabei auch eine allgemein etwas herabgesetzte Vitalität zu beobachten ist, eine besondere „neurasthenische Struktur“ zu diagnostizieren, was sich jedoch nicht durchgesetzt hat.

Wenn wir hier mit der Einführung in die Neurosenlehre auch am Ende unseres Weges angelangt sind, so möchte ich Sie doch auch noch einmal darauf aufmerksam machen, daß wir damit doch nur ein begrenztes Ziel erreicht haben. Wäre hier eine vollständige Darstellung der Neurosenlehre beabsichtigt, so müßte nun als ein weiteres Gebiet die spezielle Symptomatologie behandelt werden, und es könnte als Ergänzung dazu auch der neurotischen Verwahrlosung noch ein breiteres Kapitel gewidmet werden. Da die spezielle Symptomatologie hier nicht mehr besprochen wird, möchte ich Ihnen wenigstens einen Literaturhinweis zur Symptomatologie der psychogenen Störungen im Kindes- und Jugendalter geben. Ich nenne dazu das Buch von A. Dührssen: „Psychogene Erkrankungen bei Kindern und Jugendlichen."

An das Thema der Neurosenlehre würden sich aber dann auch noch weitere Themen anschließen lassen, die die hier begonnenen Überlegungen fortsetzen könnten. Ganz besonders wäre es naheliegend, nun auch auf die psychoanalytische Therapie neurotischer Störungen einzugehen und auf die Fragen der Verhütung der Entstehung neurotischer Fehlentwicklungen durch eine entsprechende Pädagogik. Mit dem Thema der Psychotherapie werden sich nur die unter Ihnen eingehender beschäftigen müssen, die eine psychotherapeutische oder psychagogische Ausbildung anstreben. Sie werden dazu außer weiterer spezieller Information aber dann auch die Erfahrungen einer eigenen Analyse brauchen. Das zweite Thema – das Thema einer psychohygienische Gesichtspunkte ausreichend berücksichtigenden Pädagogik – ist dagegen von breiterem allgemeinem Interesse. Deshalb sollen meine abschließenden Bemerkungen – auch wenn sie ganz unvollständig bleiben müssen – diesem Thema gelten.

Eine auf den tiefenpsychologischen Einsichten aufbauende oder sie zumindest berücksichtigende Pädagogik muß den Gesichtspunkt der vorbeugenden Verhütung neurotischer Fehlentwicklungen einschließen. Für sie ist seelische Gesundheit jedenfalls auch ein angestrebtes Ziel der Erziehung. Die Berechtigung dieser Zielsetzung läßt sich einleuchtend daraus ableiten, daß neurotische Entwicklung Leiden und Lebensbehinderung für den davon Betroffenen mit sich bringt. Dagegen ist manchmal eingewandt worden, daß dem Einzelnen ein solches Opfer vielleicht zugemutet werden müsse um höherer, für die Gesellschaft wertvoller Ziele willen. Aber dieser Einwand erscheint höchst fragwürdig, denn tatsächlich ist die neurotische Persönlichkeitsdeformation oder Einschränkung nicht nur ein privates Schicksal des Einzelnen. Das Verdrängte, das verhinderte Leben hat nicht nur die Tendenz, sich auf irgendeine Weise dennoch wieder durchzusetzen und vom Neurotiker nicht regulierbar diesem in Form von neurotischen Haltungen einen Streich zu spielen oder ihn in Form von Symptomen oder von Antriebsdurchbrüchen gewissermaßen hinterrücks zu überfallen, es stört dadurch auch die Beziehungen zwischen den Menschen und bedroht den Bestand einer Gesellschaft, die sich auf eine in stärkerem Maße neurotisch begründete Anpassungsbereitschaft ihrer Mitglieder stützt. Eine solche Gesellschaft kann sich nur so lange erhalten und ihren Bestand wahren, als es gesichert ist, daß die wie immer organisierte Führung über die äußeren Machtmittel verfügt, das Durchbrechen sie bedrohender vor allem aggressiver Tendenzen von seiten ihrer Mitglieder mit Gewalt zu verhindern bzw. eine genügend starke Gegendrohung durch ihre Machtmittel zu etablieren – oder die sie selbst bedrohenden Tendenzen im Kampf gegen Außenfeinde – wirklich vorhandene oder eigens dafür gesuchte und aufgebaute – abzuleiten. Eine solche Gesellschaft kann auf die Dauer in letzter Wirklichkeit weder eine nach innen demokratische noch nach außen friedliche sein.

Es ist sicherlich richtig, daß keine Kulturgesellschaft denkbar ist, die nicht von ihren Mitgliedern auch Einschränkungen, Verzichtleistungen in bezug auf die individuelle Bedürfnisbefriedigung fordern muß. Aber es ist ein entscheidender Unterschied, ob die notwendigen Einschränkungen – die die Sicherheit anderer Befriedigungen für alle gewährleisten sollen – überwiegend oder zu einem sehr großen Anteil durch neurotische Gehemmtheit der Mitglieder ermöglicht werden oder ob sie in stärkerem Maße bewußt bejahte Verzichtleistungen darstellen. Je mehr das Letztere der Fall wäre, umso mehr wäre auch eine Annäherung an das Ideal einer demokratischen und friedliebenden Gesellschaft möglich. Es sei hinzugefügt, daß in diesem Fall die Gemeinschaft auch insofern besser daran wäre, als sie weniger Verlust an konstruktiver Arbeitskraft aufgrund von neurotischer Beschränkung der geistigen und sonstigen Leistungsfähigkeit ihrer Mitglieder haben würde.

Viele Psychoanalytiker haben, genauso wie Freud dies wiederholt getan hat, Wert darauf gelegt, festzustellen, daß die Psychoanalyse eine „wertfreie“ Wissenschaft sei. Sie habe nur Tatbestände aufzudecken, aber sie habe nicht Normen zu setzen; dafür seien andere Wissenschaftsgebiete zuständig. Es ist nun sicher richtig, die Notwendigkeit einer möglichst unvoreingenommenen Forschung zu betonen, und es ist auch wichtig, zu fordern, daß der Psychoanalytiker als praktizierender Psychologe möglichst weitgehend fähig sein soll, Menschen anzuhören und die Motive ihres Handelns kennenzulernen, ohne sich durch Vorurteile im einfühlenden Verstehen behindern zu lassen und ohne zu verurteilen, was ihn fremd und sonderbar anmutet. Aber ich glaube, es ist eine Selbsttäuschung, wenn ein Psychoanalytiker glaubt, sein Denken, seine Sicht seien sozusagen von Natur aus „wertfrei“. Schon wenn er als Psychotherapeut einem Patienten begegnet, beeinflußt er dessen weitere Entwicklung in einem ihm für den Patienten erwünscht erscheinenden Sinne, und ich meine, daß er sich dessen auch nicht zu schämen braucht. Er wird zwar bemüht sein, den Patienten nicht nach seinem Bild zu formen und ihn seinen eigenen Entwicklungsweg gehen und seine eigenen Entscheidungen treffen zu lassen – aber er wird doch wünschen und es fördern, daß der Patient sich von seinen neurotischen Behinderungen befreit und daß er die freiwerdenden Kräfte selbst einzusetzen und zu regulieren lernt. Ob er dies reflektiert oder nicht – der Psychoanalytiker als Therapeut wird sich dazu berechtigt fühlen, weil er letzten Endes davon überzeugt ist, daß der seelisch gesünder gewordene Patient mehr dem Bild eines Menschen, wie er sein sollte, entsprechen kann: daß er bessere soziale Beziehungen aufzubauen und seinen Aufgaben als verantwortliches Mitglied einer Gesellschaft besser gerecht zu werden vermag – daß er u. U. auch besser in der Lage sein wird, notwendige Veränderungen seiner Gesellschaft mit zu bewirken.

Der Psychoanalytiker setzt – auch wenn er den Neurotiker nicht verurteilt und dessen oft verzweifelten Anstrengungen Achtung und manchmal sogar Bewunderung entgegenbringt – im Grunde doch immer voraus, daß der psychisch gesündere Mensch – fähig zu größerer menschlicher Reife, die sozial wünschenswertes Verhalten einschließt – eine in sozialer und kultureller Hinsicht wertvollere Persönlichkeit werden kann als er es als Neurotiker vermag.

Die stillschweigend und oft unreflektiert vorausgesetzte Auffassung ist immer, daß seelische Gesundheit und Reife mit ethisch wertvollem Verhalten korrespondieren oder zumindest eine gute Grundlage für die Entscheidung für solches Verhalten und seine Verwirklichung darstellen. Das Verhältnis zwischen Psychoanalytikern und Pädagogen erschöpft sich also in Wirklichkeit nicht darin, daß von der einen Seite tiefenpsychologische Kenntnisse zur Verfügung gestellt werden und der anderen Seite völlig überlassen bleibt, zu welchen Zwecken und Zielen diese psychologischen Einsichten genutzt werden. Die Psychoanalytiker werden praktisch immer wünschen, die Pädagogen dafür zu gewinnen, die psychohygienischen Gesichtspunkte in ihre Zielsetzung und ihre Erziehungsmethoden einzubeziehen oder ihnen sogar einen bevorzugten Platz einzuräumen. Wie weit sie diesen Wunsch auch bewußt und nachdrücklich als einen Anspruch vertreten können, ist dann davon abhängig, welches Bild vom Menschen und seiner Natur, seinem Wesen sie selbst gewonnen bzw. übernommen haben. Ich werde auf diesen Punkt nachher noch einmal zurückkommen. Vorher möchte ich aber kurz darauf eingehen, welche Schlußfolgerungen sich ergeben für eine Erziehungsweise, die seelische Gesundheit als ein erstrebenswertes Ziel anerkennt.

Es liegt auf der Hand, daß aus den Erkenntnissen der Tiefenpsychologie und aus der Neurosenlehre abzuleiten ist, daß im Interesse einer gesunden seelischen Entwicklung zu fordern ist, daß die Erwachsenen bei der Erziehung von Kindern nach Möglichkeit zu vermeiden suchen sollten, daß die kindlichen Antriebsregungen, Bedürfnisse, Wünsche, die besonders leicht Anlaß zu Konflikten geben, mit Angst (Angst vor Trennung, Angst vor Liebesverlust, Strafängste) verbunden und verdrängt werden müssen. Die Erwachsenen sollten den kindlichen Bedürfnissen nach Nehmen, Haben, Behalten, nach Bewegung, Aktivität, Geltung und Selbstbehauptung und den sexuellen Regungen der frühen Kindheit freundlicher, gewährender und mit weniger Angst und Sorge begegnen. Sie sollten wissen, daß diese Bedürfnisse zunächst noch in einer ungeformten Weise auftreten, und sie sollten deshalb dem Kind Zeit lassen zur Weiterentwicklung und zur Differenzierung dieser Bedürfnisse und auch zum Erlernen des Verzichts, wo dieser nötig ist. Sie sollten freilich dem Kind auch dabei helfen, die

Realität und ihre Forderungen allmählich kennenzulernen, aber dabei sollten sie zu Anfang noch mehr bemüht sein, zu vermitteln zwischen den kindlichen Wünschen und den sich aus der Realität ergebenden Einschränkungen und Forderungen. Durch ihre Vermittlerrolle sollten sie also das Kind vor einer Überforderung, die das Entstehen von ausgebreiteter Gehemmtheit zur Folge haben könnte, schützen. Überforderung entsteht ja oft auch dadurch, daß später leicht mögliche Anpassungs- und Verzichtleistungen zu früh gefordert werden. Die Erwachsenen sollten das Kind aber dann auch dabei unterstützen, seine Bedürfnisse lenken und sich selbst steuern zu lernen. Würden die Erwachsenen nämlich nur dafür Sorge tragen, daß die Bedürfnisse nach Besitz, Geltung und Sexualität nicht gehemmt werden, sich aber im übrigen ihrer Aufgabe als Partner und Erzieher des Kindes entziehen, so würden sie einen Teil dessen, wozu das Kind sie braucht, versäumen.

Bloße Ungehemmtheit in den genannten Bedürfnissen allein genügt nicht für seelische Gesundheit und Reifung. Wäre diese Ungehemmtheit allein gesichert, so würde der Mensch doch noch immer nicht über seine Kräfte und Möglichkeiten verfügen können – er könnte auch ein Spielball seiner Bedürfnisse bleiben, ausgeliefert den jeweils mehr oder weniger zufällig im Augenblick andrängenden Wünschen und insofern auch unfrei und nicht autonom.

Es kommt also nicht nur auf Ungehemmtheit der expansiven Antriebsregungen an. Es kommt vielmehr auch noch darauf an, daß der Mensch über seine Bedürfnisse, Wünsche verfügen kann. Er muß seine Antriebskräfte frei haben und sie müssen ihm verfügbar sein; das heißt auch: sie müssen von ihm gelenkt werden können. Er muß sich ihnen selbst als Entscheidender gegenüberstellen können, denn es gehört auch zum Menschen, daß er sich als ein eigenes Ich erlebt, das sich von seinen erlebten Wünschen und Impulsen unterscheiden und das sich auch zu ihnen verhalten kann. Der Mensch muß also in seiner Entwicklung auch die Fähigkeit dazu erlangen, dieses sein Ich-Erleben mit Gefühlen und Vorstellungen davon zu verbinden, welche Wunschvorstellungen ihm mehr oder weniger wertvoll erscheinen. Er muß also auch Wertgefühle und Wertmaßstäbe entwickeln, von denen er sich leiten läßt in seinem eigenen Stellungnehmen zu seinen Antriebsregungen. Er braucht das um seiner selbst willen. Er braucht das aber auch, weil der Mensch ein soziales Wesen ist. Deshalb gehört zu einer seelisch gesunden Entwicklung auch, daß er den anderen Menschen erleben kann als ein Du, als ein Wesen wie er selbst, ein Wesen, das auch Wünsche, Ziele, Wertsetzungen hat.

Die Entwicklung der Beziehungen zum anderen geht mit der vorher angedeuteten Entwicklungslinie, ein eigenes Ich zu werden, Hand in Hand, und in vieler Hinsicht sind diese beiden Entwicklungslinien voneinander abhängig. So ist die Entwicklung des Ich-Erlebens und des Erlebens der eigenen Person auch weitgehend davon abhängig, wie das Kind in den entscheidenden ersten Jahren für andere Menschen fühlen und sich ihnen gegenüber verhalten kann. Und auch die Erziehbarkeit des Kindes *und* seine Möglichkeit, zu Selbststeuerung, Selbstverantwortung, Autonomie zu gelangen, ist davon abhängig.

Ich bedaure, daß ich in diesen hier nur den Einführungslehrgang abschließenden Überlegungen nicht die Möglichkeit habe, Fragen des erziehenden Umgangs mit dem Kind im einzelnen eingehend zu behandeln. Es wäre viel zu sagen über das Umgehen mit den kindlichen expansiven Antriebsregungen, wobei dem Umgehen mit aggressiven Regungen noch ein besonderes Gewicht zukommt. Es wäre aber auch viel zu sagen über den Umgang mit dem Kind hinsichtlich seines sich entwickelnden Ich-Erlebens und seiner Steuerungsfähigkeit sowie hinsichtlich seiner sich entwickelnden Beziehungen zu anderen. Es würde aber den hier gegebenen Rahmen sprengen, wenn ich darauf weiter eingehen würde – und ich denke, es wird Ihnen auch selbst möglich sein, sich Gedanken darüber zu machen anhand dessen, was Sie in dieser Einführung erfahren haben. Mir ist hier zum Abschluß nur noch möglich, einige grundlegende Überlegungen mitzuteilen.

Die Einseitigkeit mancher älteren (und zum Teil heute wieder kaum verändert hervorgeholten) pädagogischen Forderungen, die sich auf die Psychoanalyse berufen, erklärt sich daraus, daß bei Freud im Anfang seiner psychoanalytischen Forschung mehr die Triebentwicklung im Mittelpunkt des Interesses stand. Die Entwicklung innerhalb der Psychoanalyse als psychologische Forschungsrichtung ist so verlaufen, daß das Interesse für die Triebentwicklung dann ergänzt wurde (zum Teil noch durch Freud selbst, zum Teil durch die Arbeiten seiner Schüler) durch das wachsende Interesse an der Ichentwicklung und an der Entwicklung der Objektbeziehungen. Die inzwischen gewonnenen psychoanalytischen Einsichten in dieser Hinsicht haben aber bisher noch nicht in dem Maße, wie es notwendig wäre, ihren Niederschlag auch im pädagogischen Denken gefunden. Bei den angesprochenen einseitig nur Gewährung von Triebfreiheit fordernden pädagogischen Vorstellungen ist im übrigen auch weitgehend übersehen worden, daß Freud sich doch schon sehr früh mit der Entwicklung und der großen Bedeutung des „Überich" beschäftigt hat; dabei mag mitgewirkt haben, daß bei Freud und den übrigen Psychoanalytikern darauf hingewiesen wurde, daß ein zu strenges Überich allerdings verhängnisvoll an der Entstehung und dem Fortbestehen von neurotischen Störungen beteiligt sein kann. Gegenüber einer Erziehungsweise, die möglichst uneingeschränkte Triebbefriedigung gewährt, ergeben sich jedenfalls auch nach den frühen Auffassungen Freuds schon Bedenken: vorzeitige Triebfixierung und Beeinträchtigung der Erziehbarkeit überhaupt sind danach bei einer solchen Erziehung zu befürchten – oder auch gerade doch die Entstehung eines zu strengen Überichs und einer Neurose, weil Verdrängung u. U. auch dann einsetzen muß, wenn dem Ich eine Triebüberflutung droht.

Ich muß nun aber auch noch einmal auf Freuds Vorstellungen von der ursprünglichen Natur des Menschen zu sprechen kommen. Obwohl er als praktizierender Psychotherapeut weitgehend darauf vertraute, daß der Patient sich auch in sozialer und kultureller Hinsicht reifer verhalten werde, wenn er von seinen neurotischen Behinderungen befreit wird, hat er in seinen theoretischen Darstellungen die Ansicht vertreten, daß der Mensch ein ursprünglich asoziales Triebwesen sei. Nur durch den Druck der Not der äußeren Realität und (als Kind in einer Kulturgesellschaft) durch den Druck des Elterngebots, das dann im Laufe der Entwicklung internalisiert wird, unterwirft er sich – höchst ungern – dem Triebverzicht. Freud nimmt aber kein im Menschen selbst liegendes Bedürfnis an, das zur Kulturschöpfung oder zum Sozialwerden drängt. Daß der Mensch ein an sich asoziales Wesen sei, sah Freud auch darin zutagetreten, daß er sich nicht ursprünglich altruistisch verhalte. Hier ist Freud einer Begriffsverwechslung unterlegen, indem er soziale Bedürfnisse haben mit Altruismus gleichsetzte. Brüderliche Liebe sah er als Reaktionsbildung zur Abwehr ursprünglicher aggressiv-feindlicher Regungen unter Rivalen an, die aber in ihrer

Rivalität jede Chance verlieren würden, von der als Liebesobjekt begehrten Mutter angenommen zu werden, wenn sie dem Rivalen-Bruder feindlich gesonnen bleiben. Nächstenliebe liegt nach Freud dem Menschen ursprünglich fern (siehe S. 80). Ein Psychoanalytiker, dessen theoretische Überzeugung bezüglich der Menschennatur so lautet, kann verständlicherweise dann auch nicht eine der Natur des Menschen und seiner natürlichen Entwicklung entsprechende Erziehung fordern, sondern muß seinen „wertfreien" Standpunkt betonen und die Verantwortung für die zu findenden Normen anderen Wissenschaftsgebieten überlassen.

Freud befindet sich z. B. in diesem Punkt – so viele Berührungspunkte es sonst auch geben mag – in einem sehr deutlichen Gegensatz zu Pestalozzi, der aufgrund seiner „Nachforschungen über den Gang der Natur in der Entwicklung des Menschengeschlechts" zu ganz anderen Schlüssen gelangt war. Er meinte annehmen zu müssen, daß der Mensch eine „tierische Menschennatur" (d. h. eine animalische – oder wir würden heute sagen triebhafte) habe, aber gleichzeitig auch eine „menschliche Menschennatur". Die Entwicklung der menschlichen Menschennatur werde zwar „sinnlich eingelenkt", indem die entsprechenden Gefühlsregungen, die auch den Keim sittlichen Verhaltens enthalten, bei dem Säugling gleichzeitig mit der Stillung der körperlichen Bedürfnisse durch die liebende Mutter angesprochen und entwickelt werden, und sie bedürfe auch weiterhin einer besonderen Pflege, um sich zu entfalten; aber sie sei auch Natur des Menschen selbst. So nahm Pestalozzi an: „Der Mensch ist gut und will das Gute; er will nur dabei auch wohl sein, wenn er es tut; und wenn er böse ist, so hat man ihm sicher den Weg verrammelt, auf dem er gut sein wollte. Oh, es ist ein schreckliches Ding um dieses Wegverrammeln! – und es ist so allgemein und der Mensch ist deshalb auch so selten gut! aber dennoch glaube ich ewig und allgemein an das Menschenherz . . .", und so forderte Pestalozzi eine der Natur des Menschen und seiner Entwicklung folgende Erziehung, damit wir uns endlich „über die Quelle der bürgerlichen und gesellschaftlichen Verirrungen . . . erheben".

Es ist sicher eine schwerwiegende Frage, ob der Mensch von Natur gut ist – wer will sie beantworten? Aber es würde genügen, zu wissen, daß der Mensch auch von Natur aus soziale und emotional-geistige Bedürfnisse hat, die es ihm ermöglichen, in seinem soziokulturellen Verhalten dem „Guten“ zugeneigt zu sein, wenn es gelingt, ihm zu einer überwiegend gesunden Entwicklung seiner „triebhaften“ *und* „menschlichen“ Menschennatur zu verhelfen. Ein Psychoanalytiker, der aufgrund seiner Erfahrungen solche menschlichen Grundbedürfnisse auch als theoretische Position vertreten kann, kann dann sehr wohl die Forderung nach einer Erziehung erheben, die ihre Normen auch aus psychoanalytischen Einsichten und psychohygienischen Gesichtspunkten ableitet.

Freuds pessimistisches Bild vom Wesen des Menschen steht u. a. auch im Zusammenhang mit seiner Trieblehre, hat jedenfalls darin eine theoretische Verankerung gefunden. Mit dem Fallenlassen dieser Trieblehre gelangte Schultz-Hencke auch in dieser Hinsicht zu einem ganz anderen Bild – einem Bild, das große Ähnlichkeit mit den Ansichten Pestalozzis aufweist. Schultz-Hencke nahm, wie berichtet wurde, vielfältige verschiedenartige Antriebsregungen beim Menschen an. Die kaptativen, retentiven, motorischen Bedürfnisse, Geltungs- und Machtbedürfnisse und die sexuellen Bedürfnisse kann man auch, wenn man will, „triebhafte“ Bedürfnisse nennen; sie werden als expansive Bedürfnisse beschrieben, die häufig zu Konflikten Anlaß geben. Aber schon bei den Liebesbedürfnissen stehen neben den sexuellen bei Schultz-Hencke Zärtlichkeitsbedürfnisse und andere nichtsexuelle, emotionale und geistige Bedürfnisse. Bei der Zärtlichkeit kann man noch streiten, ob sie doch als überwiegend „triebhaft“ zu sehen sei – immerhin kann auch die Zärtlichkeit schon gewissermaßen vergeistigte Züge annehmen – es gibt ja auch bloße zärtliche Gefühle und Gedanken. Die Bedürfnisse, selbst zu lieben und geliebt zu werden, gibt es aber jedenfalls auch in nichttriebhafter, emotional-geistiger Form. Neben ihnen nennt Schultz-Hencke noch eine Reihe weiterer „feinerer“ emotionaler und geistiger Bedürfnisse bis hin zu Bedürfnissen nach Dauer, nach Geordnetheit, nach Harmonie, nach Hingabe an das Ganze der Welt. Solche Bedürfnisse sind nicht expansiv, und sie sind nicht so drängend und „laut“ wie die vorhin genannten, die dadurch für die Neurosenentstehung besonders relevant sind. Sie sind mehr „leise“ und intensiv, aber der Mensch hängt sehr an ihnen und braucht sie lebensnotwendig zu seinem Glück und Wohlbefinden. Wenn solche Bedürfnisse bei einem Menschen entfaltet sind, werden sie, wo sie in Gegensatz zu den „triebhaften“ geraten, als die „höheren“, die höherwertigen erlebt. Darin liegt eine ursprüngliche Voraussetzung für die Entwicklung von Wertgefühlen, Wertmaßstäben und „Gewissen“. Die von Eltern und anderen Erziehern vertretenen Forderungen und Wertmaßstäbe haben dann auch ihren Einfluß auf die Ausbildung des persönlichen Gewissens. Dem Kind wird auch das wertvoll, was den von ihm geliebten Menschen wertvoll ist. Es können ihm schließlich auch Wertmaßstäbe aufgedrängt werden. Aber ein funktionsfähiges Gewissen entsteht nicht nur durch äußeren Druck – die Tendenz dazu liegt vielmehr im Menschen selbst und ergibt sich aus der Antinomik des Antriebserlebens. In der mit den immerwiederkehrenden Antinomien gegebenen inneren Spannungssituation liegt nicht nur die Gefahr der Entstehung neurotischer Störungen, sondern auch die Möglichkeit der Entwicklung eines steuernden inneren Wertgefühls.

Dies steht nun im Gegensatz zu der anfänglichen psychoanalytischen Annahme, daß das Kleinkind als ursprünglich asoziales Triebwesen erst durch die von den Eltern übernommenen Gebote und Verbote zu einer inneren Gewissensstimme komme, die eben zuerst die Stimme der Eltern im eigenen Inneren sei. Die Beobachtungen, die dazu geführt haben, sind sicher richtig; tatsächlich spricht bei Kindern die innere Stimme auch oft mit den Worten und der Stimme der Eltern – wenn es nämlich darum geht, deren Gebot auch in ihrer Abwesenheit zu befolgen! (Besonders Zulliger hat eindrucksvolle Beispiele dazu beschrieben.) Aber das beweist nicht, daß Gewissensregungen des Kindes überhaupt erst durch Gebote und Verbote erzeugt werden, und schon gar nicht, daß es von Natur aus asozial sei. Und wir wissen inzwischen ja auch, daß die Voraussetzungen für die Vorgänge, die Freud zuerst bezüglich der kindlichen Gewissensentwicklung beschrieben hat, schon viel früher entstehen, schon von der ersten Lebenszeit an. Sehr entscheidend ist dafür, ob die Fähigkeit zur Aufnahme tragfähiger emotionaler Beziehungen zum anderen Menschen sich in der Frühzeit entwickeln kann. Wem kein anderer wichtig wird, für den ist auch nichts verbindlich. Er ist allenfalls noch dazu zu bringen, daß Ge- und Verbote wirksam bleiben, soweit Belohnungs- und Strafdruck reichen.

Viel entscheidender als die vom zweiten oder dritten Jahr an internalisierte „Fremdsteuerung“ ist die erste Entfaltung der vorhin genannten „leisen“ Bedürfnisse im Lebensanfang. Sie erinnern sich an die Ausführungen, die im Zusammenhang mit der Entstehung einer depressiven und besonders einer schizoiden Struktur gemacht wurden. In der Entwicklung im ersten Jahr geht es neben dem Nehmen und Bekommen um Vertrauen, Hingabe, Zuwendung des Kindes zum Menschen, Lieben und Geliebtwerden und um die emotional getönte geistige Zuwendung zur Welt. Hier geht es also um die keimenden nichttriebhaften Liebesbedürfnisse, denen in diesem Zusammenhang eine ganz besondere Bedeutung zukommt, und um die Anfänge der übrigen feineren emotionalen und geistigen Bedürfnisse. Wenn diese Anfänge sich nicht entfalten können, fehlt es später an den Grundlagen für die Entwicklung der Fähigkeit zur Selbststeuerung. Die früher erwähnte zunehmende Schizoidisierung bedeutet in dieser Hinsicht eine erhebliche Gefahr.

Vielleicht ist auch das schon mit deutlich geworden: Wenn es als Irrtum erkannt wird, daß das Kind nur durch Gebote und Verbote sozial und „kulturbereit" wird, dann kann auch darauf verzichtet werden, so stark mit dem Druck der Fremdsteuerung zu arbeiten. Dann genügt es, die unumgänglich notwendigen Forderungen zu vertreten. Im übrigen aber wird es dann wichtiger erscheinen, dem Kind da, wo es sich in einem inneren Konflikt befindet, verständnisvolle Hilfe zum Finden einer eigenen Entscheidung zu geben. Darüber hinaus wird es das Wichtigste bleiben, dafür Sorge zu tragen, daß die Liebesfähigkeit des Kindes und die übrigen Bedürfnisse seiner „menschlichen Menschennatur" zu ihrem Recht kommen. Sie alle aber entwickeln sich weitgehend im mitmenschlichen Bezug.

Wenn Freud meinte, die Nächstenliebe sei dem Menschen von Natur aus fremd, so unterschätzte er ganz offenbar die Liebesfähigkeit des Menschen, aber wir müssen auch berücksichtigen, daß er unter Nächstenliebe hier eine rein altruistische Liebe verstand – eine Liebe, die nur das Wohl des anderen auf Kosten des eigenen Wohls sucht. Er hätte das, was Pestalozzi „gut" nennt, als solches wohl gar nicht gelten lassen, wenn der Mensch dabei zugleich auch sich selbst wohlbefinden möchte. Wir haben es hier mit einem sehr häufigen Mißverständnis zu tun, das in der Annahme besteht, man könne entweder sich selbst oder andere lieben. Liebe ist so nicht teilbar. Wer sich selbst nicht lieben kann,

kann auch andere nicht lieben (jedenfalls nicht ohne Pferdefuß) und umgekehrt. Freud ist insofern im Recht, wenn er meint, der Mensch bringe es nicht fertig, nur den anderen zu lieben, und nicht sich selbst. Er kann letzten Endes den anderen nicht mehr lieben als sich selbst. Aber es wäre ein Fehlschluß, wollte man ihm deshalb jedes originäre soziale Bedürfnis absprechen. Was Freud nicht sah, ist, daß Liebe zu sich selbst und Nächstenliebe durchaus miteinander bestehen können und daß sie sich letzten Endes sogar gegenseitig voraussetzen.

Der Mensch scheint nicht nur das Bedürfnis zu haben, den anderen zu lieben und von ihm geliebt zu werden, sondern auch das Bedürfnis, sich selbst und den anderen zu lieben. Schon in den Anfängen seiner Entwicklung wendet das Kind sich sowohl dem anderen mit seinen intentionalen und emotionalen Bedürfnissen zu als auch sich selbst. Es scheint also, daß zu einem gesunden psychischen Leben, das ein menschliches Leben genannt werden kann, beides zugleich gehört: daß der Mensch sich selbst findet und den anderen findet. So ist auch das Ziel, das wir uns in der Psychotherapie ebenso wie in der Erziehung junger Menschen setzen müssen, ein doppeltes. Wir wollen dem Menschen dazu verhelfen, daß er sich selbst wie den anderen und seinen Nächsten wie sich selbst lieben kann. Es schwebt uns dabei vor, es gehöre zum Menschen, daß er mehr er selbst und zugleich sozial werde – und daß er das eine nicht ohne das andere könne.

Es ist hier vor allem im Blick auf das Kind überlegt worden, was es zu seiner gesunden seelischen Entwicklung braucht. Seine Bedürfnisse und ihre Berücksichtigung durch die erziehenden Erwachsenen haben wir in den Mittelpunkt gestellt. Was des Kindes Recht ist, ist aber auch dem Erzieher – oder dem Erwachsenen, der sonst mit Menschen arbeitet – billig. Eine Erziehungsweise, wie sie hier gedacht wurde, setzt auch voraus, daß die gleichen psychohygienischen Gesichtspunkte auch für den Erzieher selbst Geltung haben. Es ist nicht recht, vom Erzieher zu erwarten, daß er allein das Unmögliche leisten soll, mit Hingabe den Interessen anderer zu dienen unter ständigem Verzicht auf seine eigenen Bedürfnisse. Es ist ganz in der Ordnung, wenn er zwar den anderen das Gute, das er vermag, tun will, wenn aber auch er selbst dabei zu seinem Recht kommen und sich wohlfühlen möchte. Er darf auch seine eigenen Bedürfnisse nicht vergessen – ein glücklicher Umstand dabei ist, daß meine eigenen Bedürfnisse sich keineswegs immer mit denen der anderen konflikthaft gegenüberstehen. Das geschieht zwar häufig genug. Sehr oft aber ist meine Nachtigall auch die Nachtigall des anderen. Ein Mensch, der Freude an seinem sozialen Beruf hat, findet darin auch zu einem guten Teil Befriedigung eigener Bedürfnisse und Wünsche. Trotzdem bleibt es wichtig, ihn auch daran zu erinnern, daß er aufpassen muß, nicht zu einseitig an das Wohl der anderen zu denken, daß er auch Sorge tragen muß für eine ausreichende Befriedigung der eigenen Bedürfnisse, die in seiner Berufsarbeit nicht oder zu wenig Raum haben. Bei ihm ist es meist noch mehr nötig, ihn daran zu erinnern, daß der Mensch auch mit Recht die Befriedigung seiner expansiven Bedürfnisse sucht. Er sollte also auch in dieser Hinsicht nicht nur den anderen, für die er sorgt, sondern auch sich selbst antriebsfreundlich begegnen. Ich spreche hier also von Ihnen, um Ihnen zum Schluß zu sagen, daß ich mir wünsche, daß Sie aus diesem Lehrgang nicht nur Gewinn zum Nutzen anderer zu ziehen suchen, sondern auch Gewinn für sich selbst. Vielleicht entnehmen Sie daraus Anregungen, mit sich selbst freundlicher umzugehen und sich mehr Erfüllung Ihrer eigenen Wünsche zuzugestehen. Vielleicht werden Sie sich in Zukunft weniger überfordern und weniger streng beurteilen, wenn Sie auch sich mehr Befriedigung von Bedürfnissen zugestehen, die Sie bei sich selbst früher nicht recht akzeptieren konnten. Ich hoffe, daß Sie im ganzen mit sich selbst einverstanden sind. Es wäre aber schön, wenn Sie in Zukunft besonders darauf achten würden, sich auch oft selbst etwas Freundliches und Anerkennendes zu sagen. Bei welcher Strukturbeschreibung Sie auch immer am meisten Ähnlichkeiten mit sich selbst entdeckt haben mögen – irgendwelche Strukturmerkmale müssen wir ja schließlich alle haben – ich wünsche Ihnen, daß Sie andere aber auch sich selbst zunehmend gern haben können. Mit diesem Wunsch verabschiede ich mich von Ihnen.

Thema:
Von Leben erfüllt sein als Mensch

Literaturangaben

Es erscheint mir wenig sinnvoll, eine Liste der gesamten Literatur zusammenzustellen, aus der ich selbst etwas erfahren habe, was mit in die hier vorliegende Darstellung eingegangen ist. Es sind außerdem bestimmt auch viele Bücher und Zeitschriftenaufsätze dabei, an die ich mich im einzelnen gar nicht mehr erinnere. Deshalb will ich mich darauf beschränken, meine Hauptquellen anzugeben, und dann eine Literaturliste folgen lassen mit Arbeiten, die ich Ihnen besonders für Ihr eigenes Studium empfehlen möchte. Einige davon sind auch bereits im Text zitiert worden.

Meine wichtigsten Quellen sind die *Gesammelten Werke von Freud* sowie die *Schriften Harald Schultz-Henckes.* Dazu kommen das Buch über die psychogenen Erkrankungen im Kindes- und Jugendalter von A. Dührssen und Arbeiten von W. Schwidder, besonders der Handbuch-Artikel über die Neopsychoanalyse. Schwidder verdanke ich ebenso wie Margarete Seiff außerdem viele mündliche Hinweise. Für die Gedanken des Schlußkapitels habe ich Anregungen aus dem Buch Psychoanalyse und Ethik von Erich Fromm erhalten. Für die Auseinandersetzung mit dem Thema Liebe und Aggression waren für mich auch Arbeiten von Verhaltensforschern interessant, z. B. K. Lorenz „Das sogenannte Böse", I. Eibl-Eibesfeld „Liebe und Haß – zur Naturgeschichte elementarer Verhaltensweisen" und Arbeiten von W. Wickler. Andererseits ist dazu auch hinzuweisen auf Arbeiten aus dem Kreis der streng Freudschen Psychoanalytiker wie z. B. Alexander Mitscherlich „Die Idee des Friedens und die menschliche Aggressivität".

Der Gedanke, den einzelnen Kapiteln Themen zuzuordnen als Anregung für weitere eigene Auseinandersetzung oder für eine anschließende Arbeit in einer Gruppe, geht zurück auf die Begegnung mit Ruth C. Cohn in Arbeitsseminaren, die ich als sehr gewinnbringend erfahren habe. Zu nennen wären als Literaturhinweis hier ihre beiden kleinen Aufsätze „Das Thema als Mittelpunkt interaktioneller Gruppen" (in Zeitschrift für Gruppenpsychotherapie und Gruppendynamik III, 2. Juni 1970) und „Existential postulates and living-learning groundrules".

Literatur

Brenner, Charles: Grundzüge der Psychoanalyse, S. Fischer, Frankfurt [4]1970.

Brocher, Tobias: Das Ich und die anderen in Familie und Gesellschaft. In Schriftenreihe „Psychologisch gesehen", Hrsg. Fischle-Carl. Bonz, Stuttgart [4]1970.

–: Psychosexuelle Grundlagen der Entwicklung. Leske, Opladen 1971.

Dührssen, Annemarie: Psychogene Erkrankungen bei Kindern und Jugendlichen. Verlag für Medizinische Psychologie, Göttingen [8]1971.

–: Heimkinder und Pflegekinder in ihrer Entwicklung. Verlag für Medizinische Psychologie, Göttingen [4]1972.
(Für die, die sich auch mit Fragen der Therapie beschäftigen wollen, auch das folgende Buch:)

–: Psychotherapie bei Kindern und Jugendlichen. Verlag für Medizinische Psychologie, Göttingen [4]1971.

Freud, Anna: Das Ich und die Abwehrmechanismen. Internat. Psychoanalyt. Verlag, Wien, 1936, als Kindler-Taschenbuch Bd. 2001 1964.

–: Wege und Irrwege in der Kinderentwicklung. In: Schriften zur Psychoanalyse und psychosomatischen Medizin, Bd. 7. E. Klett, Stuttgart – H. Huber, Bern 1968.

Freud, Sigmund: Gesammelte Werke in 17 Bdn. m. 1 Reg.-Bd. S. Fischer, Frankfurt.

–: Zur Psychopathologie des Alltagslebens. Ges. W. Bd. 5, [5]1969.

–: Vorlesungen zur Einführung in die Psychoanalyse. Ges. W. Bd. 11, [5]1969.

–: Selbstdarstellung. In Ges. W. Bd. 14, [4]1968.
(Die bisher genannten Schriften Freuds eignen sich zur Einführung. Die folgenden sind Arbeiten zu spezielleren Themen und zum Teil schwieriger zu lesen – empfohlen für diejenigen, die sich eingehender mit den Schriften Freuds beschäftigen wollen.)

–: Drei Abhandlungen zur Sexualtheorie. In Ges. W. Bd. 5, [4]1968.

–: Triebe und Triebschicksale. In Ges. W. Bd. 10, [5]1969.

–: Die Verdrängung. In Ges. W. Bd. 10, [5]1969.

–: Das Unbewußte. In Ges. W. Bd. 10, [5]1969.

–: Jenseits des Lustprinzips. In Ges. W. Bd. 13, [6]1969.

–: Das Ich und das Es. In Ges. W. Bd. 13, [6]1969.

–: Hemmung, Symptom und Angst. In Ges. W. Bd. 14, [4]1968.

–: Das Unbehagen in der Kultur. In Ges. W. Bd. 14, [4]1968.

Gesell, Arnold: Säugling und Kleinkind in der Kultur der Gegenwart. Christian-Vlg., Bad Nauheim [8]1971.

–: Das Kind von 5 bis 10. Christian-Vlg., Bad Nauheim [6]1971.

–: Jugend – Die Jahre von 10 bis 16. Christian-Vlg., Bad Nauheim [3]1968.

Heigl, Franz und Heigl-Evers, Anneliese: Geben und Nehmen in der Ehe. Verlag für Medizinische Psychologie, Göttingen 1961

–: Gelten und Geltenlassen in der Ehe. Verlag für Medizinische Psychologie, Göttingen 1963.
–: Lieben und Geliebtwerden in der Ehe. Verlag für Medizinische Psychologie, Göttingen 1969.
Kemper, Werner: Der Traum und seine Be-Deutung. rde ^{3}1955
Klein, Melanie: Über das Seelenleben des Kleinkindes. In: Das Seelenleben des Kleinkindes und andere Beiträge, Beihefte zur Psyche. Klett, Stuttgart 1962
Kroh, Oswald: Entwicklungspsychologie des Grundschulkindes. J. Beltz, Weinheim 1967. Neuauflage in Vorb.
Kuiper, P. C.: Die seelischen Krankheiten des Menschen. In: Schriften zur Psychoanalyse, Hrsg. Loch u. a., Bd. 6. E. Klett, Stuttgart und H. Huber, Bern ^{2}1969.
Meierhofer, Marie: Frustration im frühen Kindesalter. H. Huber, Bern ^{2}1970.
Muchow, Hans Heinrich: Flegeljahre. O. Maier, Ravensburg ^{4}1967.
–: Sexualreife und Sozialstruktur der Jugend. Rowohlt, Reinbek 1959 (rororo-Taschenbuch 94).
–: Jugend und Zeitgeist. Rowohlt, Reinbek 1962.
Ockel, Anita: Hinwendung und Rückkehr (Zum Problem des schizoiden Patienten). In: Zeitschr. f. Psychosom. Medizin und Psychoanalyse, 17 Jahrg., Heft 3/4. Verlag für Medizinische Psychologie, Göttingen 1971.
Pestalozzi, Heinrich: XIV. Brief aus „Wie Gertrud ihre Kinder lehrt". J. Klinkhardt, Bad Heilbrunn ^{2}1964.
–: Brief aus Stans (über Erziehung von Verwahrlosten). J. Klinkhardt, Bad Heilbrunn ^{4}1968.
(Wer sich weiter für Pestalozzis anthropologische und gesellschaftskritische Gedanken interessiert, dem sei noch genannt:)
–: Meine Nachforschungen über den Gang der Natur in der Entwicklung des Menschengeschlechts. J. Klinkhardt, Bad Heilbrunn ^{2}1968.
–: An die Unschuld, den Ernst und den Edelmut meines Zeitalters und meines Vaterlandes. In: Pestalozzi's sämtliche Werke, Bd. 12. Hrsgb. L. W. Seyffarth. A. Müller, Brandenburg a. H. 1871.
Quint, Hans: Über die Zwangsneurose. Beiheft zur Zeitschrift für Psychosomatische Medizin und Psychoanalyse. Hrsg. W. Schwidder, Nr. 2. Verlag für Medizinische Psychologie, Göttingen 1971.
Richter, Horst-Eberhard: Eltern, Kind, Neurose. E. Klett, Stuttgart ^{2}1967 und rororo-Taschenbuch Bd. 6083 1969.
–: Patient Familie. Rowohlt, Reinbek 1970
Riemann, Fritz: Grundformen der Angst. Psychologie und Person Bd. I. Reinhardt, München ^{6}1971.
–: Über den Vorteil des Konzeptes einer präoralen Phase. In: Zeitschrift für Psychosomatische Medizin und Psychoanalyse 16. Jahrg. Heft 1. Verlag für Medizinische Psychologie, Göttingen 1970.
Robert, Marthe: Die Revolution der Psychoanalyse. (Das ist eine Einführung in Leben und Werk von Sigmund Freud). Fischer-Bücherei, Bd. 6057, Frankfurt 1970.

Schultz-Hencke, Harald: Einführung in die Psychoanalyse. Verlag für Medizinische Psychologie, Göttingen, Neuauflage 1972.
–: Schicksal und Neurose. Gustav Fischer, Jena 1931.
–: Der gehemmte Mensch. Thieme, Stuttgart ³1969.
–: Theorie der Neurose, Teil A aus „Lehrbuch der analytischen Psychotherapie". Thieme, Stuttgart ²1970.
–: Anthropologische Vorbereitung, Teil A aus „Lehrbuch der Traumanalyse". Thieme, Stuttgart Nachdruck 1968.
–: Das religiöse Erleben des Atheisten. In: Psyche, IV. Jahrgang, Heft 8. Klett, Stuttgart 1950.
(Die Schriften Schultz-Henckes gelten allgemein als schwer lesbar. Am günstigsten findet man den Zugang wohl noch in dem Buch „Der gehemmte Mensch". Über die Theorie Schultz-Henckes kann man sich sonst leichter orientieren in dem Handbuch-Artikel von Schwidder und in dem Buch von A. Dührssen über „Psychogene Erkrankungen bei Kindern und Jugendlichen" in Teil II „Allgemeine Neurosenlehre")
Schwidder, Werner: Alles über Dein Kind. (Ein Buch für Eltern – Mitverfasser sind Müller und Hofmeier). Gieseking, Bielefeld ³1970 und rororo Bd. 6702/6703 1971.
–: Neopsychoanalyse – Harald Schultz-Hencke. In: Handbuch der Neurosenlehre und Psychotherapie Bd. III, S. 159–326. Urban & Schwarzenberg, München 1959.
(Dieser Artikel ist eine detaillierte Darstellung; in sehr viel einfacherer Form orientiert die folgende kleinere Arbeit:)
–: Depression, Zwangsneurose und Hysterie als Grundformen seelischer Erkrankungen. In: Schriftenreihe „Der Mensch". Psyche-Verlag, Berlin 1951.
–: Zur schizoiden Neurose. In Zeitschrift für Psychosomatische Medizin und Psychoanalyse 17. Jahrg. Heft 1. Verlag für Medizinische Psychologie, Göttingen 1971.
–: Neurose und Psychoanalyse. 7 Aufsätze. Kleine Vandenhoeck-Reihe, Bd. 362–364, Göttingen 1972.
Sievers, Ernst-F.: Bilder der Neurose heute. Huber, Bern/Stuttgart 1971.
Stirnimann, Fritz: Psychologie des neugeborenen Kindes. Kindler-Taschenbuch, Bd. 2034, München o. J.
Spitz, René A.: Vom Säugling zum Kleinkind – Naturgeschichte der Mutter-Kind-Beziehungen im ersten Lebensjahr. Klett, Stuttgart ²1969.
–: Die Entstehung der ersten Objektbeziehungen. Klett, Stuttgart 1957.
–: Nein und Ja – Die Ursprünge der menschlichen Kommunikation. In Beiheft zur Psyche. Klett, Stuttgart 1959.
von Viebahn, Ilsabe: Über die Beziehungen der tiefenpsychologischen Betrachtungsweise zu einigen Gedanken über Entwicklung und Erziehung bei Rousseau, Pestalozzi und Fröbel. In: Praxis der Kinderpsychologie und Kinderpsychiatrie, 11. Jahrg., Heft 2. Verlag für Medizinische Psychologie, Göttingen 1962.

–: Struktureigentümlichkeiten der Lehrerpersönlichkeit aus tiefenpsychologischer Sicht. In: Schule und Psychologie, 18. Jahrg., Heft 6. Reinhardt, München 1971.
–: Zur Technik der analytischen Kinderpsychotherapie. In: Praxis der Kinderpsychologie und Kinderpsychiatrie, 19. Jahrg., Heft 8. Verlag für Medizinische Psychologie, Göttingen 1970.
Zulliger, Hans: Heilende Kräfte im kindlichen Spiel. Klett, Stuttgart [5]1967 und Fischer-Bücherei, Bd. 6006, Frankfurt 1970.
–: Umgang mit dem kindlichen Gewissen. Klett, Stuttgart [5]1968 und Fischer-Bücherei, Bd. 6074, Frankfurt 1970.
–: Helfen statt Strafen auch bei jugendlichen Dieben. Klett, Stuttgart [3]1967 und Fischer-Bücherei, Bd. 6037, Frankfurt 1970.
(In diesem Buch findet sich noch ein gutes Ergänzungs-Kapitel zur Gewissens-Entwicklung)
–: Horde, Bande, Gemeinschaft. Klett, Stuttgart [2]1967.
–: Die Angst unserer Kinder. Klett, Stuttgart 1966 und Fischer-Bücherei, Bd. 6098, Frankfurt.

Themenübersicht

I. A 1. Meine Wünsche begegnen der Welt – was will ich haben, was will ich geben?
2. Leistung – Zwang oder eigenes Bedürfnis?
3. Auf dem Weg sein zur Autonomie

B Meine eigene Rolle finden und mit den anderen leben

II. Die Entdeckung der anderen Seite

III. A 1. Gleichgewicht wahren oder wiedergewinnen
2. Viele Wünsche, viele Kräfte, viele Möglichkeiten
3. Der Angst begegnen
4. Lösung suchen – finden im Konflikt
5. Verstehen von Schwierigkeiten
6. Leben, Überleben, Gewordensein und Werden
7. Mein Umgang mit Dir – mein Umgang mit mir

B 1. Das Wagnis des Nehmens und das Wagnis des Liebens
2. Das Wagnis der Aktivität
3. Das Wagnis der Selbstverwirklichung
4. Das Wagnis des Vertrauens

Schluß Von Leben erfüllt sein als Mensch